U0887911

Diagnosis and Treatment
of Common Internal Diseases

内科常见疾病诊断与治疗

李镜　王飞　张丹丹　李延玲　王莉莉　主编

化学工业出版社

·北京·

图书在版编目（CIP）数据

内科常见疾病诊断与治疗 / 李镜等主编．— 北京：化学工业出版社，2025．12．— ISBN 978-7-122-49563-1

Ⅰ．R5

中国国家版本馆 CIP 数据核字第 2025EZ3114 号

责任编辑：邵桂林　赵兰江　　装帧设计：韩　飞
责任校对：李雨函

出版发行：化学工业出版社
（北京市东城区青年湖南街 13 号　邮政编码 100011）
印　　装：北京科印技术咨询服务有限公司数码印刷分部
787mm×1092mm　1/16　印张 14½　字数 343 千字
2026 年 3 月北京第 1 版第 1 次印刷

购书咨询：010-64518888　　售后服务：010-64518899
网　　址：http://www.cip.com.cn
凡购买本书，如有缺损质量问题，本社销售中心负责调换。

定　　价：98.00 元　

编写人员名单

主　　编	李　镜	山东省日照市人民医院
	王　飞	济宁市公共卫生医疗中心
	张丹丹	南京医科大学附属老年医院/江苏省老年医院
	李延玲	日照市人民医院
	王莉莉	烟台市莱阳中心医院
副 主 编	王小明	射阳县人民医院
	郭忠威	吉林省肿瘤医院
	都业馨	吉林省中医药科学院
	侯英琦	长春中医药大学附属医院
	崔琳琳	中国人民解放军火箭军特色医学中心
	王金梁	辽宁中医药大学附属医院
	屈洪波	吉林省中医药科学院
	徐　萍	日照市人民医院
其他参编	韩雨航	吉林省吉林中西医结合医院
	林　琳	深圳市第二人民医院（深圳大学第一附属医院）
	吴晓燕	深圳市第二人民医院（深圳大学第一附属医院）
	杨　玮	深圳市第二人民医院（深圳大学第一附属医院）
	康艳红	吉林市人民医院

前言

内科学是临床医学的基础，它涉及面广、整体性强，在研究人体各器官系统疾病的诊断和防治中，以诊治措施不具创伤性（如体格检查、实验室诊断、影像学诊断、药物治疗等）或仅有轻微的创伤性（如介入性诊断和治疗）为其特色。它又是临床医学中各学科的基础，并与它们之间存在着密切的联系。近年来，随着科学技术的飞速发展，医学新理论、新技术层出不穷，诊断技术与治疗方法日新月异。从事临床内科医学的工作者，必须随着现代医学科学技术的发展不断丰富和更新自己的知识，这样才能更好地诊治疾病。

本书从内科各学科出发，将临床诊断与治疗相结合，详细介绍了内科常见疾病的诊断和治疗方法，内容包括呼吸科疾病、心血管科疾病、消化科疾病、肾病科疾病、神经科疾病、血液科疾病、内分泌科疾病、风湿免疫科疾病、感染科疾病、理化因素所致疾病等。全书内容重点突出，简明扼要，条理清楚，实用性强，对临床内科医务工作者、医学院校相关专业师生有较好的参考和指导作用。

在本书编写过程中，虽力求做到写作方式和文笔风格一致，但由于不同作者的临床经验及写作风格有所差异，加之水平和时间有限，书中疏漏之处在所难免，敬请广大同仁批评指正。

编者

目录

第一章

呼吸科疾病

第一节　急性气管-支气管炎

急性气管-支气管炎是由生物、理化刺激或过敏等因素引起的急性气管-支气管黏膜炎症。多散发，无流行倾向，年老体弱者易感。症状主要为咳嗽和咳痰，常发生于寒冷季节或气候突变时，也可由急性上呼吸道感染迁延不愈所致。

一、病因和发病机制

1. 微生物

病原体与上呼吸道感染类似。病毒常为腺病毒、流感病毒（甲、乙型）、冠状病毒、鼻病毒、单纯疱疹病毒、呼吸道合胞病毒和副流感病毒。细菌常为流感嗜血杆菌、肺炎链球菌、卡他莫拉菌等。近年来衣原体和支原体感染明显增加，在病毒感染的基础上继发细菌感染亦较多见。

2. 理化因素

冷空气、粉尘、刺激性气体或烟雾（如二氧化硫、二氧化氮、氨气、氯气等）吸入，可刺激气管-支气管黏膜引起急性损伤和炎症反应。

3. 过敏反应

机体对吸入性致敏原如花粉、有机粉尘、真菌孢子、动物毛皮及排泄物等过敏，或对细菌蛋白质过敏。钩虫、蛔虫的幼虫在肺内移行也可引起气管-支气管急性炎症反应。

二、临床表现

1. 症状

起病初期常有上呼吸道感染症状，如鼻塞、喷嚏、咽痛、声音嘶哑等。继则咳嗽、咳痰，开始为刺激性咳嗽，咳少量黏痰，不易咳出，1～2 天后痰量增加，痰由黏液转为黏液脓性，可伴有血丝。全身症状轻微，可有轻微畏寒、乏力、纳差及全身酸痛，多数症状在 3～5 天内消退，咳嗽有时会持续数周，在受凉、吸入冷空气时，早晚加剧，可为阵发性。

2. 体征

早期胸部可无异常体征，随炎症的扩展，黏液分泌物在较大气管时，肺部可闻及粗的干啰音，咳痰后可减少或消失。分泌物稀薄，积留在小气管时，肺底可出现湿性啰音，伴有支气管痉挛时可听到哮喘音。

3. 并发症

急性气管-支气管炎最常见的并发症是肺炎，尤其多见于婴幼儿及老年人。

三、辅助检查

1. 血液检查

周围血中白细胞计数和分类多无明显变化。细菌感染者病情较重时，白细胞总数和中性粒细胞明显增高，核左移。

2. 痰液检查

痰液涂片或培养可以发现致病菌；病毒分离有助于病毒感染的诊断。

3. X 线检查

X 线胸片仅有少数患者可见肺纹理增粗，炎症控制后即可恢复正常。

四、诊断

（1）起病较急，常见有急性上呼吸道感染症状。

（2）当炎症累及气管时，出现咳嗽、咳痰，常为刺激性干咳，以及少量黏液性痰伴胸骨后不适感或钝痛。当感染蔓延至支气管时，咳嗽加剧，咳痰增多且呈黏液性或黏液脓性，偶见痰中带血。

（3）体检　两肺呼吸音增粗，或伴散在的干、湿啰音。

（4）全身症状　一般较轻，体温往往在 38℃左右，多于 3～5 天降至正常。咳嗽、咳痰有时可延续 2～3 周才消失。

（5）X 线检查：大多正常或有肺纹理增加。

（6）应排除肺炎、支气管肺炎、肺结核、支气管癌、支气管内膜结核等症。

五、鉴别诊断

1. 流行性感冒

起病急骤，发热较高，全身中毒症状（如周身酸痛、头痛、乏力等）较重，而呼吸道局部症状相对较轻。常有流行病史。依据病毒分离和血清检查，可以鉴别。

2. 急性上呼吸道感染

以鼻咽部黏膜的过敏症状（如流涕、打喷嚏、流眼泪等）为主，一般无咳嗽、咳痰，无肺部异常体征。

3. 支气管肺炎

全身症状较重，发热较高，咳嗽频繁，咳痰较多，呼吸急促，肺部听诊有细小水泡音。结合胸部 X 线检查可鉴别。

4. 支气管异物

当有呼吸道阻塞伴感染时，其呼吸道症状与急性气管炎相似。因此，应注意询问有无呼吸道异物吸入史，或经治疗后，疗效不好、迁延不愈、反复发作。胸部X线检查表现有肺不张、肺气肿等梗阻现象。纤维支气管镜可协助诊断与治疗。

5. 肺门支气管淋巴结结核

根据结核接触史、结核菌素试验及胸部X线检查，可以鉴别。

6. 毛细支气管炎

多见于6个月以下婴儿，有明显的急性发作性喘憋及呼吸困难，体温不高。喘憋发作时，肺部啰音不明显，缓解后可听到细湿啰音。

7. 其他

肺结核、肺癌、肺脓肿、麻疹、百日咳等疾病也可伴有咳嗽、咳痰等急性支气管炎的症状，这些疾病大多都有相应的临床表现，但仔细询问病史及检查不难鉴别。

六、治疗

1. 一般治疗

休息，保暖，多饮水，供给足够的热量。

2. 对症治疗

咳嗽无痰，可用右美沙芬、喷托维林（咳必清）或可待因。咳嗽有痰而不易咳出，可选用复方氯化铵0.3～0.6g，溴己新（必嗽平）8～16mg，每天3次，口服。也可用雾化帮助祛痰。发生支气管痉挛，可用平喘药，如茶碱类（氨茶碱0.1g，每天3～4次或其他茶碱制剂）、β_2-肾上腺素受体激动剂等。发热可用解热镇痛剂。

第二节　细菌性肺炎

一、肺炎球菌性肺炎

肺炎球菌性肺炎是由肺炎链球菌感染引起的急性肺部炎症，为社区获得性肺炎中最常见的细菌性肺炎。起病急骤，临床以高热、寒战、咳嗽、血痰及胸痛为特征，病理为肺叶或肺段的急性表现。近年来因抗生素的广泛应用，典型临床和病理表现已不多见。

1. 病因

致病菌为肺炎链球菌，革兰染色阳性，有荚膜，复合多聚糖荚膜共有86个血清型。成人致病菌多为1型和5型。为口咽部定植菌，不产生毒素（除Ⅲ型外），主要靠荚膜对组织的侵袭作用而引起组织的炎性反应，通常在机体免疫功能低下时致病。冬春季因带菌率较高（40%～70%）为本病多发季节。青壮年男性或老幼多见。长期卧床、心力衰竭、昏迷和手术后等易发生肺炎球菌性肺炎。常见诱因有病毒性上呼吸道感染史或受寒、酗酒、疲劳等。

2. 临床表现

因患者年龄、基础疾病及有无并发症，就诊是否使用过抗生素等影响因素，临床表现差别较大。

(1) 起病　多急骤，短时寒战，继之出现高热，呈稽留热型，肌肉酸痛及全身不适，部分患者体温低于正常。

(2) 呼吸道症状　起病数小时即可出现，初起为干咳，继之咳嗽，咳黏性痰，典型者痰呈铁锈色，累及胸膜可有针刺样胸痛，下叶肺炎累及膈、胸膜时疼痛可放射至上腹部。

(3) 其他系统症状　食欲缺乏、恶心、呕吐及急腹症消化道症状。老年人精神萎靡、头痛、意识蒙胧等。部分严重感染的患者可发生周围循环衰竭，甚至早期出现休克。

(4) 体检　急性病容，呼吸急促，体温 39～40℃，口唇单纯疱疹，可有发绀及巩膜黄染，肺部听诊为实变体征或可听到啰音，累及胸膜时可有胸膜摩擦音甚至胸腔积液体征。

(5) 并发症及肺外感染表现　①脓胸（5%～10%）：治疗过程中出现体温升高、白细胞增多时，要警惕并发脓胸和肺脓肿的可能。②脑膜炎：可出现神经症状或神志改变。③心肌炎或心内膜炎：心率快，出现各种心律失常或心脏杂音，脾大，心衰。

(6) 败血症或毒血症（15%～75%）　可出现皮肤、黏膜出血点，巩膜黄染。

(7) 感染性休克　表现为周围循环衰竭，如血压降低、四肢厥冷、心动过速等。个别患者起病表现为休克，但呼吸道症状并不明显。

(8) 麻痹性肠梗阻。

(9) 罕见弥散性血管内凝血（DIC）、急性呼吸窘迫综合征（ARDS）。

3. 相关检查

(1) 实验室检查

① 血常规：白细胞(10～30)×10^9 个/L，中性粒细胞增多 80%以上，分类核左移并可见中毒颗粒。酒精中毒、免疫力低下及年老体弱者白细胞总数可正常或减少，提示预后较差。

② 病原体检查：a. 痰涂片及荚膜染色镜检，可见革兰氏染色阳性双球菌，2～3 次痰检为同一细菌有意义。b. 痰培养加药敏试验可帮助确定菌属并指导有效抗生素的使用，干咳无痰者可做高渗盐水雾化吸入导痰。c. 血培养致病菌阳性者可做药敏试验。d. 脓胸者应做胸腔积液菌培养。e. 对重症或疑难病例，有条件时可采用下呼吸道直接采样法做病原学诊断，如用防污染样本毛刷（PSB）采样、防污染支气管-肺泡灌洗（PBAL）、经胸壁穿刺肺吸引（LA），环甲膜穿刺经气管吸引（TTA）。

(2) 胸部 X 线

① 早期病变为肺段纹理增粗，稍模糊。

② 典型表现为大叶性、肺段或亚肺段分布的浸润、实变阴影，可见支气管充气征及肋膈角变钝。

③ 病变吸收较快时可出现浓淡不均的假空洞征。

④ 吸收较慢时可出现机化性肺炎。

⑤ 老年人、婴儿多表现为支气管肺炎。

4. 鉴别诊断

(1) 干酪样肺炎　常有结核中毒症状，胸部X线表现肺实变、消散慢，病灶多在肺尖或锁骨下、下叶后段或下叶背段，新旧不一、有钙化点、易形成空洞并肺内播散。痰抗酸菌染色可发现结核菌，PPD试验常阳性，青霉素G治疗无效。

(2) 其他病原体所致肺炎

① 多为院内感染，金黄色葡萄球菌肺炎和肺炎克雷伯杆菌肺炎的病情通常较重。

② 多有基础疾患。

③ 痰或血的细菌培养阳性可鉴别。

(3) 急性肺脓肿　早期临床症状相似，病情进展可出现可大量脓臭痰，查痰菌多为金黄色葡萄球菌、肺炎克雷伯菌、化脓性链球菌、厌氧菌等。胸部X线可见空洞及液平。

(4) 肺癌伴阻塞性肺炎　常有长期吸烟史、刺激性干咳和痰中带血史，无明显急性感染中毒症状；痰脱落细胞检查可呈阳性；症状反复出现；可发现肺肿块、肺不张或肿大的肺门淋巴结；胸部CT及支气管镜检查可帮助鉴别。

5. 治疗

(1) 抗菌药物治疗　首先应给予经验性抗生素治疗，然后根据细菌培养结果进行调整。经治疗不好转者，应再次复查病原学及药物敏感试验，进一步调整治疗方案。

① 轻症患者。a. 首选青霉素：青霉素G每天240万U，分3次肌内注射；或普鲁卡因青霉素每天120万U，分2次肌内注射，疗程5～7天。b. 青霉素过敏者：可选用大环内酯类，如红霉素每日2g，分4次口服；或红霉素每日1.5g，分3次静脉滴注；罗红霉素每天0.3g，分2次口服；或林可霉素每天2g，肌内注射或静脉滴注；或克林霉素每天0.6～1.8g，分2次肌内注射；或氯林可霉素每日1.8g，分3次静脉滴注。

② 较重症患者：青霉素G每天120万U，分2次肌内注射，加用阿米卡星每日0.4g，通常建议1次肌内注射；或红霉素每天1.0～2.0g，分2～3次静脉滴注；或克林霉素每日0.6～1.8g，分3～4次静脉滴注；或头孢噻吩钠（先锋霉素Ⅰ）每天2～4g，分3次静脉注射。疗程2周或体温下降3天后改口服。老人、有基础疾患者可适当延长。8%～15%青霉素过敏者对头孢菌素类有交叉过敏，应慎用。如为青霉素速发性变态反应则禁用头孢菌素，如青霉素皮试阳性而头孢菌素皮试阴性者可用头孢菌素。

③ 重症患者或有并发症（如胸膜炎）：青霉素G每天1000万～3000万U，分4次静脉滴注；头孢唑啉钠（先锋霉素Ⅴ）每天2～4g，分2次静脉滴注。

④ 极重症者如并发脑膜炎：头孢曲松每日1～2g，分1次静脉滴注；碳青霉烯类如亚胺培南西司他丁钠（泰能）每日2g，分4次静脉滴注；或万古霉素每日2g，分4次静脉滴注，并加用第3代头孢菌素；或亚胺培南加第3代头孢菌素。

⑤ 耐青霉素肺炎链球菌感染者：近年来，耐青霉素肺炎链球菌感染不断增多，通常MIC 0.1～1.0mg/L为中度耐药，MIC≥2.0mg/L为高度耐药。临床上可选用以下抗生素。克林霉素每日0.6g，分2次静脉滴注；或万古霉素每日2g，通常建议分4次进行静脉滴注；或头孢曲松每日2g，通常建议分2次静脉滴注；或头孢噻肟每日6g，通常建议分3次静脉滴注。

(2) 支持疗法　包括卧床休息、维持体液和电解质平衡等。应根据病情及检查结果决定补液种类。给予足够热量及蛋白质和维生素。

(3) 对症治疗　胸痛者止痛；刺激性咳嗽者可给予可待因，止咳祛痰可用氯化铵或棕色合剂，痰多者禁用止咳剂；发热者物理降温，不用解热药；呼吸困难者给予鼻导管吸氧；烦躁、谵妄者服用安定5mg或水合氯醛1～1.5g灌肠，慎用巴比妥类；臌肠者给予肛管排气，胃扩张者给予胃肠减压。

(4) 并发症的处理

① 呼吸衰竭：机械通气、支持治疗（面罩、气管插管、气管切开）。

② 脓胸：穿刺抽液，必要时行肋间引流术。

(5) 感染性休克的治疗

① 补充血容量：低分子右旋糖酐和平衡盐液静点，维持收缩压90mmHg（12.0kPa）以上，脉压差大于30mmHg（4.0kPa），尿量大于30mL/h，中心静脉压4.4～7.4mmHg（0.58～0.98kPa）。

② 血管活性药物的应用：输液中加入血管活性药物以维持收缩压12.0kPa（90mmHg）以上。为升高血压的同时保证和调节组织血流灌注，近年来主张以血管活性药物为主，配合收缩性药物，常用的有多巴胺、间羟胺、去甲肾上腺素和山莨菪碱等。

③ 控制感染：及时、有效地控制感染是治疗的关键。要及时选择足量、有效的抗生素并联合给药。

④ 糖皮质激素的应用：病情或中毒症状重及上述治疗血压不恢复者，在使用足量抗生素的基础上可给予氢化可的松100～200mg或地塞米松5～10mg静脉滴注，病情好转立即停药。

⑤ 纠正水电解质和酸碱平衡紊乱：严密监测血压、心率、中心静脉压、血气、水电解质变化，及时纠正。

⑥ 纠正心力衰竭：严密监测血压、心率、中心静脉压、意识及末梢循环状态，及时给予利尿及强心药物，并改善冠状动脉供血。

二、葡萄球菌肺炎

葡萄球菌肺炎是由葡萄球菌引起的急性肺部化脓性炎症，常发生于老年人等免疫功能缺陷者及有基础疾病者，病情较重，若治疗不及时或治疗不当，病死率较高。

1. 病因和发病机制

葡萄球菌为革兰氏阳性球菌，可以分为金黄色葡萄球菌（简称金葡菌）和表皮葡萄球菌两类。前者为致病菌，可引起全身多发性化脓性病变。葡萄球菌肺炎多发生于免疫功能原已受损的患者，如糖尿病、血液病、艾滋病、肝病、营养不良，以及原已患有慢性支气管肺病的患者。皮肤感染灶（疖、痈等）中的葡萄球菌可经血液循环到达肺部，引起肺炎。葡萄球菌释放的凝固酶可使细菌周围产生纤维蛋白，保护细菌不被吞噬，其释放的毒素均有溶血、坏死、杀白细胞及血管痉挛等作用。肺内多处浸润、化脓和组织破坏，形成单个或多发性肺脓肿。炎症吸收时，空气经引流支气管进入脓腔，形成气囊肿。

2. 临床表现

起病多急骤，战栗、高热、胸痛、咳痰（痰量大、呈脓性、带血丝或呈粉红色乳状）。

毒血症症状显著，可致全身衰竭或周围循环衰竭。院内感染患者起病稍缓慢，但亦有高热及脓痰等。老年人可不发热或低热，肺炎症状可不典型。

早期体征不明显，与严重的毒血症症状和呼吸道症状不相称。有大片支气管肺炎或肺脓肿形成后，可闻及湿性啰音，很少有肺实变体征，常有胸腔积液体征。

3. 实验室检查和其他检查

血白细胞计数常在（15～25）$\times 10^9$ 个/L，可高达 50×10^9 个/L，中性粒细胞比例增加，核左移，有中毒颗粒。痰液和血培养有凝固酶阳性的金黄色葡萄球菌。X 线片显示肺段或肺叶实变，或小叶性浸润，其中有单个或多个液气囊肿。

4. 诊断

根据全身毒血症症状、咳嗽、脓血痰，白细胞计数增多、中性粒细胞核左移，X 线检查表现片状阴影伴有空洞及液平等，可做出初步诊断。细菌学检查是确诊的依据，可行痰、胸腔积液、血和肺穿刺物培养。

5. 治疗

一般治疗同肺炎球菌性肺炎，强调及早清除、引流原发病灶，同时选用敏感抗菌药物。首选β-内酰胺类抗生素，如苯唑西林、氯唑西林、萘夫西林等；也可应用第 2、第 3 代头孢菌素，如头孢唑林、头孢呋辛钠等；对甲氧西林耐药的菌株可用万古霉素、替考拉宁、利福平、喹诺酮类及磺胺类等药物。临床选择抗菌药物时应参考细菌培养的药物敏感试验。

三、肺炎克雷伯菌肺炎

肺炎克雷伯菌肺炎（旧称肺炎杆菌肺炎），是最早被认识的 G^- 杆菌肺炎，并且仍居当今社区获得性 G^- 杆菌肺炎的首位，医院获得性 G^- 杆菌肺炎的第二或第三位。

1. 病因与发病机制

肺炎克雷伯菌是克雷伯菌属最常见菌种，约占临床分离株的 95%。根据荚膜抗原成分的不同，肺炎克雷伯菌分 78 个血清型，引起肺炎者以 1～6 型为多。由于抗生素的广泛应用，20 世纪 80 年代以来肺炎克雷伯菌耐药率明显增加，特别是它产生超广谱β-内酰胺酶（ESBL），能水解所有第 3 代头孢菌素和单酰胺类抗生素。目前不少人报道肺炎克雷伯杆菌中产生 ESBL 的比例高达 30%～40%，并可引起医院感染暴发流行，正受到密切关注。该病好发于原有慢性肺部疾病、糖尿病、手术后和酒精中毒者，以中老年为多见。

2. 临床表现

多数患者起病突然，部分患者可有上呼吸道感染的前驱症状。主要症状为寒战、高热、咳嗽、咳痰、胸痛、呼吸困难和全身衰竭。痰色如砖红色，被认为是该病的特征性表现，可惜临床上甚为少见；有的患者咳痰呈铁锈色，或痰带血丝，或伴明显咯血。体检见患者呈急性病容，常有呼吸困难和发绀，严重者有全身衰竭、休克和黄疸。肺叶实变期可发生相应实变体征，并常闻及湿啰音。

3. 辅助检查

（1）一般实验室检查　周围血白细胞总数和中性粒细胞比例增加，核左移；若白细胞不高或反见减少，提示预后不良。

（2）细菌学检查　经筛选的合格痰标本（鳞状上皮细胞少于10个/低倍视野或白细胞多于25个/低倍视野），或下呼吸道防污染标本培养分离到肺炎克雷伯菌，且达到规定浓度（痰培养菌量不低于10^6cfu/mL、防污染样本毛刷标本菌不低于10^3cfu/mL），可以确诊。据报道20%～60%的病例血培养阳性，更具有诊断价值。

（3）影像学检查　X线征象，包括大叶实变、小叶性浸润和脓肿形成。右上叶实变时重而黏稠的炎性渗出物使叶间裂呈弧形下坠，是肺炎克雷伯菌肺炎具有诊断价值的征象，但是并不常见。慢性肺部疾病和免疫功能受损患者，患该病时大多表现为支气管肺炎。

4. 鉴别诊断

该病应与各类肺炎包括肺结核相鉴别，主要依据病原体检查，并结合临床做出判别。

5. 治疗

（1）一般治疗　与其他细菌性肺炎治疗相同。

（2）抗菌治疗　轻、中症患者最初经验性抗菌治疗，应选用β-内酰胺类联合氨基糖苷类抗生素，然后根据药敏试验结果进行调整。若属产ESBLs菌株，或既往常应用第3代头孢菌素治疗，或在ESBLs流行率高的病区（包括ICU），或临床重症患者最初经验性治疗应选择碳青霉烯类抗生素（亚胺培南或美罗培南），因为目前仅有该类抗生素对ESBL保持高度稳定，没有产生耐药。哌拉西林/三唑巴坦、头孢吡肟对部分ESBL菌株体外有效，还有待积累更多经验。

四、流感嗜血杆菌肺炎

过去认为流感嗜血杆菌为儿童易感细菌，近年来发现成人发生流感嗜血杆菌肺炎也逐渐增多，成为院外获得性肺炎的重要致病菌，可能与介入性诊断和细菌学技术提高有关。伴菌血症者病死率高达57%。它不仅可使慢性病患者致病，也可引起健康成年人得肺炎。5岁以下儿童的口咽部菌落可高达90%。

1. 病因与发病机制

流感嗜血杆菌是婴幼儿和儿童急性化脓性感染及儿童和成人肺部感染的病原菌，为革兰阴性杆菌，可分为荚膜型和非荚膜型两类。

荚膜成分为多糖类，具有型特异性，分为6型，其中以b型对人类致病力最强，为一磷酸核糖多糖体多糖抗原，它与某些型别的肺炎球菌、大肠杆菌及革兰氏阳性菌的细胞壁有共同抗原，血清学相互有交叉反应。非荚膜型也有一定致病毒力。流感嗜血杆菌产生内毒素（有纤毛制动作用）在致病过程中起重要作用。侵袭性感染中均是有荚膜的b型流感嗜血杆菌，能够选择性黏附于呼吸道上皮细胞，避免局部的黏液纤毛清除作用，从而保证细菌的定植与增殖。

2. 临床表现

流感嗜血杆菌肺炎仍以儿童多见，主要由b型所致大叶实变为主，少数为支气管肺炎，75%的患者可能出现胸腔积液，肺脓肿少见。成人肺炎多见于原有肺部基础疾病、免疫功能低下者或病毒感染后，但健康成人发病也可占12%～30%。除一般肺炎症状外，X线表现无特异性，往往呈支气管肺炎伴少量胸腔积液，两下叶易犯，也有多叶受累。成人菌血症性肺炎在未用特效治疗时死亡率可达57%。有时也表现为球形肺炎，应与肿瘤区别。伴有急性呼吸窘迫综合征者肺部可出现弥散性间质浸润。

3. 诊断

由于上呼吸道流感嗜血杆菌定植率可达42%，单纯痰液培养结果应结合其他现象进行评价。标本取自经气管抽吸或纤维支气管镜双套管防污染样本毛刷刷取。胸液或血培养可以确认。流感嗜血杆菌培养需特殊条件培养基如巧克力琼脂培养基，应含有X因子及V因子。目前认为该菌有或无荚膜均具致病毒力，甚至发生菌血症。

4. 治疗

20世纪80年代以来，发现流感嗜血杆菌部分菌株产生β-内酰胺酶。有文献报道其产酶率达到50%，因此对氨苄西林耐药现象日趋普遍，目前已不主张将氨苄西林作为一线经验用药，主张用第2代或第3代头孢菌素治疗较为适当。如能早期诊断和治疗，本病预后较好。

五、铜绿假单胞菌肺炎

铜绿假单胞菌肺炎是由条件致病菌铜绿假单胞菌引起的肺部炎症，是医院获得性肺炎常见类型之一。近年来其发病率有上升趋势，常见于机体免疫功能低下或有慢性呼吸道疾病病史的患者。铜绿假单胞菌极易产生获得性耐药，不易被呼吸道防御机制杀灭，因此铜绿假单胞菌肺炎的治疗仍很困难，死亡率高，预后不良。

1. 病因与发病机制

铜绿假单胞菌属假单胞菌属，在琼脂平板上能产生蓝绿色的绿脓素。本菌为无荚膜、无芽孢、能运动的革兰氏阴性杆菌，为专性需氧菌，本菌生长对营养要求不高，对外界环境抵抗力较强，在潮湿处能长期生存，对紫外线不敏感，加热55℃ 1小时才被杀灭。铜绿假单胞菌为条件致病菌，原发性铜绿假单胞菌肺炎少见，常继发于宿主免疫功能受损后如粒细胞缺乏、低蛋白血症、肿瘤、应用激素或抗生素等的患者，尤其易发于原有肺部慢性病变基础上，如慢性支气管炎、支气管扩张、肺间质纤维化、气管切开、应用人工呼吸机或雾化器后。

2. 临床表现

（1）多见于老年人、有免疫功能障碍者。

（2）偶尔可见院外感染，几乎都发生在有较严重基础疾病的院内感染患者。

（3）起病急缓不一，可有寒战、中等度发热或高热，晨起比下午明显。

（4）相对缓脉、嗜睡、神志模糊。

（5）咳嗽、咳大量黄脓痰，典型者咳翠绿色脓性痰。

（6）重症者易出现呼吸衰竭、周围循环衰竭，并在较短时间内死亡。

（7）体检肺部有弥漫细湿啰音及喘鸣音。

3. 实验室检查

（1）血常规　外周血白细胞计数轻度增高，中性粒细胞增高不明显，可有核左移或胞质内出现中毒颗粒。

（2）细菌学检查　痰涂片可见成对或短链状排列的革兰阴性杆菌，痰或血液细菌培养对诊断及治疗具有重要意义。

（3）X线检查　多为弥漫性双侧支气管肺炎。病变呈结节状阴影，后期融合成直径2cm或更大的模糊片状实变阴影，有多发性小脓肿，下叶多见。部分患者可有胸腔积液征象。

4. 诊断

（1）原有肺部疾病，长期使用抗生素、激素、抗癌药物，以及免疫功能低下，或有应用呼吸机、雾化器治疗的病史。

（2）寒战、高热等明显中毒症状，伴相对缓脉、咳嗽，咳大量黄脓痰，肺部可闻及湿性啰音。

（3）白细胞计数轻度增高，中性粒细胞增高不明显。

（4）X线显示双侧多发性散在斑片影或结节影，可迅速融合并扩展为较大片状模糊阴影。

（5）痰培养连续3次铜绿假单胞菌阳性或细菌计数高于10×10^9个/L可帮助诊断。

5. 治疗

（1）一般治疗　加强营养和治疗基础疾病对治疗本病十分重要。必要时酌情给予新鲜血浆或白蛋白，以提高人体的免疫功能。

（2）抗菌药物治疗　早期选用敏感的抗菌药物是治疗本病成败的关键，常用的药物有以下几类。

① β-内酰胺类。对抗铜绿假单胞菌活性较高的有：头孢他啶（复达欣）2g，每天2次，静脉滴注；哌拉西林4g，每天2次，静脉滴注；亚胺培南西司他丁钠（泰能）0.5g，每8小时1次，静脉滴注；头孢哌酮钠（先锋必）2g，每天2次，静脉滴注。另外，β-内酰胺类加酶抑制剂，如阿莫西林钠克拉维酸钾（安灭菌）1.2g，每天3～4次静脉滴注；替卡西林钠克拉维酸钾（特美汀）3.2g，每天3～4次静脉滴注；头孢哌酮钠舒巴坦钠（舒普深）2g，每天2次静脉滴注也有一定的效果。

② 氨基糖苷类。氨基糖苷类抗生素，如阿米卡星0.4g，每天1次，静脉滴注，或妥布霉素按体重每次1～1.7mg/kg，每8小时1次，静脉滴注，特别是与β-内酰胺类抗生素联合对铜绿假单胞菌有较好疗效。但此类抗生素具有肾毒性及耳毒性，而铜绿假单胞菌肺炎又多见于老年人或有严重基础疾病的患者，因而在很大程度上限制了它们的使用。

③ 氟喹诺酮类。氟喹诺酮类中环丙沙星0.2g，每天2次，静脉滴注，或左氧氟沙星0.2g，每天2次，静脉滴注，对铜绿假单胞菌有一定抗菌活性。

第三节　病毒性肺炎

病毒是引起呼吸道感染的常见病原体，通常是自限性病程。病毒可以引起普通感冒、鼻窦炎、咽炎、喉炎、气管炎、支气管炎和肺炎。病毒性呼吸道感染以上呼吸道感染最常见。肺炎常是上呼吸道感染向下蔓延的结果。病毒性肺炎患者多为婴幼儿、免疫功能缺陷患者和老年人，健康成人少见。引起病毒性肺炎的病毒包括原发性引起呼吸道感染的病毒（如流感病毒、呼吸道合胞病毒、副流感病毒、麻疹病毒、鼻病毒、冠状病毒和腺病毒）和机会性引起呼吸道感染的病毒（如巨细胞病毒、水痘-带状疱疹病毒、单纯疱疹病毒和EB病毒）。本病一年四季均有发生，但以冬春季多见。

一、流感病毒肺炎

流感病毒属正黏病毒科，根据病毒核蛋白和基质蛋白的抗原性分为甲、乙、丙型。甲型和乙型流感病毒组成一个属，丙型流感病毒归另一个属。流感病毒是有包膜的单股RNA病毒。包膜上有血凝素（HA）和神经氨酸酶（NA），据此分亚型。按照病毒来源地、分离株编号、分离年份和亚型命名分离株。

血凝素有H1、H2、H3三种，神经氨酸酶有N1、N2两种。血凝素是病毒与细胞受体结合的位点，神经氨酸酶使受体降解，复制开始后有将病毒颗粒与细胞分离的作用。针对血凝素的抗体在免疫中起主要作用，是中和抗体。神经氨酶抗体能限制病毒释放，缩短感染过程。

流行性感冒每年都有不同程度的流行。甲型流感病毒的变异是很常见的自然现象，血凝素和神经氨酸酶均可发生变异。流感病毒的基因组是节段性的，因此感染过程中，基因重排的概率很高，在流行过程中很容易发生变异。由病毒间基因重配引起的抗原性变异称抗原转换（antigenic shift）。由点突变引起的抗原性变异称抗原漂移（antigenic drifts）。抗原转换仅限于甲型流感病毒。病毒抗原性发生改变常引起不同程度的大流行。

流行性感冒几乎都发生在冬季，流行突然发生，2～3周达到高峰，一般持续2～3个月，流行情况常迅速消退。与普通感冒不同，流行性感冒流行期间肺炎、心力衰竭和原发性肺病恶化的病例增多，其病死率也明显升高。

乙型流感病毒的血凝素和神经氨酸酶的变异少，致病力较甲型流感病毒弱，病情轻。丙型流感病毒是否导致人类疾病尚存疑问。

流感病毒主要通过咳嗽和喷嚏所形成的气溶胶传播，也可通过手或手与物接触的方式传播。

流行性感冒常表现为突然发生的全身症状，如发热、头痛、畏寒、周身疼痛，伴有呼吸道症状如咳嗽、咽痛。症状的严重程度不等。轻症患者与普通感冒的表现相似，无法鉴别，重症患者可出现严重并发症。绝大多数患者都有发热，在发病的24小时内迅速升高，通常持续2～3天，个别患者可持续一周，体温逐渐降至正常。体温恢复正常后，多数患者仍会有咽痛和咳嗽，可以持续1周以上。多数患者一周内可恢复体力，然而老年人虚弱和无力的症状可持续数周。

流行性感冒的常见并发症有肺炎、Reye 综合征、横纹肌溶解、脑炎、急性脊髓炎、吉兰-巴雷综合征等。

流行性感冒并发的肺炎有三种：原发性病毒性肺炎、继发性细菌性肺炎和病毒与细菌混合性肺炎。

单纯的原发性病毒性肺炎最少见，是最严重的肺部并发症，病死率高。原发性病毒性肺炎特别易累及有心脏病的患者，尤其是二尖瓣狭窄患者。常表现为持续高热、进行性呼吸困难，肺部可闻及湿性啰音。X 线显示双肺弥漫性间质性渗出性病变。尸检病理表现为肺泡隔有明显的炎症反应，有淋巴细胞、单核细胞和中性粒细胞浸润，肺泡内透明膜形成。常伴有严重的低氧血症。痰液中可分离出流感病毒，血及痰培养无细菌生长。抗生素治疗无效。患者常因心力衰竭或呼吸衰竭死亡。

继发性细菌性肺炎是指在病程中继发了细菌性肺部感染。表现为流感起病 2 天后，症状有所改善，但随后症状加重，出现细菌性肺炎的症状和体征。痰中不易分离出流感病毒。常见的致病菌为肺炎链球菌、金黄色葡萄球菌和流感杆菌。继发性细菌性肺炎常发生在有慢性肺部疾病和心脏病的患者以及老年人。

病毒和细菌混合性肺炎是流行性感冒流行期间最常见的肺部感染。其临床表现具有前两者的特点，但混合性肺炎的患者肺部受累范围没有原发性病毒感染广泛。

在流行性感冒的流行季节，根据当地防疫部门的疫情通报，短时间内出现大量相似病例以及典型的临床表现，可以临床诊断流感。但是在非流行区和非流行季节的散发病例无法与普通感冒鉴别。只能通过病毒分离来鉴别，但临床实际工作中常无法做到。

奥司他韦能特异性抑制甲型和乙型流感病毒的神经氨酸酶活性，抑制流感病毒的复制，减轻病情，缩短病程。该药具有高度特异性，对其他病毒、细菌和人类的神经氨酸酶没有抑制作用，可用于流感的治疗和预防。起病后越早服用效果越好，治疗流感时应在出现流感症状 2 天内开始用药。治疗流感时的剂量为 75mg，每天 2 次，服用 5 天。预防流感的推荐剂量为 75mg，每天 1 次，至少要服 7 天，流感流行期间应服 6 周。

目前已经有流感病毒的灭活疫苗。该疫苗是根据已经流行过的甲型和乙型流感病毒制备，若疫苗与流行的病毒密切相关，具有 50%～80%的保护作用。下列情况推荐接种疫苗：①6 个月以上的幼儿；②65 岁以上的老人；③护理慢性疾病患者的医护人员；④慢性心肺疾病患者；⑤在未来一年内需要规律随诊或住院的慢性病患者（例如糖尿病、慢性肾功能不全、血红蛋白病和免疫抑制患者）；⑥需长期服用阿司匹林的 6 个月～18 岁的儿童和青少年；⑦妊娠 2～3.5 个月时正好处于流感流行季节的妇女。

甲型流感病毒流行期间，金刚烷胺和金刚乙胺可以预防流感，有效率为 70%～90%。

二、呼吸道合胞病毒肺炎

呼吸道合胞病毒（respiratory syncytial virus，RSV）是儿童下呼吸道感染的主要病原，偶尔可引起成人下呼吸道感染。

呼吸道合胞病毒属副黏病毒科，是有包膜的单股 RNA 病毒。根据细胞膜表面糖蛋白 G 的抗体，该病毒分为 A 和 B 两型，两型所致感染相似。血浆 IgG 或分泌的 IgA 具备持续的保护作用，细胞免疫的保护作用尚不清楚。

呼吸道合胞病毒感染呈全球性分布，每年冬春季均有暴发流行。由于感染后免疫不完全，重复感染常见。在流行季节，医院内传播也很重要，20%～45%的住院婴幼儿会获得 RSV 感染，其中 20%～50%会造成下呼吸道感染。RSV 感染主要经呼吸道飞沫传播，常见于 6 个月内的婴儿。健康婴儿 RSV 感染的病死率<1%，而有先天性心脏病或支气管肺发育不全的婴儿 RSV 感染的病死率超过 30%。有免疫功能缺陷成人患 RSV 肺炎的报道。

病变主要侵犯毛细支气管和肺泡，支气管炎的病理改变有支气管壁和周围组织水肿以及淋巴细胞浸润，支气管壁上皮细胞增生和坏死，小气道因脱落的上皮细胞和黏液栓造成梗阻。发生肺炎时，肺间质和肺泡内有单核细胞浸润，胞质内可见包涵体。

本病的潜伏期 2～8 天。幼儿的原发感染通常有症状，常以发热、鼻充血、咳嗽起病，有时可引起咽炎。几天后出现呼吸困难、呼吸急促、肋间肌辅助呼吸，提示下呼吸道受累。支气管炎的典型表现是喘鸣和过度换气，肺炎常同时合并细支气管炎，表现为喘鸣、啰音和低氧血症。胸部 X 线可见双下肺纹理增厚，支气管周围阴影，表现为“双轨征”或环形阴影，肺门周围间质浸润明显，严重时可合并细支气管炎，导致小气道阻塞。有研究表明病毒性细支管炎可以影响以后的肺功能。

3 岁以上儿童和成人感染常表现为上呼吸道感染，表现为发热、鼻部充血、犬吠样咳嗽、咽痛和声音嘶哑。较普通感冒病情重，病程长。成人的严重肺炎可导致成人呼吸窘迫综合征。

冬春季婴幼儿发生细支管炎和肺炎时，必须考虑 RSV 感染，免疫缺陷的成人出现发热和肺部浸润时也必须考虑 RSV 肺炎。病毒分离较血清学诊断迅速而且敏感性高，在发病 3～5 天，取呼吸道分泌物作培养分离病毒，标本立即送检接种，不能冻存，3～7 天后感染细胞内形成包涵体。也可用免疫荧光试验（IFT）和 ELISA 测定病毒抗原，也能做出早期诊断。

下呼吸道感染患者应常规给予氧疗。支气管扩张剂和皮质激素的应用尚有争议。现已证实利巴韦林对 RSV 感染临床有效。利巴韦林持续雾化吸入能改善患儿的临床情况和氧合状况，缩短排毒时间。推荐利巴韦林每天持续雾化吸入 12～18 小时，应用 3～7 天。

三、副流感病毒肺炎

副流感病毒是婴儿和低龄儿喉炎和下呼吸道感染的主要病原，可引起各年龄段人群的普通感冒，在老年人可引起机会性肺炎。

副流感病毒属副黏病毒科，是有包膜的 RNA 病毒。RNA 呈负极性单链，包膜表面的一种糖蛋白具有红细胞凝集素和神经氨酸酶活性。目前有 4 个型。分泌型 IgA 和干扰素对控制感染起重要作用。由于免疫持续时间短，重复感染常见。

副流感病毒遍及全球，1 型和 2 型流行发生在秋季，由于来自母体的被动免疫，1 型和 2 型很少致 4 个月内婴儿严重感染。3 型流行全年可见，尽管有来自母体的被动免疫，但可致婴儿严重的下呼吸道感染。4 型较少致病，病情轻，为局限于上呼吸道的轻症感染。近 50%的喉气管支气管炎的病因是 1 型和 3 型病毒，10%～15%的儿童肺炎和支气管炎是由 3 型副流感病毒所致。1 型和 3 型也可引起老年人的呼吸道感染。在严重免疫功能缺陷的患者，3 型可引起致命的巨细胞肺炎。

副流感病毒通过直接接触和飞沫传播。副流感病毒主要侵犯呼吸道的表层组织，在上皮细胞内增殖，损伤较轻，在成人仅引起轻度呼吸道感染。但在 5 岁以下婴幼儿，病毒侵犯呼吸道柱状纤毛上皮细胞，引起细胞变性、坏死、糜烂和增生，当侵犯肺组织时，引起间质性肺炎。

本病的潜伏期 3～8 天。多数副流感病毒感染没有症状。在儿童和成人最常见的表现是普通感冒，但是在低龄儿童，4 个血清型引起的临床表现差异较大。1 型和 2 型是喉炎支气管炎的最主要病原，1 型主要见于 6 个月～3 岁幼儿，2 型见于 8～36 个月婴幼儿。表现为鼻塞、流涕、咽痛、痉挛性咳嗽、声音嘶哑，伴有不同程度的上呼吸道梗阻表现。3 型病毒在 1 岁以内的婴儿表现为细支气管炎和肺炎。与呼吸道合胞病毒肺炎类似，1～3 岁幼儿表现为喉气管支气管炎，年长儿表现为支气管炎和气管炎。4 型病毒感染仅有轻度呼吸道症状。副流感病毒在老年人可引起肺炎。

当地有副流感病毒流行，有助于诊断。散发病例诊断困难，需进行病原学检查方能确诊。在感染的 3 天内，留取鼻咽分泌物接种易感染细胞进行病毒分离，通常 10 天内可分离出病毒。采用免疫荧光酶联免疫吸附法或放免法快速检查呼吸道分泌物中脱落上皮细胞中的病毒抗原，可做到快速诊断。留取发病初期和恢复期双份血清，应用中和试验，血凝抑制试验和补体结合试验测定特异性 IgG 抗体，特异性 IgG 抗体效价 4 倍以上升高可做出血清学诊断。

目前无有效的抗副流感病毒感染的药物，临床治疗以对症治疗和支持治疗为主。要注意预防和治疗继发性细菌感染。目前尚无副流感病毒疫苗。

四、麻疹病毒肺炎

麻疹是麻疹病毒引起的急性呼吸道传染病，除引起典型的发热、皮疹等表现外，还可引起肺炎、脑炎等表现。自从减毒活疫苗列入计划免疫后，麻疹的发病率与病死率已明显下降。

麻疹病毒属副黏病毒科，是有包膜的单链 RNA 病毒。其包膜表面具有血凝素，无神经氨酸酶。T 细胞感染麻疹病毒后会出现一过性细胞免疫功能缺陷。麻疹的免疫是终生免疫。在发达国家，麻疹相关的病死率约 0.1%，在发展中国家接近 2%，主要死于肺炎和脑炎，与营养不良、低龄和免疫功能缺陷有关。

麻疹病毒在呼吸道和眼结膜上皮细胞内繁殖，向局部淋巴组织扩散并侵入血流，出现第一次病毒血症，病毒随淋巴细胞扩散到肝、脾、骨髓、淋巴结等网状内皮系统内进一步繁殖，并再次侵入血流，出现第二次病毒血症，病毒经血循环到达呼吸道黏膜、眼结膜、皮肤、肠道、心脏、肝脏等靶器官，引起靶器官的病变及炎症反应。

麻疹病毒感染最典型的病理改变是形成多核巨细胞，可见于淋巴结、肝、脾等网状内皮系统，也见于呼吸道、肠道黏膜和皮肤。麻疹病毒肺炎的病理改变是支气管和细支气管黏膜急性炎症、变性、坏死和增生改变，以单核细胞浸润为主的间质性肺炎。在支气管黏膜和肺泡壁内可形成多核巨细胞，称巨细胞肺炎，多见于细胞免疫功能缺陷者。当并发细菌感染时会出现肺实变和化脓性改变。

在儿童，麻疹的潜伏期是 10～14 天，成人的潜伏期略长。前驱期主要表现为上呼吸道症状，咳嗽、流涕、流泪、咽痛、体温逐渐升高，在前驱期末，会出现特异的麻疹黏膜斑（Koplik 斑），有早期诊断价值。出现麻疹黏膜斑后 1～2 天进入出疹期，皮疹始发于耳后，渐发展至颜面，继而自上向下，由肢体近端向远端扩展，直至手心、脚掌。皮疹为粟粒样鲜红斑丘疹，疹间皮肤正常，可融合成片。出疹高峰时全身中毒症状也随之加重，高热不退。皮疹出齐后 1～2 天，全身症状迅速好转，体温下降，皮疹按出疹顺序隐退，伴有细糠样脱屑，2～3 周内皮疹完全消退。

麻疹病毒肺炎是最常见引起病情恶化的并发症，多见于婴幼儿，主要发生在出疹前和出疹期。表现为高热持续不退、咳嗽加剧、呼吸困难、发绀。体征有三凹征，肺部干湿啰音。约 1/3 的患者合并细菌感染，以肺炎球菌、链球菌、金黄色葡萄球菌和流感杆菌感染多见，少数患者还可合并腺病毒和巨细胞病毒感染，使病情更为严重。

接种灭活麻疹疫苗后，由于灭活疫苗只引起宿主产生抗 H 蛋白的血凝抑制抗体，不产生抗 F 蛋白的血溶抑制抗体，经过 4～6 年，血凝抑制抗体效价下降，再次接触麻疹病毒，会出现不典型麻疹综合征（atypical measles syndrome，AMS），临床表现不典型，多无 Koplik 斑，皮疹始于四肢，向心性发展至躯干，但病情严重，常并发肺炎，肺部可闻及干湿啰音，自接种减毒活疫苗后，AMS 已极少见。

麻疹病毒性肺炎的 X 线表现为肺纹理增粗和网状结节阴影，主要累及下叶。并发细菌性感染和 AMS 时，会出现肺实变和胸腔积液。

麻疹有特征性口腔黏膜斑和典型皮疹的表现，结合流行病学史，呼吸道分泌物、结膜分泌物或尿沉渣经瑞氏染色，显微镜下观察到多核巨细胞，血凝抑制试验、中和试验或酶联免疫吸附试验检测到麻疹病毒抗体可以确诊。病毒分离费时，临床价值不大。

目前麻疹病毒尚无有效的抗病毒药物，麻疹的治疗以对症支持治疗为主。麻疹病毒性肺炎时可适当选用抗生素预防细菌感染，当并发细菌性肺炎时，应尽可能做出病原学诊断，针对致病菌选用敏感的抗生素治疗。

自从麻疹病毒减毒活疫苗列入计划免疫以来，麻疹的发病率明显下降。因疫苗在体内引起感染的潜伏期与自然麻疹感染的潜伏期相仿，因此接触麻疹后 1～2 天紧急接种麻疹疫苗，仍有可能预防发病。2 天后接种疫苗则不能预防发病，但可以减轻症状，减少并发症。有麻疹接触史的易感者，特别是年龄在 1 岁以内的婴幼儿、孕妇和免疫功能缺陷者，应在接触的 6 天内紧急被动免疫，可以预防或减轻发病，常用丙种球蛋白 0.25mL/kg，免疫功能缺陷者用 0.5mL/kg，最大剂量为 15mL。6 天后采用被动免疫，仍能起到减轻病情的作用。

五、水痘-带状疱疹病毒肺炎

水痘-带状疱疹病毒在不同免疫力的人群中引起两种独立的临床疾病——水痘和带状疱疹。水痘-带状疱疹病毒原发感染引起水痘，主要见于儿童，引起特征性的全身性皮肤损害。水痘并发肺炎的发生率为 4%，成人水痘患者的肺炎发生率为 16%～38%，成人水痘的病死率也明显高于儿童，免疫缺陷患者水痘的病死率可达 25%。潜伏性感染的水痘-带状疱疹病毒复燃引起带状疱疹。仅个别免疫功能低下患者的“乏发性或全身性带状疱疹”可出现带状疱疹性肺炎、腮腺炎和脑脊髓膜炎，此型带状疱疹极为罕见。

水痘-带状疱疹病毒属疱疹病毒科，为双链的 DNA 病毒，仅对人有传染性，病毒糖蛋白共分 5 类，其中 gpⅠ、gpⅡ、gpⅢ的抗体具有中和病毒的作用。

水痘患者是唯一的传染源，从发病前 1～2 天至皮疹干燥结痂，均具有很强的传染性。主要通过呼吸道传染和接触传染，主要发生在婴幼儿和学龄前儿童，成人偶有发病。该病多见于冬春季，全年散发。感染后免疫持久，极少再次患病。

病毒在上呼吸道黏膜内繁殖，然后侵犯入血，在网状内皮系统中复制，形成第二次病毒血症播散至全身。肺炎是病毒血症的结果，而不是呼吸道直接播散所致。水痘-带状疱疹病毒肺炎的病理为肺间质炎症，细支气管和肺间质水肿，间质细胞增生和单核细胞浸润。脱落的肺间质细胞内可见到核内包涵体。肺泡内充满纤维蛋白，偶有透明膜形成。也可以有小血管炎和多核巨细胞。

水痘的潜伏期为 13～17 天。出疹前 1～2 天有感冒样的前驱期症状，皮疹最先发生于躯干、头面部，最后到达四肢，皮疹发展快，最初为斑疹，短时间演变成为丘疹、疱疹、结痂。皮疹分批出现，因此可见各期皮疹同时存在，水痘-带状疱疹病毒肺炎多在出疹后 1～6 天发生，约 90%的病例是 19 岁以上的成年人，其中超过 75%的患者年龄在 30～50 岁。轻症患者仅有 X 线异常表现，没有临床症状，重症患者除了发热外还有干咳、咯血、胸痛、呼吸困难等症状。免疫功能缺陷患者和妊娠中晚期孕妇感染，病情凶险，病死率高。发生肺炎时肺部体征少，与 X 线的异常表现不符。肺炎的诊断主要靠 X 线检查，见两肺弥漫性结节浸润或网格状阴影，结节一般不超过 5mm，常分布于肺门和肺底，可见胸腔积液和肺门淋巴结肿大。病变多于数月内吸收，也有延长几个月后吸收，最后可形成钙化。

根据典型的水痘表现，水痘接触史以及胸部 X 线表现可明确诊断。取新鲜疱疹内液体做电镜检查，可以发现病毒颗粒，或用疱疹内的液体进行病毒分离。采用补体结合试验检测特异性抗体有助于诊断。柯萨奇病毒肺炎、支原体肺炎和不典型麻疹有时会表现为间质性肺部炎症合并疱疹，需与本病鉴别。

阿昔洛韦对原发水痘肺炎有效，10mg/kg（或 500mg/m^2）静脉注射，每 8 小时 1 次，至少用 5～7 天。肾功能不全时要根据肾功能调整剂量。孕妇和严重免疫功能低下者，因死亡率高要积极治疗。特异性水痘免疫球蛋白对治疗没有作用，但对高危者暴露后的预防有效。现已有水痘减毒活疫苗，对健康和免疫缺陷的成人与儿童有保护作用，接触水痘后 3 天预防接种也能起到很好的保护作用或减轻病情。

六、单纯疱疹病毒肺炎

单纯疱疹病毒感染分原发性感染和复发性感染，单纯疱疹病毒 1 型感染主要以儿童多见，主要累及腰以上的皮肤黏膜，单纯疱疹性唇炎是最常见的表现，通过直接接触传播。单纯疱疹病毒 2 型主要通过性接触传播或经产道传播给新生儿，主要表现为外生殖器感染。单纯疱疹病毒还是咽炎的常见病原体，严重的单纯疱疹病毒感染很少见。在免疫缺陷患者可引起肺炎、食管炎、肝炎、结肠炎及播散性皮肤感染。肺炎的病死率达 80%。

单纯疱疹病毒属疱疹病毒科，分 1 型和 2 型。包膜 gp 糖蛋白抗体是主要的中和抗体。机体针对单纯疱疹病毒的免疫反应包括特异性体液免疫和细胞免疫。细胞免疫较体液免疫更重要，但两者均不能清除潜伏性感染和阻止复发。

单纯疱疹病毒肺炎是原发感染的结果。弥漫性口腔黏膜病变沿气管与支气管向下蔓延，引起灶性或多灶性坏死。肺炎的病理改变是弥漫性肺间质炎症、坏死和肺出血，在细胞核内形成嗜酸性包涵体（Cowdry A 型小体），提示疱疹病毒感染。坏死性气管炎和食管炎常同时存在，有报道在气管和主支气管内可见厚的炎性假膜。

单纯疱疹病毒肺炎主要见于免疫功能缺陷患者，一组 20 例单纯疱疹病毒肺炎的临床研究发现，其中 16 例是骨髓移植患者，均发生在移植后的前 2 个月内。咳嗽和呼吸困难是最常见的症状，1 例患者出现咯血，4 例患者在胸部 X 线出现异常表现时尚无呼吸道症状。大多数患者有发热，半数患者肺部有啰音。12 例患者胸部 X 线表现为灶性或多灶性浸润病变，常伴有口腔和面部疱疹。8 例患者胸部 X 线表现为弥漫性肺间质病变，其中 5 例有生殖器疱疹。16 例患者在发生肺炎前已出现皮肤黏膜疱疹。2 例患者疱疹与肺炎同时发生或在发生肺炎后出现，2 例患者无疱疹。所有患者均有严重低氧血症，均死于呼吸衰竭，生前均未能明确诊断。尸检时 7 例未发现其他病原体，13 例为混合感染。

单纯疱疹病毒肺炎诊断困难，当免疫缺陷者出现肺部灶性浸润或弥漫性肺间质病变时，要考虑到单纯疱疹病毒肺炎。当气管插管时出现气管炎和食管炎时高度提示该病。皮肤黏膜疱疹提示本病，但无皮肤黏膜疱疹也不能排除本病。病毒分离是诊断单纯疱疹病毒感染的主要依据。通过支气管镜毛刷、灌洗和活检取得下呼吸道样本进行细胞学和组织学检查，发现多核巨细胞和核内包涵体有助于确诊，但不能区分单纯疱疹病毒感染和水痘—带状疱疹病毒感染。抗体检测有助于原发性感染的诊断，对复发性感染的诊断价值不大。

阿昔洛韦和阿糖腺苷对单纯疱疹病毒感染有效，首选阿昔洛韦。免疫缺陷者单纯疱疹毒感染时，阿昔洛韦的剂量为 5mg/kg，静脉注射，每 8 小时 1 次；或 400mg 口服，每天 5 次，并根据肾功能调整剂量，疗程至少 7 天。骨髓移植和肾移植时预防性使用阿昔洛韦可显著降低单纯疱疹病毒感染的发生率。骨髓移植时阿昔洛韦的剂量为 250mg/m^2，静脉注射，每 8 小时 1 次，疗程 18 天，肾移植时阿昔洛韦的剂量为 200mg 口服，每 8 小时 1 次，疗程 20 天。

七、巨细胞病毒肺炎

巨细胞病毒感染可引起多种临床表现，分原发性感染和继发性感染。巨细胞病毒的人群感染率极高，健康人群巨细胞病毒抗体阳性率为 80%～100%。正常健康人多为潜伏性感染或引起单核细胞增多症样表现。在免疫缺陷患者，如新生儿、器官移植者和艾滋病患者，巨细胞病毒可引起严重的感染，累及多个器官，如肺炎、肝炎、胃肠炎、视网膜炎、脑炎、血液系统损害及生殖腺受累等表现，可危及生命。

巨细胞病毒属疱疹病毒科，是有包膜的 DNA 病毒，DNA 为线性双股，约编码 33 种结构蛋白，多数结构蛋白的功能还不清楚。

患者和隐性感染者的唾液、尿液、精液、阴道分泌物、乳汁中均含有病毒，是该病的传染源。本病的传播途径有经母婴垂直传播，密切接触感染、输血和器官移植感染。

该病特征性的病理改变为受感染细胞体积增大 3～4 倍，胞质内出现嗜碱性包涵体，核内出现嗜酸性包涵体，酷似猫头鹰眼，具有特征性。这种细胞见于多种器官，如肺、肾、肝、胃肠道等以及各种体液中。巨细胞病毒肺炎有两种病理改变，一种为粟粒样病变，表现为多发灶性坏死，肺泡出血，纤维蛋白沉积和中性粒细胞浸润，另一种为弥漫性肺间质病变，肺泡细胞增生，间质水肿，淋巴细胞浸润，病变中含有大量的特征性巨细胞。

免疫功能正常患者的巨细胞肺炎表现为持续发热，病程约4周，伴随肝酶升高。多数患者有上呼吸道症状，可无咳嗽、咳痰。胸片显示双肺斑片阴影或肺间质病变，以两下肺为主，胸腔积液和肺实变很罕见。病程自限。

免疫功能缺陷患者巨细胞病毒肺炎的发生率高、病死率高。骨髓移植患者巨细胞病毒肺炎主要发生在移植后1～3个月，发生率为15%，80%表现肺间质病变的患者，经活检证实为巨细胞病毒肺炎，患者的病死率为85%。肾移植术后，巨细胞病毒肺炎主要发生在移植后4个月内，发生率为14%，病死率为48%。发生巨细胞病毒肺炎的主要危险因素包括：年龄、急性移植物抗宿主病和同种异基因移植。艾滋病患者肺炎的发生率低于移植患者，可能与艾滋病患者细胞毒反应低下有关。巨细胞病毒肺炎临床表现为持续性发热、干咳和呼吸困难，严重低氧血症提示病情危重。胸片表现为双肺弥漫性浸润，主要位于中下肺野。病理表现为粟粒样病变的患者临床表现为突然出现呼吸急促，严重呼吸窘迫，低氧血症，常在3天内需进行机械通气支持或死亡；病理表现为间质病变的患者，起病隐匿，表现为缓慢进展的低氧血症，最初为灶性肺部浸润，数天或数周内向两肺播散，X线异常常先于临床症状。

巨细胞病毒肺炎的诊断很准，因为这些患者常合并其他感染，包括细菌、分枝杆菌、病毒、真菌（包括卡氏肺孢子菌，该病原体已正式归属于真菌）等，非感染因素也很常见，包括肺部恶性肿瘤、出血和免疫抑制剂、放疗、机械通气的不良反应等。

诊断巨细胞病毒肺炎需行肺泡灌洗或肺活检，进行病毒分离或病理学检查，病理检查时使用特殊的单克隆抗体，采用免疫荧光法检测组织中的病毒抗原，该方法快速、敏感性高。巨细胞病毒易在人成纤维细胞中生长，但需1～4周才能产生细胞巨形变。标本接种后16～72小时用单克隆抗体检测病毒抗原，可较早确定培养细胞中病毒存在，免疫缺陷患者可长期携带病毒，可以分离出病毒，因此从呼吸道分泌物、尿液或血液中分离出病毒，并不一定代表巨细胞病毒是肺炎的病原体。

在外周血白细胞内检测出CMV抗原是CMV活动性感染的重要标志。内层基质磷蛋白PP65（CMV-PP65抗原）是病毒表达最丰富的晚期抗原，用免疫荧光或是免疫酶标的方法，在周围血白细胞内能检测出CMV-PP65，提示存在CMV活动性感染。抗原血症较临床表现及抗体反应出现早，可用于CMV高危患者的监测，且具有简单、易行、省时、可量化的优点。

血清学诊断有赖于抗体效价升高或从阴性转阳性，需双份血清进行检测，IgG抗体阳性仅表示感染过巨细胞病毒，IgM抗体阳性有助于急性感染的诊断。

更昔洛韦对巨细胞病毒视网膜炎和艾滋病、肾移植患者的肺炎有效，对骨髓移植患者肺炎的疗效差，需联合注射免疫球蛋白。更昔洛韦5mg/kg，每12小时1次，连用2周，此后改为每天1次，连用30天。巨细胞病毒免疫球蛋白0.4g/kg，第1、2、7天静脉注射，0.2g/kg第14天、21天静脉注射；或普通免疫球蛋白0.5g/kg，隔日1次，连用10次，此后在应用更昔洛韦期间每周1次，病死率从约90%降至30%～50%。膦甲酸钠对视网膜炎有效，对肺炎的疗效还不肯定。血清学阳性的骨髓移植患者，预防性应用大剂量阿昔洛韦或更昔洛韦可有效预防巨细胞病毒肺炎，降低病死率。巨细胞病毒免疫球蛋白和阿昔洛韦可有效预防肾移植患者的巨细胞病毒病。

八、腺病毒肺炎

腺病毒除引起呼吸道感染外，还可以引起流行性角结膜炎、急性出血性膀胱炎、脑膜炎、脑膜脑炎和胃肠炎等。腺病毒肺炎多见于儿童，成人少见，但可在军营中暴发流行。

腺病毒属腺病毒科，是线状双股 DNA 病毒，现已经发现 41 个型，归 7 个亚属。5%～15%儿童的细支气管炎和病毒性肺炎是腺病毒感染所致。从无症状或上呼吸道感染的幼儿的扁桃体上常分离出 1、2、5 和 6 型腺病毒。3 型引起儿童咽-结膜热，3、7 和 21 型能引起 3～18 个月幼儿的播散性感染，7 和 21 型与婴儿细支气管炎和肺炎相关，3、4 和 7 型可引起年轻人急性上呼吸道和下呼吸道感染，特别是在军营中可引起流行。在免疫缺陷患者腺病毒可引起严重的肺炎。

腺病毒肺炎的病理改变也表现为支气管炎、细支气管炎和间质性肺部炎症。

腺病毒肺炎的潜伏期为 4～5 天。常表现为咽炎、气管炎，婴儿的细支气管炎和肺炎相对少见，表现为发热、流涕、咽痛、咳嗽等普通感冒的症状，持续 3～5 天。咽-结膜炎常在夏令营中暴发流行，表现为发热、结膜炎、咽炎和鼻炎，通常在 3～5 天自行缓解。腺病毒肺炎起病常缓慢，数日至 1 周后才出现发热、咳嗽、咳痰，甚至咯血，常伴随上述症状。婴幼儿的播散性感染常急骤起病，表现为高热、呼吸困难和发绀。胸部 X 线表现同非典型肺炎一样，表现为下肺野斑片状间质浸润，可融合成片，可有胸腔积液。

腺病毒肺炎的诊断主要靠从呼吸道分离出腺病毒，血清学检测对诊断有帮助。

目前尚无有效的抗腺病毒药物，以对症和支持治疗为主。现已经有口服的减毒活疫苗，可产生较高的免疫力，具有预防作用。

第四节　肺脓肿

肺脓肿是肺组织坏死形成的脓腔。早期为肺组织的化脓性炎症，继而坏死液化，由肉芽组织包绕形成脓肿。临床特征为高热、咳嗽、咳大量脓臭痰。本病可见于任何年龄，青壮年男性及年老体弱有基础疾病者多见。

一、病因和发病机制

急性肺脓肿的致病菌多为上呼吸道、口腔的常存细菌，包括厌氧、需氧和兼性菌，常为混合感染。90%的患者合并有厌氧菌感染。根据感染途径，可将脓肿分为以下 3 种类型。

1. 吸入性肺脓肿

吸入性肺脓肿是最常见的类型，病原体多为厌氧菌。因麻醉、醉酒、药物过量、癫痫、脑血管意外等出现意识障碍时，或因受寒、极度疲劳等诱因，使全身免疫功能下降、咽保护性反射减弱或消失、气道防御清除功能降低时，吸入的致病菌则迅速生长繁殖，与其他吸入的异物一起阻塞细支气管，引起化脓性炎症，导致组织坏死而形成脓肿；还可因患鼻窦炎、牙槽脓肿等疾病，脓性分泌物增多而被吸入致病；口腔、鼻、咽部位的手术血块或呕吐物亦可经支气管吸入而致病。

吸入性肺脓肿常为单发性，因右总支气管较直，且管径较粗大，吸入物易进入右肺，右侧肺脓肿多于左侧。

2. 继发性肺脓肿

部分细菌性肺炎、支气管扩张、支气管肺癌、肺结核空洞患者在继发肺部感染时，可导致继发性肺脓肿；支气管异物阻塞，是导致小儿肺脓肿的重要因素；肺部邻近器官化脓性病变，如膈下脓肿、肾周围脓肿等穿破至肺时，亦可形成肺脓肿；阿米巴肝脓肿因好发于右肝顶部，故易穿破膈至右肺下叶，形成阿米巴肺脓肿。

3. 血源性肺脓肿

由于皮肤外伤、感染、疖痈、中耳炎、急性化脓性骨髓炎等所致败血症，脓毒菌栓经血行播散到肺，引起小血管栓塞、肺组织炎症坏死而形成脓肿。两肺外周边缘的多发性脓肿致病菌多为金黄色葡萄球菌、表皮葡萄球菌及链球菌。

二、临床表现

1. 症状

急性肺脓肿患者，发病急骤，畏寒、高热，体温达 39～40℃，伴有咳嗽、咳少量黏液痰或黏液脓性痰，典型痰液呈黄绿色、脓性，有时带血，静置后可分为 3 层。炎症累及胸膜，可出现患侧胸痛。如感染不能及时控制，于发病的 10～14 天突然咳出大量脓痰及坏死组织，每天量可达 300～500mL。咳出大量脓痰后，体温开始下降，全身症状随之好转。约 1/3 患者有不同程度的咯血。一般情况下，数周内逐渐恢复正常。

血源性肺脓肿多先有原发病灶引起的畏寒、高热等全身脓毒血症的表现，经数日或数周后才出现咳嗽、咳痰，痰量不多，极少咯血。慢性肺脓肿患者除咳嗽、咳脓痰、反复发热和咯血外，还有贫血、消瘦等慢性消耗症状。

2. 体征

肺部体征与肺脓肿的大小、部位有关。病变大而浅表者，可有实变体征、异常支气管呼吸音；病变累及胸膜，有胸膜摩擦音或胸腔积液体征。慢性肺脓肿常有杵状指（趾）、贫血和消瘦。血源性肺脓肿体征多为正常。

三、实验室及辅助检查

1. 血常规

急性期白细胞计数明显增高，可达（20～30）$\times 10^9$ 个/L，中性粒细胞占 80%～90%，可伴有核左移。慢性肺脓肿可有红细胞及血红蛋白降低。

2. 细菌学检查

细菌学检查有助于确定致病菌及选择有效抗菌药物，可行痰涂片革兰染色、痰细菌培养及药敏试验，有条件行厌氧菌培养。留痰宜在应用抗菌药物之前，应防止口咽部寄生菌污染标本，采集痰液后立即送检。血源性肺脓肿血培养可发现致病菌。

3. X线检查

根据肺脓肿的不同类型、病期、支气管引流是否通畅及有无并发症，胸部X线检查表现各异。

（1）吸入性肺脓肿　早期炎症阶段，胸片表现为好发部位大片浓密模糊的阴影，边界不清，与细菌性肺炎易混淆；脓肿形成后上述浓密阴影中出现圆形透亮区及液平面；在消散期，脓腔逐渐变小，周围炎症逐渐吸收，最后遗留少许索条状阴影。

（2）慢性肺脓肿　慢性肺脓肿其周围因纤维增生而形成厚壁空洞，内壁不规则，有时呈多房性，周围有纤维组织增生及邻近胸膜增厚，不同程度的肺叶膨胀不全或不张，纵隔移向患侧，健侧代偿性肺气肿。结合侧位胸片或胸部CT可明确脓肿的具体部位、范围，有助于体位引流或外科治疗。

（3）血源性肺脓肿　在单侧或双侧肺边缘呈现多发的小片状阴影或球形病灶，常可见到多发性含液平面的张力性薄壁小空腔，短期内阴影变化大，发展迅速，炎症吸收后可出现局部纤维化或小气囊样改变。并发脓胸者，患侧可见大片密度增高阴影，伴有气胸者可见到液平面。

4. 纤维支气管镜检查

纤维支气管镜检查可明确异物或肿瘤阻塞性肺脓肿。支气管引流不畅或炎症长期不能愈合者，可通过纤支镜吸痰，并在病变部位注入抗生素，促进支气管引流和脓腔愈合。

四、诊断

根据口腔手术、呕吐、异物吸入以及意识障碍等病史，急性发作的高热、畏寒、咳嗽及大量脓臭痰等临床表现，结合外周血白细胞总数及中性粒细胞升高，胸片上肺野大片浓密炎性阴影中有脓腔及液平的X线特征，可做出初步诊断，血液及痰液的细菌培养则有助于做出病原学诊断。对于皮肤有创伤感染、疖、痈等化脓性病灶患者，或静脉吸毒者患心内膜炎，如有发热不退，并出现咳嗽、咳痰等症状，且胸部X线检查发现两肺多发性小脓肿时，应考虑诊断为血源性肺脓肿。

五、鉴别诊断

1. 细菌性肺炎

早期肺脓肿与细菌性肺炎无论在症状上还是在X线胸片上都很相似。细菌性肺炎中以肺炎球菌肺炎为最常见，常有口唇疱疹、咳铁锈色痰液而非大量脓臭痰，胸片示肺叶或肺段实变呈片状淡薄阴影，边缘不清，但无脓腔形成，鉴别不难。其他有化脓倾向的肺炎如葡萄球菌肺炎、肺炎杆菌肺炎等，进行痰液或血液细菌学检查有助于鉴别。但应注意，若细菌性肺炎经正规抗生素治疗后，高热仍不退，且咳嗽加剧，并咳出大量脓痰时应考虑肺脓肿的存在。

2. 空洞型肺结核

空洞型肺结核是结核分枝杆菌感染肺部所致一种慢性传染病，起病缓慢，病程长，多有长期咳嗽、午后低热、乏力、夜间盗汗、面颊潮红及反复咯血等症状。胸片示慢性厚壁空洞，周围炎性病变较少，可有不规则的条索状病灶、卫星病灶及钙化斑点，空洞内多无液平，有时可在病灶周围见到结核播散病灶。痰中可找到结核菌，是鉴别二者的重要依据。空洞型肺结核继发细菌感染时，亦可有大量黄色脓痰，且在痰中一时难以找到结核分枝杆菌，此时应详细询问病史，在治疗继发的急性感染后反复查痰可鉴别。

3. 支气管肺癌

支气管肺癌阻塞支气管可引起远端肺组织化脓性感染，但癌肿阻塞是一个渐进的过程，病程相对较长，且一般无明显细菌中毒症状，脓痰量亦较少，病灶呈叶、段分布。该种阻塞性化脓性感染，因引流不畅而使抗生素不易控制，疗效较差。故对 40 岁以上出现肺组织某一部位反复感染，且抗生素治疗效果较差的患者，要考虑支气管肺癌所致阻塞性肺炎的可能，应行纤维支气管镜检查，以尽早明确诊断。支气管肺癌在癌肿体积较大时，其癌肿中心组织易发生坏死、液化，形成癌性空洞，多无细菌毒性或急性感染症状，胸片示空洞呈偏心、厚壁、内壁不规则等特点，空洞内一般无液平，空洞周围一般无炎症反应，但因癌肿转移可有肺门淋巴结肿大阴影。胸部 CT 检查、痰脱落细胞检查及纤维支气管镜检查可进行鉴别诊断。

4. 肺囊肿继发感染

肺囊肿继发感染时，囊肿周围肺组织有炎症浸润，囊肿内有液平与肺脓肿相似，但肺囊肿炎症反应相对较轻，囊壁较薄，亦无明显中毒症状及大量脓痰。尤其是当感染控制、炎症吸收后，呈现出光洁整齐的囊肿壁时可做出鉴别。若有感染前 X 线片相比较则更易进行鉴别诊断。

六、治疗

急性肺脓肿的治疗原则是积极抗感染和充分引流。

1. 抗菌治疗

吸入性肺脓肿病原菌中的大多数厌氧菌对青霉素敏感，仅脆弱类杆菌对青霉素不敏感，而对林可霉素、克林霉素和甲硝唑敏感。故可首选青霉素每天 160 万～240 万 U，重症应给予每天 800 万～1200 万 U，分 2～4 次静脉滴注，以使药物在坏死组织中达到较高浓度。一般用药后 3～10 天体温下降，中毒症状明显减轻，体温降至正常可改为肌内注射。对青霉素过敏者，可用林可霉素每天 1.8～3.0g，静脉滴注或分 3 次肌内注射；也可用克林霉素，每天 0.6～1.8g。甲硝唑多对厌氧菌敏感，可与上述药物联用，常用 0.4g，每天 3 次，口服或静脉滴注。如疗效不佳应参考细菌培养及药物敏感试验结果，选择有效抗菌药物。如耐甲氧西林的金黄色葡萄球菌感染，可选用万古霉素 0.5g，每天 3～4 次；革兰阴性杆菌应选用第二、三代头孢菌素类药物、氟喹诺酮类药物，必要时联合氨基糖苷类。抗菌药物应用疗程宜长，一般需 8～12 周，停药指征为临床症状完全消失，胸部 X 线片显示脓腔及炎性病变完全消散，仅残留条索状纤维阴影。

全身应用抗菌药物的同时也可局部治疗，如环甲膜穿刺、气管导管内滴药经纤支镜支气管内滴药等，均可提高疗效，缩短疗程

2. 引流排脓

对于支气管通畅咳痰顺利者，可按脓肿位置采用体位引流，让患者采取病变位于高

位、支气管近端开口处于低位的体位，如上叶后段、下叶背段肺脓肿可取健侧俯卧头低位，基底段病变采取头低脚高俯卧位，轻轻拍击患部，利用重力的作用使脓液排出，一般每天2～3次，每次15～20分钟。

病情较重或有大咯血者暂不宜行体位引流。经纤支镜冲洗吸痰为有效的引流方法。痰液黏稠者可选用祛痰药物如沐舒坦或吸入生理盐水等，均有利于排痰。血源性肺脓肿要及时处理原发病灶。

3. 一般治疗

急性期中毒症状明显者应卧床休息，加强支持疗法，供给足够热量和维生素、必需氨基酸和血浆等，注意补充水分，维持电解质平衡，必要时吸氧。对症治疗包括解热、止咳祛痰等。

4. 外科治疗

下列情况可行外科手术治疗：①肺脓肿内科规律治疗3个月脓腔不缩小、感染不能控制者；②并发支气管扩张反复感染及大量咯血者；③伴支气管胸膜瘘或脓胸经引流冲洗疗效不佳者；④支气管阻塞疑为支气管肺癌者。

第五节 支气管哮喘

支气管哮喘（bronchial asthma，简称哮喘）是一种常见病、多发病。近年来发病有增加趋势，在我国支气管哮喘的患病率为0.5%～6%。该病严重危害人类的健康，给社会造成了巨大的经济负担，是全世界共同面临的主要公共卫生问题之一。

由于对哮喘发病机制认识的不断深入，目前认为哮喘是由多种细胞（如嗜酸性粒细胞、肥大细胞、T淋巴细胞、嗜中性粒细胞、气道上皮细胞等）和细胞组分（cellular elements）参与的气道慢性炎症性疾患。这种慢性炎症导致气道反应性的增加，通常出现广泛多变的可逆性气流受限，并引起反复发作性的喘息、气急、胸闷或咳嗽等症状，常在夜间和（或）清晨发作、加剧，多数患者可自行缓解或经治疗缓解。治疗不当，也可产生气流不可逆性受限，因此，合理的防治至关重要。

一、病因与发病机制

1. 病因

病因还不十分清楚，大多认为哮喘是与多基因遗传有关的疾病，同时受遗传和环境的双重影响。

资料显示，哮喘患者的亲属发病率高于群体发病率，并且亲缘关系越近，发病率越高。哮喘患儿的双亲大多存在不同程度的气道高反应性。而研究显示，与气道高反应性、IgE调节和特异性反应相关的基因，在哮喘的发病中起着重要的作用。

环境因素中引起哮喘的激发因素，包括吸入物，如尘螨、花粉、动物毛屑等各种特异性和非特异性吸入物；感染，如细菌、病毒、原虫、寄生虫感染等；食物，如鱼、虾蟹、蛋类、牛奶等；药物，如阿司匹林等；其他，如气候变化、运动、妊娠等。

2. 发病机制

其发病机制尚不完全清楚，大多认为哮喘与变态反应、气道炎症、气道高反应性及神经机制等因素的相互作用有关。

（1）变态反应　当变应原进入具有特应性体质的机体后，可刺激机体通过 T 淋巴细胞的传递，由 B 淋巴细胞合成特异性 IgE，并结合于肥大细胞和嗜碱性粒细胞表面的高亲和性 IgE 受体。当变应原再次进入机体内，可与结合在这些受体上的 IgE 交联，使该细胞合成并释放多种活性介质导致平滑肌收缩，黏液分泌物增加、血管通透性升高和炎症细胞浸润等，从而产生哮喘的临床症状。根据变应原吸入后哮喘发生的时间，可分为速发型哮喘反应（IAR）、迟发型哮喘反应（LAR）和双相型哮喘反应（OAR）。速发型哮喘反应几乎在吸入变应原的同时立即发生反应，15～30 分钟达到高峰，2 小时后逐渐恢复正常。迟发型哮喘反应 6 小时左右发病，持续时间长，可达数天，而且临床症状重，常呈持续性哮喘发作状态。速发型哮喘反应（IAR）和迟发型哮喘反应（LAR）交替发生或者分别不明显即为双相型哮喘反应（OAR）。

（2）气道炎症　气道慢性炎症被认为是哮喘的本质。表现为多种炎症细胞特别是肥大细胞、嗜酸性粒细胞等在气道聚集和浸润，这些细胞相互作用可以分泌出多种炎症介质和细胞因子，使气道反应性升高，气道收缩，黏液分泌物增加，血管渗出增多。

（3）气道高反应性　其表现为气道对各种刺激因子出现过强或过早的收缩反应，是哮喘患者疾病发生和发展的另一个重要因素。

（4）神经机制　支气管受复杂的自主神经支配，与某些神经功能低下和功能亢进有关。

二、临床表现

1. 症状

（1）前驱症状　变应原引起的急性哮喘发作前往往伴有打喷嚏、流鼻涕、眼痒、流泪、干咳或胸闷等前驱症状。

（2）喘息和呼吸困难　反复发作性喘息或伴有哮鸣音的呼气性呼吸困难是哮喘的典型症状。

（3）咳嗽、咳痰　咳嗽是哮喘的常见症状，由气道的炎症和支气管痉挛引起。干咳是哮喘前驱症状，哮喘发作时，咳嗽、咳痰的症状反而减轻。当哮喘发作接近尾声时，排出大量分泌物，咳嗽、咳痰的症状可能加重。

（4）胸闷和胸痛　哮喘发作时可伴有胸闷和胸部发紧感。

2. 体征

支气管哮喘具有季节性。当急性发作时，双肺闻及弥散性哮鸣音，以呼气期为主，可自行缓解或在使用支气管扩张药后缓解。胸部呈过度充气状态，有广泛的哮鸣音，呼气时延长，辅助呼吸肌和胸锁乳突肌收缩加强。当出现心率增快、奇脉、胸腹反常运动、发绀、意识障碍等情况，则提示病情严重。

三、辅助检查

1. 肺功能检查

第 1 秒钟用力呼气量（FEV_1）、FEV_1/FVC、呼气流量峰值（PEF）等有关呼气流速的指标，在哮喘发作时全部下降，经有效的支气管扩张药治疗后好转，缓解期逐渐恢复。哮喘发作时还可以有肺活量（VC）降低，残气量、功能残气量、肺总量增加，残气与肺总量比值升高。

2. 动脉血气分析

哮喘严重发作时可有不同程度的低氧血症，包括低碳酸血症、呼吸性碱中毒。病情进一步加剧，可表现呼吸性酸中毒。

3. 胸部 X 线检查

哮喘发作时双肺透亮度增加，呈过度充气状态。当合并感染时，可见肺纹理增加和炎症浸润阴影。

4. 血液检查

其在疾病发作时可有嗜酸性粒细胞增多，合并感染时白细胞和中性粒细胞增多，外源性哮喘者血清总 IgE 升高。

5. 痰液检查

涂片可见较多的嗜酸性粒细胞及其退化形成的夏科-莱登结晶、黏液栓等。

6. 支气管激发试验

其主要测定气道反应性。在吸入激发剂后，FEV_1 或 PEF 下降超过 20%，即可确定为支气管激发试验呈阳性。其可作为辅助诊断和评估哮喘的严重程度和预后情况。

7. 支气管舒张试验

支气管舒张试验可测定气流受限的可逆性。吸入支气管舒张药后 FEV_1 或 PEF 改善率超过 15%，可诊断支气管舒张试验呈阳性。其可辅助诊断和指导用药。

8. 特异性变应原检测

在缓解期进行特异性变应原检测有利于判断变应原，了解导致个体哮喘发作的危险因素。

四、诊断

1. 分期

根据临床表现分为急性发作期、慢性持续期和临床缓解期。急性发作指气促、咳嗽、胸闷等症状突然发生，常伴有呼吸困难；慢性持续期指每周均不同频率和（或）不同程度的出现症状；临床缓解期是指经过治疗或未经治疗其症状和体征消失，肺功能恢复到急性发作前水平，并维持 3 个月以上。

2. 诊断标准

（1）反复发作喘息、气急、胸闷或咳嗽，多与接触变应原、冷空气，物理、化学性刺激以及病毒性上呼吸道感染、运动等有关。

（2）发作时在双肺可闻及散在或弥漫性、以呼气相为主的哮鸣音，呼气相延长。

（3）上述症状和体征可经治疗缓解或自行缓解。

（4）排除其他疾病所引发的喘息、气急、胸闷与咳嗽。

（5）临床表现不典型者（如无明显喘息或体征），应至少具备以下 1 项试验阳性：①支气管激发试验或运动激发试验阳性；②支气管舒张试验阳性 FEV_1 增加超过 12%，且 FEV_1 增加绝对值超过 200mL；③呼气流量峰值（PEF）日内（或 2 周）变异率超过 20%。

符合（1）～（4）条或（4）、（5）条者，可以诊断为哮喘。

五、治疗

尽管哮喘的病因及发病机制均未完全阐明，但目前的治疗方法只要能够规范地长期坚持，绝大多数患者的哮喘症状能得到理想的控制、减少复发乃至不发作，与正常人一样生活、工作和学习。免疫治疗在哮喘治疗中占有重要地位。对激素依赖型或激素抵抗型哮喘，可用免疫抑制药治疗，如甲氨蝶呤、环孢霉素、三乙酰竹桃霉素（TAO）和金制剂等。为了增强机体的非特异免疫力或矫正免疫缺陷，可应用免疫调整或免疫增强药，如胸腺素、转移因子、菌苗等。脱敏疗法（SIT）是哮喘的一种特异性免疫治疗，用于过敏原明确又难以避免的中、轻度慢性哮喘，可减轻发作，青年和儿童患者效果较好。由于对脱敏疗法治疗哮喘的疗效尚有不同意见，且其治疗时间长、起效慢，并有引起严重变态反应的危险，因而使该疗法的广泛应用受到限制。WHO 和欧洲变态反应与临床免疫学会先后提出了关于哮喘患者采用 SIT 治疗的建议：①多种过敏原或非过敏原所致者，SIT 无效；②青少年效果比老年人好；③SIT 注射必须在无症状期进行；④患者 FEV 在 70%以上；⑤花粉哮喘是良好适应证；⑥对动物过敏又不愿放弃饲养者；⑦交链霉菌和分枝孢子菌属过敏者可行 SIT。此外，抗原制作必须标准化，对多种抗原过敏者不宜施行脱敏疗法。

成功哮喘治疗的目标：尽可能控制症状（包括夜间症状）；改善活动能力和生活质量；使肺功能接近最佳状态；预防发作及加剧；提高自我认识和处理急性加重的能力，减少急诊或住院；避免影响其他医疗问题；避免药物的不良反应；预防哮喘引起死亡。

上述治疗目标的意义在于强调：应积极治疗，争取完全控制症状；保护和维持尽可能正常的肺功能；避免或减少药物的不良反应。为了达到上述目标，关键是合理的治疗方案和坚持长期治疗；吸入疗法是达到较好疗效和减少不良反应的重要措施。

1. 发作期治疗

解痉、抗炎、保持呼吸道通畅是治疗关键。以下药物可提供临床选择。

（1）β_2 受体激动药　为肾上腺素受体激动药中对 β_2 受体具有高度选择性的药物。另外一些较老的肾上腺素受体激动药如肾上腺素、异丙肾上腺素、麻黄碱等，因兼有 α_1 受体及 β_2 受体激动作用，易引起心血管不良反应而逐渐被 β_2 激动药代替。β_2 激动药可舒张支气管平滑肌，增加黏液纤毛清除功能，降低血管通透性，调节肥大细胞及嗜碱粒细胞介质释放。常用药品：①短效 β_2 受体激动药，如沙丁胺醇、特布他林，气雾剂吸入 200～400μg 后 5～10 分钟见效，维持 4～6 小时，全身不良反应（心悸、骨骼肌震颤、低血钾等）较轻。以上两药口服制剂一般每次 2～4mg，每天 3 次，但心悸、震颤等不良反应较多。克伦特罗平喘作用为沙丁胺醇的 100 倍，口服每次 30μg，疗效 4～6 小时，也有气雾剂；②长效 β_2 受体激动药，如丙卡特罗，口服每次 25μg，早晚各 1 次；施立稳，作用长达 12～24 小时。β_2 激动药久用可引起 β_2 受体功能下调和气道不良反应性更高，应引起注意。使用 β_2 激动药若无疗效，不宜盲目增大剂量，以免严重不良反应发生。

（2）茶碱　有舒张支气管平滑肌作用，并具强心、利尿、扩张冠状动脉作用，尚可兴奋呼吸中枢和呼吸肌。研究表明茶碱有抗炎和免疫调节功能。①氨茶碱：为茶碱与乙二胺的合成物，口服一般剂量为每次 0.1g，每天 3 次。为减轻对胃肠刺激，可在餐后服用，亦可用肠溶片。注射用氨茶碱 0.125～0.25g 加入葡萄糖注射液 20～40mL 缓慢静脉注射（注射时间不得少于 15 分钟），此后可以每小时 0.4～0.6mg/kg 静脉滴注以维持平喘；②茶碱控释片：平喘作用同氨茶碱，但血浆茶碱半衰期长达 12 小时，且昼夜血液浓度稳定，作用持久，尤其适用于控制夜间哮喘发作。由于茶碱的有效血浓度与中毒血浓度十分接近，且个体差异较大，因此用药前须询问近期是否用过茶碱，有条件时最好做茶碱血药浓度监测，静脉用药时务必注意浓度不能过高，速度不能过快，以免引起心律失常、血压下降甚至突然死亡。某些药物如喹诺酮类、大环内酯类、西咪替丁等能延长茶碱半衰期，可造成茶碱毒性增加，应引起注意。茶碱慎与 β_2 激动药联用，否则易致心律失常，如需两药合用则应适当减少剂量。

（3）抗胆碱药物　包括阿托品、东莨菪碱、山莨菪碱、异丙托溴铵等。应用于平喘时，主要以雾化吸入形式给药，可阻断节后迷走神经传出，通过降低迷走神经张力而舒张支气管，还可防止吸入刺激物引起反射性支气管痉挛，尤其适用于夜间哮喘及痰多哮喘，与 β_2 激动药合用能增强疗效。其中异丙托溴铵疗效好，不良反应小。有气雾剂和溶液剂两种，前者每天喷 3 次，每次 25～75μg；后者为 250μg/mL 浓度的溶液，每天 3 次，每次 2mL，雾化吸入。

（4）肾上腺糖皮质激素（简称激素）　激素能干扰花生四烯酸代谢，干扰白三烯及前列腺素的合成，抑制组胺生成，减少微血管渗漏，抑制某些与哮喘气道炎症相关的细胞因子的生成及炎性细胞趋化，并增加支气管平滑肌对 β_2 激动药的敏感性。因此激素是治疗哮喘的慢性气道炎症及气道高反应性的最重要、最有效的药物。有气道及气道外给药两种方式，前者通过气雾剂喷药或溶液雾化给药，疗效好，全身不良反应小；后者通过口服或静脉给药，疗效更好，但长期大量应用可发生很多不良反应，严重者可致库欣综合征、二重感染、上消化道出血等严重并发症。气雾剂目前主要有二丙酸倍氯松和布地奈德两种，适用于轻、中、重各种哮喘的抗感染治疗，剂量为每天 100～600μg，需长期用，喷药后应清水漱口以减轻和避免口咽部念珠菌感染和声音嘶哑。在气管给药哮喘不能控制、重症哮喘或哮喘患者需手术时，估计有肾上腺皮质功能不足等情况下，可先静脉注射琥珀酸钠氢化可的松 100～200mg，其后可用氢化可的松 200～300mg 或地塞米松 5～10mg 静脉滴注，每天用量视病情而定，待病情稳定后可改用泼尼松每天清晨顿服 30～40mg，哮喘控制后，逐渐减量。可配用气雾剂，以求替代口服或把泼尼松剂量控制在每天 10mg 以下。

（5）钙拮抗剂　硝苯地平，每次 10～20mg，每天 3 次，口服或舌下含服或气雾吸入，有一定平喘作用，此外维拉帕米、地尔硫草也可试用。其作用机制为此类药物能阻止钙离子进入肥大细胞，抑制生物活性物质释放。

2. 缓解期治疗

为巩固疗效，维持患者长期稳定，以避免肺气肿等严重并发症发生，应强调缓解期的治疗。

(1) 根据患者具体情况，包括诱因和以往发作规律，进行有效预防。如避免接触过敏原、增强体质、防止受凉等。

(2) 发作期病情缓解后，应继续吸入维持剂量糖皮质激素至少 3～6 个月。

(3) 保持医师与患者联系，对患者加强自我管理教育，监视病情变化，逐日测量 PEF，一旦出现先兆，及时用药以减轻哮喘发作症状。

(4) 色甘酸钠雾化吸入，酮替芬口服有抗过敏作用，对外源性哮喘有一定预防价值。

(5) 特异性免疫治疗　通过以上治疗基本上可满意地控制哮喘，在无法避免接触过敏原或药物治疗无效者，可将特异性致敏原制成不同浓度浸出液，做皮内注射，进行脱敏。

3. 重度哮喘的处理

重度及危重哮喘均有呼吸衰竭等严重并发症，可危及生命，应立即正确处理。

(1) 氧疗　可给予鼻导管吸氧，当低氧又伴有低碳酸血症[PO_2<8.0kPa(60mmHg)，PCO_2<4.7kPa(35mmHg)]可面罩给氧。若以上氧疗及各种处理无效，病情进一步恶化，出现意识障碍甚至昏迷者，则应及早应用压力支持等模式机械通气。氧疗要注意湿化。

(2) 补液　通气增加，大量出汗，往往脱水致痰液黏稠，甚至痰栓形成，严重阻塞气道是重度哮喘的重要发病原因之一，补液非常重要。一般用等渗液体每天 2000～3000mL，以纠正失水，稀释痰液。补液的同时应注意纠正电解质紊乱。

(3) 糖皮质激素　静脉滴注氢化可的松 100～200mg，静脉注射后 4～6 小时才能起效。每天剂量 300～600mg，个别可用 1000mg。还可选用甲泼尼松（甲基强的松龙），每次 40～120mg，静脉滴注或肌内注射，6～8 小时后可重复应用。

(4) 氨茶碱　如患者在 8～12 小时内未用过氨茶碱，可用 0.25g 加入葡萄糖注射液 40mL 缓慢静脉注射（15 分钟以上注射完），此后可按每小时 0.75mg/kg 的维持量静脉滴注。若 6 小时内用过以上静脉注射剂量者可用维持量静脉滴注。若 6 小时内未用到以上剂量则可补足剂量再用维持量。

(5) β_2 激动药　使用气雾剂喷入，或用氧气为气源雾化吸入，合用异丙托溴铵气道吸入可增加平喘效果。

(6) 纠正酸碱失衡　可根据血气酸碱分析及电解质测定，分析酸碱失衡类型，决定治疗方案，如单纯代谢性酸中毒可酌情给予 5%碳酸氢钠 100～250mL 静脉滴入。

(7) 抗生素　重度哮喘往往并发呼吸系统感染，合理应用抗生素是必要的。

第六节　肺癌

肺癌（lung cancer）或称原发性支气管癌（primary bronchogenic carcinoma）或原发性支气管肺癌（primary bronchogenic lung cancer），世界卫生组织（WHO）定义为起源于呼吸上皮细胞（支气管、细支气管和肺泡）的恶性肿瘤，是最常见的肺部原发性恶性肿瘤。根据组织病变，肺癌可分成小细胞癌和非小细胞癌。发病高峰在55～65岁，男性多于女性，男女比约为2.1∶1。临床症状多隐匿，以咳嗽、咳痰、咯血和消瘦等为主要表现，X线影像学主要表现为肺部结节、肿块影等。

由于约75%患者就诊时已是肺癌晚期，故其5年生存率低于20%。因此，要提高患者的生存率就必须重视早期诊断和规范化治疗。

一、病因和发病机制

肺癌的病因和发病机制迄今尚未明确，但有证据显示与下列因素有关。

1. 吸烟

吸烟是引起肺癌最常见的原因，约85%肺癌患者有吸烟史，包括吸烟和已戒烟者（定义为诊断前戒烟至少12个月以上）。吸烟20～30包/年（定义为每天1包，吸烟史20～30年）者罹患肺癌的危险性明显增加。与从不吸烟者相比，吸烟者发生肺癌的危险性平均高10倍，重度吸烟者可达10～25倍。已戒烟者罹患肺癌的危险性比那些持续吸烟者降低，但与从未吸烟者相比仍有9倍升高的危险，随着戒烟时间的延长，发生肺癌的危险性逐步降低。吸烟与肺癌之间存在着明确的关系，开始吸烟的年龄越小，吸烟时间越长，吸烟量越大，肺癌的发病率和死亡率越高。

环境烟草烟雾（environmental tobacco smoke，ETS）或称二手烟或被动吸烟也是肺癌的病因之一。来自ETS的危险低于主动吸烟，非吸烟者与吸烟者结婚共同生活多年后其肺癌风险增加20%～30%，且其罹患肺癌的危险性随配偶吸烟量的增多而升高。烟草已列为A级致癌物，吸烟与所有病理类型肺癌的危险性相关。

由于仅约11%的重度吸烟者罹患肺癌，基因敏感性可能在其中起一定的作用。

2. 职业致癌因子

某些职业的工作环境中存在许多致癌物质。已被确认的致癌物质包括石棉、砷、双氯甲基乙醚、铬、芥子气、镍、多环芳香烃类，以及铀、镭等放射性物质衰变时产生的氡和氡气，电离辐射和微波辐射等。这些因素可使肺癌发生危险性增加3～30倍。吸烟可明显加重这些危险。由于肺癌的形成是一个漫长的过程，其潜伏期可达20年或更久，故不少患者在停止接触致癌物质很长时间后才发生肺癌。

3. 空气污染

（1）室外大环境污染　城市中的工业废气、汽车尾气等都有致癌物质，如苯并芘，氧化亚砷，放射性物质，镍、铬化合物，SO_2，NO以及不燃的脂肪族碳氢化合物等。有资料显示，城市肺癌发病率明显高于农村。

（2）室内小环境污染　室内被动吸烟、燃料燃烧和烹调过程中均可产生致癌物。室内接触煤烟或其不完全燃烧物为肺癌的危险因素，特别是对女性腺癌的影响较大。烹调时加热所释放出的油烟雾也是不可忽视的致癌因素。

4. 电离辐射

电离辐射可以是职业性或非职业性的，有来自体外或因吸入放射性粉尘和气体引起的体内照射。不同射线产生的效应也不同，如在日本广岛原子弹释放的是中子和α射线，长崎则仅有α射线，前者患肺癌的危险性高于后者。

第一章　呼吸科疾病

5. 饮食与体力活动

有研究显示，成年期水果和蔬菜的摄入量低，肺癌发生的危险性升高。血清中β胡萝卜素水平低的人，肺癌发生的危险性高。也有研究显示，中、高强度的体力活动使发生肺癌的风险下降13%～30%。

6. 遗传和基因改变

遗传因素与肺癌的相关性受到重视。例如有早期肺癌（60岁前）家族史的亲属罹患肺癌的危险性升高2倍；同样的香烟暴露水平，女性发生肺癌的危险性高于男性。肺癌可能是外因通过内因而发病的，外因可诱发细胞的恶性转化和不可逆的基因改变，包括原癌基因（proto-oncogene）的活化、抑癌基因（tumor suppressor gene）的失活、自反馈分泌环的活化和细胞凋亡的抑制。肺癌的发生是一个多阶段逐步演变的过程，涉及一系列基因改变，多种基因变化的积累才会引起细胞生长和分化的控制机制紊乱，使细胞生长失控而发生癌变。与肺癌发生关系较为密切的癌基因主要有*HER*基因家族、*RAS*基因家族、*Myc*基因家族、*ALK*融合基因、*Sox*基因以及*MDM*2基因等。相关的抑癌基因包括*p*53、*Rb*、*p*16、*mm*23、*PTEN*基因等。与肺癌发生、发展相关的分子发病机制还包括生长因子信号转导通路激活、肿瘤血管生成、细胞凋亡障碍和免疫逃避等。

7. 其他因素

美国癌症学会将结核列为肺癌的发病因素之一，其罹患肺癌的危险性是正常人群的10倍，主要组织学类型为腺癌。某些慢性肺部疾病如慢性阻塞性肺疾病、结节病、特发性肺纤维化、硬皮病、病毒感染、真菌毒素（黄曲霉）等，与肺癌的发生可能也有一定关系。

二、分类

1. 按解剖学部位分类

（1）中央型肺癌　发生在肺段支气管及以上支气管的肺癌，以鳞状上皮细胞癌和小细胞肺癌较多见。

（2）周围型肺癌　发生在肺段支气管以下的肺癌，以腺癌较多见。

2. 按组织病理学分类

肺癌按组织病理学分为非小细胞肺癌和小细胞肺癌两大类，其中，非小细胞肺癌最为常见，约占肺癌总发病率的85%。

（1）非小细胞肺癌（non-small cell lung cancer，NSCLC）

① 鳞状上皮细胞癌（简称鳞癌）。目前分为角化型、非角化型和基底细胞样型鳞状上皮细胞癌。典型的鳞癌显示来源于支气管上皮的鳞状上皮细胞化生，常有细胞角化和（或）细胞间桥；非角化型鳞癌因缺乏细胞角化和（或）细胞间桥，常需免疫组化证实存在鳞状分化；基底细胞样型鳞癌，其基底细胞样癌细胞成分至少超过50%。免疫组化染色癌细胞CK5/6、p40和p63阳性。

鳞癌多起源于段或亚段的支气管黏膜，并有向管腔内生长的倾向，早期常引起支气管狭窄，导致肺不张或阻塞性肺炎。癌组织易变性、坏死，形成空洞或癌性肺脓肿。常见于老年男性。一般生长较慢，转移晚，手术切除机会较多，5年生存率较高，但对化疗和放疗敏感性不如小细胞肺癌。

② 腺癌。分为：a. 原位腺癌（adenocarcinoma in situ，AIS），旧称细支气管肺泡癌（BAC），直径≤3cm；b. 微浸润性腺癌（minimally invasive adenocarcinoma，MIA），直径≤3cm，浸润间质最大直径≤5mm，无脉管和胸膜侵犯；c. 浸润性腺癌（包括旧称的非黏液性 BAC），包括贴壁样生长为主型（浸润间质最大直径＞5mm）、腺泡为主型、乳头状为主型、微乳头为主型和实性癌伴黏液形成型；d. 浸润性腺癌变异型，包括黏液型、胶样型、胎儿型和肠型腺癌。腺癌可分为黏液型、非黏液型或黏液/非黏液混合型。免疫组化染色癌细胞表达 CK7、甲状腺转录因子（TTF-1）和 Napsin A。

腺癌是肺癌最常见的类型。女性多见，主要起源于支气管黏液腺，可发生于细小支气管或中央气道，临床多表现为周围型。腺癌可在气管外生长，也可循肺泡壁蔓延，常在肺边缘部形成直径 2～4cm 的结节或肿块。由于腺癌富含血管，局部浸润和血行转移较早，易累及胸膜引起胸腔积液。

③ 大细胞癌。大细胞癌是一种未分化的非小细胞癌，较为少见，占肺癌的 10%以下，其在细胞学和组织结构及免疫表型等方面缺乏小细胞癌、腺癌或鳞癌的特征。诊断大细胞癌只用手术切除的标本，不适用小活检和细胞学标本。免疫组化及黏液染色鳞状上皮样及腺样分化标志物阴性。大细胞癌的转移较晚，手术切除机会较大。

④ 其他。有腺鳞癌、肉瘤样癌、淋巴上皮瘤样癌、NUT（the nuclear protein of the testis）癌、唾液腺型癌（腺样囊性癌、黏液表皮样癌）等。

（2）小细胞肺癌（small cell lung cancer，SCLC） 肺神经内分泌肿瘤包括类癌、非典型类癌、小细胞癌和大细胞神经内分泌癌。SCLC 是一种低分化的神经内分泌肿瘤，包括小细胞癌和复合性小细胞癌。小细胞癌细胞小，圆形或卵圆形，胞质少，细胞边缘不清。核呈细颗粒状或深染，核仁缺乏或不明显，核分裂常见。小细胞肺癌细胞质内含有神经内分泌颗粒，具有内分泌和化学受体功能，能分泌 5-羟色胺、儿茶酚胺、组胺、激肽等物质，可引起类癌综合征（carcinoid syndrome）。癌细胞常表达神经内分泌标志物如 CD56、神经细胞黏附分子、突触素和嗜铬粒蛋白。Ki-67 免疫组化对区分 SCLC 和类癌有很大帮助，SCLC 的 Ki-67 增殖指数通常为 50%～100%。

SCLC 以增殖快速和早期广泛转移为特征，初次确诊时 60%～88%已有脑、肝、骨或肾上腺等转移，只有约 1/3 患者局限于胸内。SCLC 多为中央型，典型表现为肺门肿块和肿大的纵隔淋巴结引起的咳嗽和呼吸困难。SCLC 对化疗和放疗较敏感。在所有上皮细胞来源的肺癌中，鳞癌、腺癌、大细胞癌和小细胞癌是主要类型的肺癌，约占所有肺癌的 90%。

三、临床表现

临床表现与肿瘤大小、类型、发展阶段、所在部位、有无并发症或转移有密切关系。5%～15%的患者无症状，仅在常规体检、胸部影像学检查时发现。其余患者或多或少地表现与肺癌有关的症状与体征。

1. 原发肿瘤引起的症状和体征

（1）咳嗽 为早期症状，常为无痰或少痰的刺激性干咳，当肿瘤引起支气管狭窄后可加重咳嗽。多为持续性，呈高调金属音性咳嗽或刺激性呛咳。黏液型腺癌可有大量黏液痰。伴有继发感染时，痰量增加，且呈黏液脓性。

（2）痰血或咯血　多见于中央型肺癌。肿瘤向管腔内生长者可有间歇或持续性痰中带血，如果表面糜烂严重，侵蚀大血管，则可引起大咯血。

（3）气短或喘鸣　肿瘤向气管、支气管内生长引起部分气道阻塞，或转移到肺门淋巴结致使肿大的淋巴结压迫主支气管或隆突，或转移引起大量胸腔积液、心包积液、膈肌麻痹、上腔静脉阻塞，或广泛肺部侵犯时，可有呼吸困难、气短、喘息，偶尔表现为喘鸣，听诊时可发现局限或单侧哮鸣音。

（4）胸痛　可有胸部隐痛，与肿瘤的转移或直接侵犯胸壁有关。

（5）发热　肿瘤组织坏死可引起发热。多数发热的原因是由于肿瘤引起的阻塞性肺炎所致，抗生素治疗效果不佳。

（6）消瘦　为恶性肿瘤常见表现，晚期由于肿瘤毒素以及感染、疼痛所致食欲减退，可表现消瘦或恶病质。

2. 肿瘤局部扩展引起的症状和体征

（1）胸痛　肿瘤侵犯胸膜或胸壁时，产生不规则的钝痛或隐痛，或剧痛，在呼吸、咳嗽时加重。肋骨、脊柱受侵犯时可有压痛点。肿瘤压迫肋间神经，胸痛可累及其分布区域。

（2）声音嘶哑　肿瘤直接或转移至纵隔淋巴结后压迫喉返神经（多见左侧），使声带麻痹，导致声音嘶哑。

（3）吞咽困难　肿瘤侵犯或压迫食管，引起吞咽困难，可引起气管-食管瘘，导致纵隔或肺部感染。

（4）胸腔积液　肿瘤转移累及胸膜或肺淋巴回流受阻，可引起胸腔积液。

（5）心包积液　肿瘤可通过直接蔓延侵犯心包，亦可阻塞心脏的淋巴引流导致心包积液。迅速产生或者大量的心包积液可有心脏压塞症状。

（6）上腔静脉阻塞综合征　肿瘤直接侵犯纵隔，或转移的肿大淋巴结压迫上腔静脉，或腔静脉内癌栓阻塞，均可引起静脉回流受阻。表现上肢、颈面部水肿和胸壁静脉曲张。严重者皮肤呈暗紫色，眼结膜充血，视物模糊，头晕、头痛。

（7）Horner 综合征　肺上沟瘤（Pancoast tumor）是肺尖部肺癌，可压迫颈交感神经，引起病侧上睑下垂、瞳孔缩小、眼球内陷，同侧额部与胸壁少汗或无汗，称为 Horner 综合征。

3. 肿瘤远处转移引起的症状和体征

病理解剖发现，鳞癌患者 50%以上有胸外转移，腺癌和大细胞癌患者为 80%，小细胞癌患者则为 95%以上。约 1/3 有症状的患者是胸腔外转移引起的。肺癌可转移至任何器官系统，累及部位出现相应的症状和体征。

（1）中枢神经系统转移　脑转移可引起头痛、恶心、呕吐等颅内压增高的症状，也可表现眩晕、共济失调、复视、性格改变、癫痫发作，或一侧肢体无力甚至偏瘫等症状。脊髓束受压迫，出现背痛、下肢无力、感觉异常，膀胱或肠道功能失控。

（2）骨骼转移　表现为局部疼痛和压痛，也可出现病理性骨折。常见部位为肋骨、脊椎、骨盆和四肢长骨。多为溶骨性病变。

（3）腹部转移　可转移至肝脏、胰腺、胃肠道，表现为食欲减退、肝区疼痛或腹痛、黄疸、肝大、腹腔积液及胰腺炎症状。肾上腺转移亦常见。

（4）淋巴结转移　锁骨上窝淋巴结是常见部位，多位于胸锁乳突肌附着处的后下方，可单个、多个，固定质硬，逐渐增大、增多，可以融合，多无疼痛及压痛。腹膜后淋巴结转移也较常见。

四、肺癌的胸外表现

指肺癌非转移性的胸外表现，可出现在肺癌发现的前、后，称为副癌综合征（para-neo-plastic syndrome）。副癌综合征以 SCLC 多见，可以表现为先发症状或复发的首发征象。某些情况下其病理生理学是清楚的，如激素分泌异常，而大多数是不知道的，如厌食、恶病质、体重减轻、发热和免疫抑制。

1. 内分泌综合征 (endocrine syndromes)

12％肺癌患者出现内分泌综合征。内分泌综合征指肿瘤细胞分泌一些具有生物活性的多肽和胺类物质，如促肾上腺皮质激素（ACTH）、甲状旁腺激素（PTH）、抗利尿激素（ADH）和促性腺激素等，出现相应的临床表现。

（1）抗利尿激素分泌异常综合征（SIADH）　表现为低钠血症和低渗透压血症，出现厌食、恶心、呕吐等水中毒症状，还可伴有逐渐加重的嗜睡、易激动、定向障碍、癫痫样发作或昏迷等神经系统症状。低钠血症还可因异位心钠肽（NNP）分泌增多引起。大多数患者的症状可在初始化疗后 1～4 周内缓解。

（2）异位 ACTH 综合征　表现为库欣综合征（Cushing syndrome），如色素沉着、水肿、肌萎缩、低钾血症、代谢性碱中毒、高血糖或高血压等，但表现多不典型，向心性肥胖和紫纹罕见。由 SCLC 或类癌引起。

（3）高钙血症　轻症者表现口渴和多尿；重症者可有恶心、呕吐、腹痛、便秘，甚或嗜睡、昏迷，是恶性肿瘤最常见的威胁生命的代谢并发症。切除肿瘤后血钙水平可恢复正常。常见于鳞癌患者。

（4）其他　异位分泌促性腺激素主要表现为男性轻度乳房发育，常伴有肥大性肺性骨关节病，多见于大细胞癌。因 5-羟色胺等分泌过多引起的类癌综合征，表现为喘息、皮肤潮红、水样腹泻、阵发性心动过速等，多见于 SCLC 和腺癌。

2. 骨骼-结缔组织综合征 (skeletal-connective tissue syndromes)

（1）原发性肥大性骨关节病（hypertrophic primary osteoarthropathy）　30％患者有杵状指（趾），多为 NSCLC。受累骨骼可发生骨膜炎，表现疼痛、压痛、肿胀，多在上、下肢长骨远端。X 线显示骨膜增厚、新骨形成，r-骨显像病变部位有核素浓聚。

（2）神经-肌病综合征（neurologic-myopathic syndromes）　原因不明，可能与自身免疫反应或肿瘤产生的体液物质有关。

（3）肌无力样综合征（Lambert-Eaton syndrome）　类似肌无力的症状，即随意肌力减退。早期骨盆带肌群及下肢近端肌群无力，反复活动后肌力可得到暂时性改善。体检腱反射减弱。有些患者化疗后症状可以改善。70％以上病例对新斯的明试验反应欠佳，低频反复刺激显示动作电位波幅递减，高频刺激则引起波幅暂时性升高，可与重症肌无力鉴别。多见于 SCLC。

（4）其他　多发性周围神经炎、亚急性小脑变性、皮质变性和多发性肌炎可由各型肺癌引起；而副癌脑脊髓炎、感觉神经病变、小脑变性、边缘叶脑炎和脑干脑炎由小细胞肺癌引起，常伴有各种抗神经元抗体出现，如抗 Hu 抗体、抗 CRMP5 和 ANNA-3 抗体。

3. 血液学异常及其他

1%～8%患者有凝血、血栓或其他血液学异常，包括游走性血栓性静脉炎（Trousseau syndrome）、伴心房血栓的非细菌性血栓性心内膜炎、弥散性血管内凝血伴出血、贫血、粒细胞增多和红白血病（leukoerythroblastosis）。肺癌伴发血栓性疾病的预后较差。其他还有皮肌炎、黑棘皮病，发生率约 1%；肾病综合征和肾小球肾炎发生率≤1%。

五、诊断

常用检查手段包括 X 线、胸部 CT、正电子发射体层成像（PET）、痰细胞学、肺肿瘤标志物、气管镜、针吸细胞学、纵隔镜、电视辅助胸腔镜手术（VATS）和开胸探查等。普查常用手段为低剂量胸部螺旋 CT。

六、鉴别诊断

肺癌常与某些肺部疾病共存，或其影像学的表现与某些疾病相类似，故常易误诊或漏诊，临床应与下列疾病鉴别。

1. 肺结核

（1）肺结核球　见于年轻患者，多无症状。病灶多位于肺上叶尖后段和下叶背段，边界清楚，密度高，可有包膜，有时含钙化点，周围有纤维结节状病灶，多年不变。

（2）肺门淋巴结结核　易与中央型肺癌相混淆，多见于儿童、青年，有发热、盗汗等结核中毒症状。结核菌素试验常阳性，抗结核治疗有效。

（3）急性粟粒型肺结核　年龄较轻，有发热、盗汗等全身中毒症状。X 线影像表现为细小、分布均匀、密度较淡的粟粒样结节病灶。腺癌（旧称细支气管肺泡癌）两肺多有大小不等的结节状播散病灶，边界清楚，密度较高，进行性发展和增大。

2. 肺炎

有发热、咳嗽、咳痰等症状，抗生素治疗有效。若无中毒症状，抗生素治疗后肺部阴影吸收缓慢，或同一部位反复发生肺炎时，应考虑肺癌可能。肺部慢性炎症机化，形成团块状炎性假瘤，也易与肺癌相混淆。但炎性假瘤往往形态不整，边缘不齐，核心密度较高，易伴有胸膜增厚，病灶长期无明显变化。

3. 肺脓肿

起病急，中毒症状严重，寒战、高热、咳嗽、咳大量脓臭痰等症状。影像学可见均匀的大片状阴影，空洞内常见液平。癌性空洞患者一般不发热，继发感染时，可有肺脓肿的临床表现，影像学癌肿空洞偏心、壁厚、内壁凹凸不平。支气管镜和痰脱落细胞学检查有助于鉴别。

4. 肺隐球菌病

可肺内单发或多发结节和肿块，大多位于胸膜下，单发病变易与周围型肺癌混淆。肺活检和血清隐球菌荚膜多糖抗原检测有助于鉴别。

5. 其他

如肺良性肿瘤、淋巴瘤等，需通过组织病理学鉴别。

七、治疗

肺癌的治疗应当根据患者的机体状况、病理学类型（包括分子病理诊断）、侵及范围（临床分期），采取多学科综合治疗模式，强调个体化治疗。有计划、合理地应用手术、化疗、生物靶向和放射治疗等手段，以期达到根治或最大程度控制肿瘤，提高治愈率，改善患者的生活质量，延长生存期的目的。

1. 手术治疗

是早期肺癌的最佳治疗方法，分为根治性与姑息性手术，应当力争根治性切除，以期达到切除肿瘤，减少肿瘤转移和复发的目的，并可进行 TNM 分期，指导术后综合治疗。

（1）NSCLC　主要适于Ⅰ期及Ⅱ期患者，根治性手术切除是首选治疗手段，T_3N_1 和 $T_{1\sim3}N_2$ 的ⅢA 期患者需通过多学科讨论采取综合治疗的方法，包括手术治疗联合术后化疗或序贯放化疗，或同步放化疗等。除了Ⅰ期外，Ⅱ～Ⅲ期肺癌根治性手术后需术后辅助化疗。术前化疗（新辅助化疗）可使原先不能手术的患者降低 TNM 分期而可以手术。术后根据患者最终病理 TNM 分期、切缘情况，选择再次手术、术后辅助化疗或放疗。对不能耐受肺叶切除的患者也可考虑行楔形切除。

（2）SCLC　90%以上就诊时已有胸内或远处转移，一般不推荐手术治疗。如经病理学纵隔分期方法如纵隔镜、纵隔切开术等检查阴性的 $T_{1\sim2}N_0$ 的患者，可考虑肺叶切除和淋巴结清扫，单纯手术无法根治 SCLC，因此所有术后的 SCLC 患者均需采用含铂的两药化疗方案化疗 4～6 个疗程。

2. 药物治疗

主要包括化疗和靶向治疗，用于肺癌晚期或复发患者的治疗。化疗还可用于手术后患者的辅助化疗、术前新辅助化疗及联合放疗的综合治疗等。

化疗应当严格掌握适应证，充分考虑患者的疾病分期、体力状况、自身意愿、药物不良反应、生活质量等，避免治疗过度或治疗不足。如患者体力状况评分≤2 分，重要脏器功能可耐受者可给予化疗。常用的药物包括铂类（顺铂、卡铂）、吉西他滨、培美曲塞、紫杉类（紫杉醇、多西他赛）、长春瑞滨、依托泊苷和喜树碱类似物（伊立替康）等。目前一线化疗推荐含铂的两药联合方案，二线化疗推荐多西他赛或培美曲塞单药治疗。一般治疗 2 个周期后评估疗效，密切监测及防止不良反应，并酌情调整药物和（或）剂量。

靶向治疗是以肿瘤组织或细胞的驱动基因变异以及肿瘤相关信号通路的特异性分子为靶点，利用分子靶向药物特异性阻断该靶点的生物学功能，选择性地从分子水平逆转肿瘤细胞的恶性生物学行为，从而达到抑制肿瘤生长甚至使肿瘤消退的目的。目前靶向治疗主要应用于非小细胞肺癌中的腺癌患者，例如以 EGFR 突变阳性为靶点 EGFR-酪氨酸激酶抑制剂（EGFR-TKI）的厄洛替尼、吉非替尼、阿法替尼、奥希替尼，ALK 重排阳性为靶点的克唑替尼、艾乐替尼、色瑞替尼等和 ROS1 重排阳性为靶点的克唑替尼可用于一线治疗或化疗后的维持治疗，对不适合根治性治疗局部晚期和转移的 NSCLC 有显著的治疗作用，并可延长患者的生存期。

靶向治疗成功的关键是选择特异性的标靶人群。此外，以肿瘤血管生成为靶点的贝伐珠单抗，联合化疗能明显提高晚期 NSCLC 的化疗效果并延长肿瘤中位进展时间。采用针对免疫检查点 PD-L1 的单克隆抗体可抑制 PD-1 与肿瘤细胞表面的 PD-L1 结合，产生一系列抗肿瘤的免疫作用，也有一定的治疗效果。

（1）NSCLC　对化疗的反应较差，对于晚期和复发 NSCLC 患者联合化疗方案可缓解症状及提高生活质量，提高生存率，约 30%～40%的部分缓解率，近 5%的完全缓解率，中位生存期 9～10 个月，1 年生存率为 30%～40%。目前一线化疗推荐含铂两药联合化疗，如卡铂或顺铂加上紫杉醇、长春瑞滨、吉西他滨、培美曲塞或多西他赛等，治疗 4～6 个周期。对于化疗之后肿瘤缓解或疾病稳定而没有发生进展的患者，可给予维持治疗。一线治疗失败者，推荐多西他赛或培美曲塞单药二线化疗。

对 EGFR 突变阳性的Ⅳ期 NSCLC，一线给予 EGFR-TKI（厄洛替尼、吉非替尼和阿法替尼）治疗较一线含铂的两药化疗方案，其治疗反应、无进展生存率（PFS）更具优势，且毒性反应更低。也可用于化疗无效的二线或三线口服治疗。如发生耐药（一般在治疗后 9～13 个月）或疾病进展，如 T790M 突变，可使用二线 TKI 奥希替尼。对于 ALK 和 ROS1 重排阳性的患者可选择克唑替尼治疗。对于 N 期非鳞状细胞癌的 NSCLC，若患者无咯血及脑转移，可考虑在化疗基础上联合抗肿瘤血管药物（如贝伐珠单抗）。PD-L1 表达阳性≥50%者，可使用 PD-1 药物，如派姆单抗（pembrolizumab）、纳武单抗（nivolumab）和阿特珠单抗（atezolizumab）等。

（2）SCLC　对化疗非常敏感，是治疗的基本方案。一线化疗药物包括依托泊苷或伊立替康联合顺铂或卡铂，共 4～6 个周期。手术切除的患者推荐辅助化疗。对于局限期 SCLC（ⅡI～Ⅲ期）推荐放、化疗为主的综合治疗。对于广泛期患者则采用以化疗为主的综合治疗，广泛期和脑转移患者，取决于患者是否有神经系统症状，可在全脑放疗之前或之后给予化疗。大多数局限期和几乎所有的广泛期 SCLC 都将会复发。复发 SCLC 患者根据复发类型选择二线化疗方案或一线方案再次使用。

3. 放射治疗（放疗）

放疗可分为根治性放疗、姑息性放疗、辅助放疗、新辅助化放疗和预防性放疗等。根治性放疗用于病灶局限、因解剖原因不便手术或其他原因不能手术者，若辅以化疗，可提高疗效；姑息性放疗的目的在于抑制肿瘤的发展、延迟肿瘤扩散和缓解症状，对肺癌引起的顽固性咳嗽、咯血、肺不张、上腔静脉阻塞综合征有肯定的疗效，也可缓解骨转移性疼痛和脑转移引起的症状。辅助放疗适用于术前放疗、术后切缘阳性的患者。预防性放疗适用于全身治疗有效的小细胞肺癌患者。

放疗通常联合化疗治疗肺癌，因分期、治疗目的和患者一般情况的不同，联合方案可选择同步放化疗、序贯放化疗。接受放化疗的患者，潜在毒副反应会增大，应当注意对肺、心脏、食管和脊髓的保护；治疗过程中应当尽可能避免因毒副反应处理不当导致放疗的非计划性中断。

肺癌对放疗的敏感性，以 SCLC 为最高，其次为鳞癌和腺癌，故照射剂量以 SCLC 最小、腺癌最大。一般 40～70Gy 为宜，分 5～7 周照射，常用的放射线有 ^{60}Co-γ 线、电子束 β 线和中子加速器等。应注意减少和防止白细胞减少、放射性肺炎和放射性食管炎等放疗反应。对全身情况太差，有严重心、肺、肝、肾功能不全者应列为禁忌。放疗时可合理使用更安全、先进的技术，如三维适形放疗技术（3D-CRT）和调强放疗技术（IMRT）等。

（1）NSCLC　主要适用于：①局部晚期患者，需与化疗结合进行；②因身体原因不能手术的早期 NSCLC 患者的根治性治疗；③选择性患者的术前、术后辅助治疗；④局部的复发与转移治疗；⑤晚期不可治愈患者的姑息性治疗。

（2）SCLC　主要适用于：①局限期 SCLC 经全身化疗后部分患者可以达到完全缓解，但胸内复发和脑转移的风险很高，加用胸部放疗和预防性颅脑放射不仅可以显著降低局部复发率和脑转移，死亡风险也显著降低；②广泛期 SCLC 患者，远处转移病灶经过化疗控制后加用胸部放疗也可以提高肿瘤控制率，延长生存期。

4. 介入治疗

（1）支气管动脉灌注化疗　适用于失去手术指征、全身化疗无效的晚期患者。此方法毒副作用小，可缓解症状，减轻患者痛苦。

（2）经支气管镜介入治疗　①血卟啉染料激光治疗和 YAG 激光切除治疗：切除气道腔内肿瘤，解除气道阻塞和控制出血，可延长患者的生存期。②经支气管镜行腔内放疗：可缓解肿瘤引起的阻塞和咯血症状。③超声引导下的介入治疗：可直接将抗癌药物等注入肿瘤组织内。

5. 中医药治疗

祖国医学有许多单方、验方，与西药协同治疗肺癌，可减少患者化疗、放疗时的不良反应，促进机体抵抗力的恢复。

第七节　急性呼吸衰竭

急性呼吸衰竭（acute respiratory failure，ARF）简称急性呼吸衰竭，是指患者既往无呼吸系统疾病，由于突发因素，在数秒或数小时内迅速发生呼吸抑制或呼吸功能突然衰竭，在海平面大气压、静息状态下呼吸空气时，由于通气和（或）换气功能障碍，导致缺氧伴或不伴二氧化碳潴留，产生一系列病理生理改变的紧急综合征。

病情危重时，因机体难以得到代偿，如不及时诊断、尽早抢救，会发生多器官功能损害，乃至危及生命。必须注意在实际临床工作中，经常会遇到在慢性呼吸衰竭的基础上，由于某些诱发因素而发生急性呼吸衰竭。

一、病因

可以引起急性呼吸衰竭的疾病很多，多数是呼吸系统的疾患。

1. 各种导致气道阻塞的疾病

急性病毒或细菌性感染，或烧伤等物理化学性因子所引起的黏膜充血、水肿，造成上气道（指隆突以上至鼻的呼吸道）急性梗阻。异物阻塞也可以引起急性呼吸衰竭。

2. 引起肺实质病变的疾患

感染性因子引起的肺炎为此类常见疾病，误吸胃内容物，淹溺或化学毒性物质以及某些药物、高浓度长时间吸氧也可引起吸入性肺损伤而发生急性呼吸衰竭。

3. 肺水肿

（1）各种严重心脏病、心力衰竭引起的心源性肺水肿。

（2）非心源性肺水肿，有人称为通透性肺水肿（permeability pulmonary edema），如急性高山病、复张性肺水肿。急性呼吸窘迫综合征（ARDS）为此种肺水肿的代表。此类疾病可造成严重低氧血症。

4. 肺血管疾患

肺血栓栓塞是可引起急性呼吸衰竭的一种重要病因，还包括脂肪栓塞、气体栓塞等。

5. 胸部疾患

如胸壁外伤、连枷胸、自发性气胸或创伤性气胸、大量胸腔积液等影响胸廓运动，从而导致通气减少或吸入气体分布不均，有可能引起急性呼吸衰竭。

6. 脑损伤

镇静药和对脑有毒性的药物，电解质平衡紊乱及酸、碱中毒，脑和脑膜感染，脑肿瘤，脑外伤等均可导致急性呼吸衰竭。

7. 神经肌肉系统疾患

即便是气体交换的肺本身并无病变，因神经或肌肉系统疾病造成肺泡通气不足，也可发生呼吸衰竭，如安眠药物或一氧化碳、有机磷等中毒，颈椎骨折损伤脊髓等直接或间接抑制呼吸中枢。也可因多发性神经炎、脊髓灰白质炎等周围神经性病变，多发性肌炎、重症肌无力等肌肉系统疾病，造成肺泡通气不足而呼吸衰竭。

8. 睡眠呼吸障碍

睡眠呼吸障碍表现为睡眠中呼吸暂停，频繁发生并且暂停时间显著延长，可引起肺泡通气量降低，导致乏氧和 CO_2 潴留。

二、临床表现

因低氧血症和高碳酸血症所引起的症状和体征是急性呼吸衰竭时最主要的临床表现。由于造成呼吸衰竭的基础病因不同，各种基础疾病的临床表现自然十分重要，需要注意。

1. 呼吸困难

呼吸困难是呼吸衰竭最早出现的症状。可表现为频率、节律和幅度的改变。早期表现为呼吸困难，呼吸频率可增加，深大呼吸、鼻翼翕动，进而辅助呼吸肌肉运动增强（三凹征），呼吸节律紊乱。呼吸频率增加（30～40 次/分）。中枢性呼吸衰竭，可使呼吸频率改变，如陈-施呼吸、比奥呼吸等。

2. 低氧血症

当动脉血氧饱和度低于 90%，P_{O2} 低于 6.7kPa（50mmHg）时，可在口唇或指甲出现发绀，这是缺氧的典型表现。但患者的发绀程度与体内血红蛋白含量、皮肤色素和心脏功能相关，所以发绀是一项可靠但不特异的诊断体征。因神经与心肌组织对缺氧均十分敏感，在机体出现低氧血症时常出现中枢神经系统和心血管系统功能异常的临床征象，如判断力障碍、运动功能失常、烦躁不安等中枢神经系统症状。缺氧严重时，可表现为谵妄、癫痫样抽搐、意志丧失以致昏迷、死亡。肺泡缺氧时，肺血管收缩，肺动脉压升高，使肺循环阻力增加，右心负荷增加，乃是低氧血症时血流动力学的一项重要变化。在心、血管方面常表现为心率增快、血压升高。缺氧严重时则可出现各种类型的心律失常，进而心率减慢、周围循环衰竭，甚至心搏停止。

3. 高碳酸血症

由于急性呼吸衰竭时，CO_2 蓄积进展很快，因此产生严重的中枢神经系统和心血管功能障碍。高碳酸血症出现中枢抑制之前的兴奋状态，如失眠、躁动，但禁忌给予镇静或安眠药。严重者可出现肺性脑病（“CO_2 麻醉”），临床表现为头痛、反应迟钝、嗜睡，以至神志不清、昏迷。急性高碳酸血症主要通过降低脑脊液 pH 而抑制中枢神经系统的活动。扑翼样震颤也是 CO_2 蓄积的一项体征。CO_2 蓄积引起的心血管系统的临床表现因血管扩张或收缩程度而异，如多汗、球结膜充血水肿、颈静脉充盈、周围血压下降等。

4. 其他重要脏器的功能障碍

严重的缺氧和 CO_2 蓄积损伤肝、肾功能，出现血清转氨酶增高，碳酸酐酶活性增加，胃壁细胞分泌增多，出现消化道溃疡、出血。当 P_{O2}<5.3（40mmHg）时，肾血流减少，肾功能抑制，尿中可出现蛋白、血细胞或管型，血液中尿素氮、肌酐含量增高。

5. 水电解质和酸碱平衡的失调

严重低氧血症和高碳酸血症常有酸碱平衡的失调，如缺氧而通气过度可发生急性呼吸性碱中毒；急性 CO_2 潴留可表现为呼吸性酸中毒。严重缺氧时无氧代谢引起乳酸堆积，肾脏功能障碍使酸性物质不能排出体外，二者均可导致代谢性酸中毒。代谢性和呼吸性酸碱失衡又可同时存在，表现为混合性酸碱失衡。

酸碱平衡失调的同时，将会发生体液和电解质的代谢障碍。酸中毒时钾从细胞内逸出，导致高血钾，pH 每降低 0.1 血清钾大约升高 0.7mmol/L。酸中毒时发生高血钾，如同时伴有肾衰（代谢性酸中毒），易发生致命性高血钾症。在诊断和处理急性呼吸衰竭时均应予以足够的重视。

又如当测得的 P_{O2} 的下降明显超过理论上因肺泡通气不足所引起的结果时，则应考虑存在除肺泡通气不足以外的其他病理生理学变化，因在实际临床工作中，单纯因肺泡通气不足引起呼吸衰竭并不多见。

三、诊断

一般说来，根据急慢性呼吸衰竭基础病史，如胸部外伤或手术后、严重肺部感染或重症革兰阴性杆菌败血症等，结合其呼吸、循环和中枢神经系统的有关体征，及时做出呼吸衰竭的诊断是可能的。但对某些急性呼吸衰竭早期的患者或缺氧、CO_2 蓄积程度不十分严重时，单依据上述临床表现做出诊断有一定困难。动脉血气分析的结果直接提供动脉血氧和 CO_2 分压水平，可作为诊断呼吸衰竭的直接依据。而且，它还有助于了解呼吸衰竭的性质和程度，指导氧疗、呼吸兴奋剂和机械通气的参数调节，以及纠正电解质、酸碱平衡失调具有重要价值，因此血气分析在呼吸衰竭的诊断和治疗中具有重要地位。

急性呼吸衰竭患者，只要动脉血气证实 PaO_2＜8.0kPa（60mmHg），常伴 $PaCO_2$ 正常或＜4.7kPa（35mmHg），则诊断为Ⅰ型呼吸衰竭，若伴 $PaCO_2$＞6.7kPa（50mmHg），即可诊断为Ⅱ型呼吸衰竭。若缺氧程度超过肺泡通气不足所致高碳酸血症，则诊断为混合型或Ⅲ型呼吸衰竭。

应当强调的是，不但要诊断呼吸衰竭的存在与否，尚需要判断呼吸衰竭的性质，是急性呼吸衰竭还是慢性呼吸衰竭基础上的急性加重，更应当判别产生呼吸衰竭的病理生理学过程，明确为Ⅰ型或Ⅱ型呼吸衰竭，以利采取恰当的抢救措施。

此外还应注意在诊治过程中，应当尽快去除产生呼吸衰竭的基础病因，否则患者经氧疗或机械通气后因得到足够的通气量维持氧和 CO_2 分压在相对正常的水平后可再次发生呼吸衰竭。

四、治疗

急性呼吸衰竭是需要抢救的急症。对它的处理要求迅速、果断。数小时或更短时间的犹豫、观望或拖延，可以造成脑、肾、心、肝等重要脏器因严重缺氧发生不可逆性的损害。同时及时、合宜的抢救和处置才有可能为去除或治疗诱发呼吸衰竭的基础病因争取必要的时间。治疗措施集中于立即纠正低氧血症，急诊插管或辅助通气、足够的循环支持。

1. 氧疗

通过鼻导管或面罩吸氧，提高肺泡氧分压，增加肺泡膜两侧氧分压差，增加氧弥散能力，以提高动脉氧分压和血氧饱和度，是纠正低氧血症的一种有效措施。氧疗作为一种治疗手段使用时，要选择适宜的吸入氧流量，应以脉搏血氧饱和度＞90％为标准，并了解机体对氧的摄取与代谢以及它在体内的分布，注意可能产生的氧毒性作用。

由于高浓度（Fi_{O2}＞21％）氧的吸入可以使肺泡气氧分压提高。若因 P_{O2} 降低造成低氧血症或主因通气/血流失调引起的 PaO_2 下降，氧疗可以改善。氧疗可以治疗低氧血症，降低呼吸功和减少心血管系统低氧血症。

根据肺泡通气和 PaO_2 的关系曲线，在低肺泡通气量时，吸入低浓度的氧气，即可显著提高 PaO_2，纠正缺氧。所以通气与血流比例失调的患者吸低浓度氧气就能纠正缺氧。弥散功能障碍患者，因 CO_2 的弥散能力为氧弥散能力的 20 倍，需要更大的肺泡膜分压差才足以增强氧的弥散能力，所以应吸入更高浓度的氧（35％～45％）才能改善缺氧。由肺内静脉分流增加的疾病导致的缺氧，因肺泡内充满水肿液，肺萎陷，尤在肺炎症血流增多的患者，肺内分流更多，所以需要增加外源性呼气末正压（PEEP），才可使萎陷肺泡复张，增加功能残气量和气体交换面积，提高 PaO_2、SaO_2，改善低氧血症。

2. 保持呼吸道通畅

进行各种呼吸支持治疗的首要条件是通畅呼吸道。呼吸道黏膜水肿、充血，以及胃内容物误吸或异物吸入都可使呼吸道梗阻。保证呼吸道的畅通才能保证正常通气，所以是急性呼吸衰竭处理的第一步。

（1）开放呼吸道　首先要清除口咽部分泌物或胃内反流物，预防呕吐物反流至气管，使呼吸衰竭加重。口咽部护理和鼓励患者咳痰很重要，可用多孔导管经鼻孔或经口腔负压吸引法，清除口咽部潴留物。吸引前短时间给患者吸高浓度氧，吸引后立即重新通气。无论是直接吸引或是经人工气道（见下节）吸引均需注意操作，管径应适当选择，尽量避免损伤气管黏膜，在气道内一次负压吸引时间不宜超过 15 秒，以免引起低氧血症、心律失常或肺不张等因负压吸引造成的并发症。此法亦能刺激咳嗽，有利于气道内痰液的咳出。对于痰多、黏稠难咳出者，要经常鼓励患者咳痰。多翻身拍背，协助痰液排出；给予祛痰药使痰液稀释。对于有严重排痰障碍者可考虑用纤支镜吸痰。同时应重视无菌操作，使用一次性吸引管，或更换灭菌后的吸引管。吸痰时可同时作深部痰培养以分离病原菌。

（2）建立人工气道　当以上措施仍不能使呼吸道通畅时，则需建立人工气道。所谓人工气道就是进行气管插管，于是吸入气体就可通过导管直接抵达下呼吸道，进入肺泡。其目的是解除上呼吸道梗阻，使无正常咽喉反射患者不致误吸，和进行充分有效的气管内吸引，以及为了提供机械通气时必要的通道。临床上常用的人工气道为气管插管和气管造口术后置入气管导管两种。

气管插管有经口和经鼻插管两种。前者借喉镜直视下经声门插入气管，容易成功，较为安全。后者分盲插或借喉镜、纤维支气管镜等的帮助，经鼻沿后鼻道插入气管。与经口插管相比需要一定的技巧，但经鼻插管容易固定，负压吸引较为满意，与机械通气等装置衔接比较可靠，给患者带来的不适也较经口者轻，神志清醒患者也能耐受。唯需注意勿压伤鼻翼组织或堵塞咽鼓管、鼻窦开口等，造成急性中耳炎或鼻窦炎等并发症。

近年来已有许多组织相容性较理想的高分子材料制成的导管与插管，为密封气道也有低压、大容量的气囊问世，鼻插管可保留的时间也在延长。对人工气道方法的选择，各单位常有不同意见，应当根据病情的需要、手术医师和护理条件的可能，以及人工气道的材料性能来考虑。在 3 天（72 小时）以内肯定可以拔管时，应选用鼻或口插管，需要超过 3 周时当行气管造口置入气管导管，3～21 天的情况则当酌情灵活掌握。

使用人工气道后，气道的正常防御机制被破坏，细菌可直接进入下呼吸道；由于插管或因气流根本不通过声门而影响咳嗽动作的完成，不能正常排痰，必须依赖气管负压吸引来清除气道内的分泌物；由于不能发音，失去语言交流的功能，影响患者的心理精神状态；再加上人工气道本身存在着可能发生的并发症。因此人工气道的建立常是抢救急性呼吸衰竭所不可少的，但必须充分认识其弊端，慎重选择，尽力避免可能的并发症，及时撤管。

（3）气道湿化　无论是经过患者自身气道或通过人工气道进行氧化治疗或机械通气，均必须充分注意呼吸道黏膜的湿化。因为过分干燥的气体长期吸入将损伤呼吸道上皮细胞和支气管表面的黏液层，使黏膜纤毛的清除能力下降，痰液不易咳出，肺不张，容易发生呼吸道或肺部感染。

保证患者足够的液体摄入是保持呼吸道湿化最有效的措施。目前已有多种提供气道湿化用的湿化器或雾化器装置，可以直接使用或与机械通气机连接应用。

湿化是否充分最好的标志，就是观察痰液是否容易咳出或吸出。应用湿化装置后应当记录每天通过湿化器消耗的液体量，以免湿化过量。

3. 改善 CO_2 的潴留

高碳酸血症主要是由于肺泡通气不足引起，只有增加通气量才能更好地排出 CO_2，改善高碳酸血症。现多采用呼吸兴奋剂和机械通气支持，以改善通气功能。

（1）呼吸兴奋剂的合理应用　呼吸兴奋剂能刺激呼吸中枢或周围化学感受器，增加呼吸驱动、呼吸频率、潮气量，改善通气，同时氧耗量和 CO_2 的产出也随之增加。故临床上应用呼吸兴奋剂时要严格掌握适应证。

常用的药物有尼可刹米（可拉明）和洛贝林，但用量过大可引起不良反应，近年来在西方国家几乎被淘汰。取而代之的有多沙普仑（doxapram），对末梢化学感受器和延脑呼吸中枢均有作用，增加呼吸驱动和通气，对原发性肺泡低通气、肥胖低通气综合征有良好疗效，可防止 COPD 呼吸衰竭氧疗不当所致的 CO_2 麻醉。其治疗量和中毒量有较大差距故安全性大，一般用 0.5～2mg/kg 静脉滴注，开始滴速 1.5mg/min，以后酌情加快，其可致心律失常，长期用有肝毒性及并发消化性溃疡。阿米三嗪（almitrine）通过刺激颈动脉体和主动脉体的化学感受器兴奋呼吸，无中枢兴奋作用，对肺泡通气不良部位的血流重新分配而改善 PaO_2。阿米三嗪不用于孕妇和严重肝病，也不主张长期应用以防止发生外周神经病变。

COPD 并意识障碍的呼吸衰竭患者：临床常见大多数 COPD 患者的呼吸衰竭与意识障碍程度呈正相关，患者意识障碍后自主翻身、咳痰动作、对呼吸兴奋剂的反应均迟钝，并容易吸入感染，此种病情应用呼吸兴奋剂后除了可以明显改善通气外，还可以改善中枢神经兴奋和神志作用，从而使患者的防御功能增强，呼吸衰竭的病情也随之改善。

间质性肺疾病、肺水肿、ARDS 等疾病无气道阻塞但有呼吸中枢驱动增强，这种患者 PaO_2、$PaCO_2$ 常均降低。由于患者呼吸功能已增强，故无应用呼吸兴奋剂的指征，且呼吸兴奋剂可加重呼吸性碱中毒而影响组织获氧，故主要应给予氧疗。

COPD 并膈肌疲劳、无心功能不全、无心律失常、心率≤100 次/分的呼吸衰竭可选用氨茶碱，其有舒张支气管、改善小气道通气、减少闭合气量、抑制炎性介质和增强膈肌、提高潮气量作用，已观察到血药浓度达 13mg/L 时对膈神经刺激则膈肌力量明显增强，且可加速膈肌疲劳的恢复。

COPD、肺心病呼吸衰竭合并左心功能不全、肺水肿的患者，应先用强心利尿剂使肺水肿消退以改善肺顺应性，用抗生素控制感染以改善气道阻力，再使用呼吸兴奋剂才可取得改善呼吸功能的较好疗效。否则，呼吸兴奋剂虽可兴奋呼吸，但增加 PaO_2 有限，且呼吸耗氧和生成 CO_2 量增多，反使呼吸衰竭加重。此种患者亦应不用增加心率和影响心律的茶碱类和较大剂量的阿米三嗪。小剂量阿米三嗪（＜1.5mg/kg）静脉滴注后即可达血药峰值，增强通气不好部位的缺氧性肺血管收缩，和增加通气好的部位肺血流，从而改善换气使 PaO_2 增高，且此种剂量很少发生不良反应，但剂量大于 1.5mg/kg 可致全部肺血管收缩，且使肺动脉压增高、右心负荷增大。

不宜使用呼吸兴奋剂的情况：①使用肌肉松弛剂维持机械通气者：例如破伤风导致肌强直时，以及有意识抑制自主呼吸的情况。②周围性呼吸肌麻痹者：多发性神经根神经炎、严重重症肌无力、高颈髓损伤所致呼吸肌无力、全脊髓麻痹等。③自主呼吸频率＞20 次/分，而潮气量不足者：呼吸频率能够增快，说明呼吸中枢对缺 O_2 或 CO_2 潴留的反应性较强，若使用呼吸兴奋剂不但效果不佳，而且可加速呼吸肌疲劳。④中枢性呼吸衰竭的早期：如安眠药中毒早期。⑤患者精神兴奋、癫痫频发者。⑥呼吸兴奋剂慎用于缺血性心脏病、哮喘状态、严重高血压及甲亢患者。

（2）机械通气　符合下述条件应实施机械通气：①经积极治疗后病情仍继续恶化。②意识障碍。③呼吸形式严重异常，如呼吸频率＞35 次/分或＜8 次/分，或呼吸节律异常，或自主呼吸微弱或消失。④血气分析提示严重通气和（或）氧合障碍：PaO_2＜6.7kPa（50mmHg），尤其是充分氧疗后仍＜6.7kPa（50mmHg）。⑤$PaCO_2$ 进行性升高，pH 动态下降。

机械通气初始阶段，可给高 FiO_2（100%）以迅速纠正严重缺氧，然后依据目标 PaO_2、PEEP 水平、平均动脉压水平和血流动力学状态，酌情降低 FiO_2 至 50%以下。设法维持 SaO_2＞90%，若不能达到上述目标，即可加用 PEEP、增加平均气道压、应用镇静剂或肌松剂。若适当 PEEP 和平均动脉压可以使 SaO_2＞90%，应保持最低 FiO_2。

正压通气相关的并发症包括呼吸机相关肺损伤、呼吸机相关肺炎、氧中毒和呼吸机相关的膈肌功能不全。

4. 抗感染治疗

呼吸道感染是呼吸衰竭最常见的诱因。建立人工气道机械通气和免疫功能低下的患者易反复发生感染。如呼吸道分泌物引流通畅，可根据痰细菌培养和药物敏感实验结果，选择有效的抗生素进行治疗。

5. 营养支持

呼吸衰竭患者因摄入能量不足、呼吸做功增加、发热等因素，机体处于负代谢，出现低蛋白血症，降低机体的免疫功能，使感染不易控制，呼吸肌易疲劳不易恢复。可常规给予高蛋白、高脂肪和低碳水化合物，以及多种维生素和微量元素，必要时静脉内高营养治疗。

第二章

心血管科疾病

第一节 心律失常

心律失常是指心脏冲动频率、节律、起源部位、传导速度或激动次序的异常。按其发生原理可分为冲动形成异常和冲动传导异常两类。按照心律失常发生时心率的快慢，可分为快速性与缓慢性心律失常两大类。

心律失常可发生在没有明确心脏病或其他原因的患者。心律失常的后果取决于其对血流动力学的影响，可从心律失常对心、脑、肾灌注的影响来判断。轻者可无症状，一般表现为心悸，但也可出现心绞痛、气短、晕厥等症状。心律失常持续时间不一，有时仅持续数秒、数分，有时可持续数天以上，如慢性心房颤动。

一、病因及发病机制

1. 生理因素

健康人均可发生心律失常，特别是窦性心律失常和期前收缩等。情绪激动、精神紧张、过度疲劳、大量吸烟、饮酒、喝浓茶或咖啡等常为诱发因素。

2. 器质性心脏病

各种器质性心脏病是引发心律失常的最常见原因，以冠心病、心肌病、心肌炎、风湿性心脏病多见，尤其发生心力衰竭或心肌梗死时。

3. 非心源性疾病

除心脏病外，其他系统的严重疾病均可引发心律失常，如急性脑血管病、甲状腺功能亢进、慢性阻塞性肺病等。

4. 其他

电解质紊乱（低钾血症、低钙血症、高钾血症等）、药物作用（洋地黄、肾上腺素等）、心脏手术或心导管检查、中暑、电击伤等均可引发心律失常。

心律失常发生的基本原理是由于多种原因引起心肌细胞的自律性、兴奋性、传导性改变，导致心脏冲动形成异常、冲动传导异常，或两者兼而有之。

二、临床表现

心律失常的诊断大多数要靠心电图，但相当一部分患者可根据病史和体征作出初步诊断。详细询问发作时的心率快慢，节律是否规整，发作起止与持续时间，发作时是否伴有低血压、昏厥、心绞痛或心力衰竭等表现及既往发作的诱因、频率和治疗经过，有助于心律失常的诊断，同时要对患者全身情况、既往治疗情况等进行全面了解。

三、辅助检查

1. 心电图检查

心电图检查是诊断心律失常最重要的一项无创性检查技术。应记录12导联心电图，并记录清楚显示P波导联的心电图长条以备分析，通常选择V1导联或Ⅱ导联。必要时采用动态心电图，连续记录患者24小时的心电图。

2. 运动试验

患者在运动时出现心悸，可做运动试验协助诊断。运动试验诊断心律失常的敏感性不如动态心电图。

3. 食管心电图

解剖上左心房后壁毗邻食管，因此，插入食管电极导管并置于心房水平时，能记录到清晰的心房电位，并能进行心房快速起搏或程序电刺激。

4. 心腔内电生理检查

心腔内电生理检查是将几根多电极导管经静脉和（或）动脉插入，放置在心腔内的不同部位辅以8～12通道以上多导生理仪，同步记录各部位电活动，包括右心房、右心室、希氏束、冠状静脉窦（反映左心房、左心室电活动）。其适应证包括：①窦房结功能测定；②房室与室内传导阻滞；③心动过速；④不明原因晕厥。

5. 三维心脏电生理标测及导航系统

三维心脏电生理标测及导航系统（三维标测系统）是近年来出现的新的标测技术，能够减少X线曝光时间，提高消融成功率，加深对心律失常机制的理解。

四、治疗

1. 病因治疗

积极治疗引起房室传导阻滞的各种心脏病，纠正电解质紊乱，停用有关药物，解除迷走神经过高张力等。第一度或第二度Ⅰ型房室传导阻滞，心室率不太慢（>50次/分）且无症状者，仅需病因治疗，心律失常本身无需进行治疗。

2. 药物治疗

第二度Ⅱ型或第三度房室传导阻滞，心室率慢并影响血流动力学，应及时提高心室率以改善症状，防止发生阿-斯综合征。常用药物有：①异丙肾上腺素持续静脉滴注，使心室率维持在60～70次/分，对急性心肌梗死患者慎用。②阿托品静脉注射，适用于阻滞部位位于房室结的患者。

3. 人工心脏起搏治疗

对心室率低于40次/分、症状严重者，特别是曾发生过阿-斯综合征者，应首选安装人工心脏起搏器。

第二节　急性心力衰竭

急性心力衰竭（acute heart failure）临床上以急性左心衰竭最为常见，急性右心衰竭则较少见。急性左心衰竭指急性发作或加重的左心功能异常所致心肌收缩力和/或舒张功能降低、心脏负荷加重，造成心排血量骤降、肺循环压力突然升高、周围循环阻力增加，引起肺循环充血而出现急性肺淤血、肺水肿并可伴组织器官灌注不足和/或心源性休克的临床综合征。急性右心衰竭指某些原因使右心室心肌收缩力急剧下降或右心室前后负荷突然加重，从而引起右心排血量急剧降低的临床综合征。急性心力衰竭（简称心衰）可以突然起病或在原有慢性心衰基础上急性加重。

一、病因

1. 急性左心衰竭的常见病因

（1）慢性心衰急性加重。

（2）急性弥漫性心肌损害引起心肌收缩无力，如急性冠脉综合征、急性重症心肌炎、药物所致的心肌损伤与坏死、围生期心肌病。

（3）急性血流动力学障碍

① 急起的心脏容量负荷加重：如外伤、急性心肌梗死或感染性心内膜炎引起的瓣膜损害、腱索断裂，左心室乳头肌功能不全，室间隔穿孔，主动脉窦瘤破入心腔，人工瓣膜急性损害及过快或过多静脉输血或输入含钠液体。

② 急性起病或加重的机械性阻塞引起心脏排血受阻，如重度主动脉瓣或二尖瓣狭窄；心室流出道梗阻、心房内血栓或黏液瘤嵌顿；肺动脉栓塞。

③ 高血压危象。

④ 主动脉夹层。

⑤ 急性起病的心室舒张受限制，如急性大量心包积液或积血、心脏压塞，快速的异位心律等。

⑥ 严重的心律失常，如心室颤动（简称室颤）和其他严重的室性心律失常、显著的心动过缓等，使心脏暂停排血或排血量显著减少。

2. 急性右心衰竭的病因

急性右心衰竭多见于右心室梗死、急性大块肺栓塞和右侧心瓣膜病。

二、临床表现

急性心力衰竭表现为迅速发生或在慢性心衰基础上急性加重的心衰症状和体征。病情严重程度可不同，从劳累性呼吸困难逐渐加重到急性肺水肿和心源性休克。

1. 急性肺水肿

为急性左心衰竭最常见的表现。典型发作为突然、严重的气急；每分钟呼吸可达30～40次，端坐呼吸，阵阵咳嗽，面色灰白，口唇青紫，大汗，常咳出泡沫样痰，严重者可从口腔和鼻腔内涌出大量粉红色泡沫液。发作时心率、脉搏加快，血压可升高，正常或低于正常。两肺可闻及广泛的水泡音和/或哮鸣音。心尖部可听到奔马律，但常被肺部水泡音掩盖。X线片可见典型蝴蝶形大片阴影由肺门向周围扩展。

急性肺水肿在早期肺间质水肿阶段时可仅表现为气促、咳嗽、心率加快、心尖部奔马律和肺部哮鸣音，X线片显示上肺静脉充盈、肺门血管模糊不清、肺纹理增粗和肺小叶间隔增厚。间质肺水肿如不能及时诊断并采取治疗措施，可发展成肺泡性肺水肿。

2. 休克

由心排血量突然且显著减少引起的休克，称为心源性休克。临床上除休克外，多伴有心功能不全。

3. 晕厥

心排血量明显减少引起脑部缺血而发生的意识丧失，称为心源性晕厥。如晕厥不及时恢复可出现四肢抽搐、呼吸暂停、发绀等表现，称为阿-斯综合征。主要见于急性心脏排血受阻或严重心律失常。

4. 心脏骤停

为严重心功能不全的表现。

三、辅助检查

1. 心电图（ECG）检查

急性心力衰竭时ECG多有异常改变。ECG可以辨别节律，可以帮助确定AHF的病因及了解心室的负荷情况，这在急性冠脉综合征中尤为重要。ECG还可了解左右心室/心房的劳损情况、有无心包炎及既往存在的病变如左右心室的肥大。心律失常时应分析12导联心电图，同时应进行连续的ECG监测。

2. 胸片及影像学检查

对于所有AHF的患者，胸片和其他影像学检查宜尽早完成，以便及时评估已经存在的肺部和心脏病变（心脏的大小及形状）及肺淤血的程度。它不但可以用于明确诊断，还可用于了解随后的治疗效果。胸片亦可用于左心衰竭的鉴别诊断，排除肺部炎症或感染性疾病。胸部CT或放射性核素扫描可用于判断肺部疾病和诊断大的肺栓塞。CT、经食管超声心动图可用于诊断主动脉夹层。

3. 实验室检查

AHF时应进行一些实验室检查。动脉血气分析可以评估氧合情况（氧分压 PaO_2）、通气情况（二氧化碳分压 $PaCO_2$）、酸碱平衡（pH）和碱缺失，所有严重 AHF 患者应进行此项检查。脉搏血氧测定及潮气末 CO_2 测定等无创性检测方法可以替代动脉血气分析，但不适用于低心排血量及血管收缩性休克状态。静脉血氧饱和度（如颈静脉内）的测定对于评价全身的氧供需平衡很有价值。

血浆脑钠尿肽（B 型钠尿肽，BNP）是在心室室壁张力增加和容量负荷过重时由心室释放的，现在已用于急诊室呼吸困难的患者作为排除或确立心力衰竭诊断的指标。BNP 对于排除心力衰竭有很高的阴性预测价值。如果心力衰竭的诊断已经明确，升高的血浆 BNP 和 N 末端脑钠尿肽前体（NT-proBNP）可以预测预后。

4. 超声心动图检查

超声心动图对于评价基础心脏病变及与 AHF 相关的心脏结构和功能改变是极其重要的，同时对急性冠脉综合征也有重要的评估值。

多普勒超声心动图应用于评估左右心室的局部或全心功能改变、瓣膜结构和功能、心包病变、急性心肌梗死的机械性并发症和比较少见的占位性病变。通过多普勒超声心动图测定主动脉或肺动脉的血流时速曲线可以估测心排血量。多普勒超声心动图还可估计肺动脉压力（三尖瓣反流射速），同时可监测左心室前负荷。

5. 其他检查

涉及与冠状动脉相关的病变，如不稳定型心绞痛或心肌梗死时，血管造影是非常重要的，现已明确血运重建能够改善预后。

四、诊断与鉴别诊断

根据患者病史、症状和体征、相关检查结果（包括心电图、胸部 X 线检查，有条件可做心脏超声检查）可作出初步诊断。脑钠肽（brain natriuretic peptide，BNP）和/或氨基末端 BNP 原（N-terminal probrain natriuretic peptide，NT-proBNP）测定可进一步确定诊断。如 BNP＜100ng/L 或 NT-proBNP＜300ng/L，急性心衰可能性很小，其阴性预测值为 90％；如 BNP＞400ng/L 或 NT-proBNP＞1500ng/L，急性心衰可能性很大，其阳性预测值为 90％。

急性左心衰竭应与可引起明显呼吸困难的疾病，如支气管哮喘和哮喘持续状态、急性大块肺栓塞、肺炎、严重的慢性阻塞性肺病（COPD）尤其伴感染等相鉴别，还应与其他原因所致非心源性肺水肿（如急性呼吸窘迫综合征）及非心源性休克等疾病相鉴别。

五、治疗

1. 心源性晕厥发作的治疗

彻底治疗在于去除病因，如手术解除流出道梗阻、切除血栓或肿瘤、控制心律失常发作等。

2. 急性肺水肿的治疗

（1）置患者坐位或半卧位，两腿下垂，减少下肢静脉回流。

（2）指端血氧饱和度＜90％者需给氧。面罩给氧较鼻导管给氧效果好。临床症状严重并且氧分压显著降低者应给予双相间歇气道正压通气（BiPAP）或持续气道正压呼吸

(CPAP)。

(3) 出入水量管理　肺淤血、体循环淤血及水肿明显者应严格限制饮水量和静脉输液速度，无明显低血容量患者的每天摄入液体量一般宜在 1500mL 以内。保持每天水出入量负平衡约 500mL，以减少水钠潴留、缓解症状。3～5 天后，如淤血、水肿明显消退，应减少水负平衡，逐渐过渡到出入水量平衡。在水负平衡下应注意预防低血容量、低血钾和低血钠等。

(4) 镇静　用于急性肺水肿，吗啡 3～5mg，静脉注射，亦可皮下或肌内注射，可迅速扩张体静脉、减少静脉回心血量，降低周围动脉阻力、减轻左心室后负荷，增加心排血量，还能减轻烦躁不安和呼吸困难。慎用大剂量，因可促使内源性组胺释放，使外周血管扩张导致血压下降。伴 CO_2 潴留者则不宜应用，可产生呼吸抑制而加重 CO_2 潴留。伴明显和持续低血压、休克、意识障碍、COPD 等患者禁忌使用。老年患者慎用或减量。亦可应用哌替啶 50～100mg 肌内注射。

(5) 支气管解痉剂　一般应用氨茶碱 0.125～0.25g 以葡萄糖溶液稀释后静脉推注(10 分钟)，4～6 小时后可重复一次；或以 0.25～0.5mg/(kg・h) 静脉滴注。亦可应用二羟丙茶碱 0.25～0.5g 静脉滴注，速度为 25～50mg/h。此类药物不宜用于急性心肌梗死或不稳定型心绞痛或伴心动过速的患者。

(6) 血管扩张药物　扩血管药物可减轻心脏负荷但是否应用取决于收缩压水平。收缩压＞110mmHg 的急性心衰患者通常可以安全使用；收缩压在 90～110mmHg 之间的患者应谨慎使用；而收缩压＜90mmHg 的患者则禁忌使用。临床常用硝酸酯类、硝普钠、重组人 BNP (rhBNP)、乌拉地尔、酚妥拉明，用药期间应密切监测血压，及时调整剂量。有显著二尖瓣或主动脉瓣狭窄者慎用血管扩张药物。

(7) 静脉注射利尿药　首选呋塞米，先静脉注射，亦可应用托拉塞米静脉注射。应用时需注意以下问题：①对血压偏低的患者(收缩压＜90mmHg)，尤其是急性心肌梗死或主动脉瓣狭窄引起的肺水肿应慎用，以免引起低血压或休克；②严重低钾血症或酸中毒患者不宜应用，且对利尿药反应甚差；③大剂量和较长时间的应用可发生低血容量和低钾血症、低钠血症；④应用过程中应监测尿量，并根据尿量和症状的改善状况调整剂量。

(8) 正性肌力药物　适用于低心排血量综合征，可保证重要脏器的血流供应，缓解组织低灌注所致症状。血压较低伴心排出量降低或低灌注时应尽早使用，对血管扩张药物及利尿药不耐受或反应不佳的患者尤其有效，血压正常又无器官和组织灌注不足的急性心衰患者不宜使用。当器官灌注恢复和/或循环淤血减轻时则应尽快停用。

正性肌力药物虽可较快改善急性心衰患者的血流动力学和临床状态，但也有可能诱发一些不良的病理生理反应，甚至导致心肌损伤和靶器官损害，应用时需全面权衡。

3. 急性右心衰竭的治疗

(1) 右心室梗死伴急性右心衰竭

① 扩容治疗。如存在心源性休克，在监测肺毛细血管楔压的基础上予以大量补液，可应用羟乙基淀粉、低分子右旋糖酐或生理盐水 20mL/min 静脉滴注，直至肺毛细血管楔压 (pulmonary capillary wedge pressure，PCWP) 上升至 15～18mmHg，血压回升和低灌注症状改善。24 小时的输液量在 3500～5000mL。对充分扩容而血压仍低者，可给予多巴酚丁胺或多巴胺。如在补液过程中出现左心衰竭，应立即停止补液。若此时动脉血压

不低，可小心给予血管扩张药。

② 禁用利尿药、吗啡和血管扩张剂，以避免进一步降低右心室充盈压。

③ 如右心室梗死同时合并大面积左心室梗死，则不宜盲目扩容，以免诱发急性肺水肿。如存在严重左心室功能障碍和 PCWP 升高，不宜使用硝普钠，考虑主动脉内球囊反搏治疗。

（2）急性大块肺栓塞所致急性右心衰竭　首先，要给予吸氧，止痛、溶栓等治疗，经内科治疗无效的危重患者，比如休克，若经肺动脉造影证实为肺总动脉或较大分支栓塞，可做介入治疗，必要时可在体外循环下紧急早期切开肺动脉摘除栓子。

（3）右侧心瓣膜病所致急性右心衰竭　右心衰竭的治疗主要应用利尿药，以减轻水肿；但要防止过度利尿造成心排血量减少。

4. 急性心力衰竭的其他治疗

药物治疗后病情仍不能控制时酌情考虑采用下述治疗。

（1）主动脉内球囊反搏术（intra-aortic balloon pump，IABP）　是一种有效改善心肌灌注同时又降低心肌耗氧量和增加心输出量的治疗手段。适用于：①急性心肌梗死或严重心肌缺血并发心源性休克，且不能由药物治疗纠正；②伴血流动力学障碍的严重冠心病（如急性心肌梗死伴机械并发症）；③心肌缺血伴顽固性肺水肿。禁忌证包括：严重的外周血管疾病、主动脉瘤、主动脉瓣关闭不全、活动性出血或其他抗凝禁忌证及严重血小板缺乏。

（2）气管插管和人工机械通气　应用指征为心肺复苏时、严重呼吸衰竭经常规治疗不能改善者，尤其是出现明显呼吸性和代谢性酸中毒并影响意识状态的患者。

（3）血液净化治疗　包括血液滤过（超滤）、血液透析、连续血液净化和血液灌流等。对急性心衰有益，但并非常规应用手段。出现下列情况之一可考虑采用：①高容量负荷如肺水肿或严重的外周组织水肿，且对袢利尿药和噻嗪类利尿药抵抗。②低钠血症（血钠＜110mmol/L）且有相应的临床症状如神志障碍、肌张力减退、腱反射减弱或消失、呕吐及肺水肿等；上述两种情况应用单纯血液滤过即可。③肾功能进行性减退，血肌酐＞500μmol/L 或符合急性血液透析指征的其他情况。

（4）心室机械辅助装置　此类装置有体外膜肺氧合（extracorporeal membrane oxygenation，ECMO）、心室辅助泵（如可置入式电动左心辅助泵、全人工心脏）。在积极纠治基础心脏病的前提下，短期辅助心脏功能，可作为心脏移植或心肺移植的过渡。

（5）外科手术　急性冠脉综合征并发心源性休克，在严重冠状动脉左主干或多支血管病变、不能行冠状动脉支架术和溶栓治疗无效的情况下，可行急诊手术。对心肌梗死后大的室间隔穿孔合并心源性休克的患者，急诊手术是一种有效方法。急性主动脉夹层患者（尤其Ⅰ型）因高血压危象和主动脉瓣反流可出现急性心衰，一旦确诊应立即手术。其他疾病如主动脉窦瘤破裂、心脏内肿瘤（如左心房黏液瘤）及心脏内巨大血栓形成（在左心房或肺动脉）等均会造成瓣膜反流或流出道梗阻，可引起急性心衰，需要立即手术。

5. 急性心力衰竭合并症的处理

（1）肾衰竭　检测肾功能损伤标志物可早期识别急性心衰患者合并的肾功能不全。

① 血清肌酐（SCr）。最为常用，男性 115～133μmol/L、女性 107～124μmol/L 即为

轻度升高，中、重度肾衰竭患者为 190～226μmol/L。

② 肾小球滤过率（eGFR）。较 SCr 更敏感，在肾功能减退早期（代偿期）eGFR 下降而 SCr 正常；当 eGFR 降至正常的 50%以下时，SCr 才开始增高。因此，SCr 明显高于正常时往往肾功能已严重损害。目前国内外均建议采用 eGFR 评价肾功能，适合中国人群的改良计算公式为：$eGFR[mL/(min/1.73m^2)]=175\times SCr(mg/dL)-1.154\times$ 年龄(岁)$-0.203\times(0.79$ 女性)。

中至重度肾衰竭患者对利尿药反应降低，在加大剂量并加用多巴胺仍不能有效消除水肿时，宜做血液滤过。

严重的肾衰竭应作血液透析，尤其对伴低钠血症、酸中毒和难治性水肿者。

（2）肺部疾病　合并存在的各种肺部疾病均可加重急性心衰或使之难治。如为 COPD 伴呼吸功能不全，在急性加重期首选无创机械通气，安全有效；对急性心源性肺水肿也很有效。

（3）心律失常　常见快速性心律失常有房颤（新发房颤伴快速心室率或慢性房颤的急性心率加快）、单纯窦性心动过速、频发室性期前收缩、持续和非持续性室性心动过速。无论是原发心律失常诱发急性心衰，还是急性心衰引起快速性心律失常，后果都是加重血流动力学障碍和恶化心律失常。

窦性心动过速、非阵发性交界性心动过速的处理以减慢心室率为主，重在基础疾病和心衰的治疗。新发的快速房颤可加重血流动力学障碍，一旦出现低血压、肺水肿、心肌缺血，应立即电复律；如病情尚可或无电复律条件或电复律后房颤复发，则选用胺碘酮静脉复律或维持窦性心律；慢性房颤治疗以控制心室率为主，首选地高辛或毛花苷 C 静脉注射，如洋地黄控制心率不满意，也可静脉缓慢注射（10～20 分钟）胺碘酮 150～300mg，其目的是减慢心率，而不是复律。急性心衰中房颤一般不选用β受体阻滞剂减慢心率，但对二尖瓣狭窄所致的快速房颤，其他药物无效时可考虑应用。

急性心衰患者频发或连发室性期前收缩很常见，一般不选用抗心律失常药物，如有低钾血症，应补钾、补镁，应及时纠正。如并发持续性室速，无论单形或多形性，血流动力学大多不稳定，并易恶化成室颤，首选电复律纠正，但电复律后室速易复发，可加用胺碘酮静脉注射负荷量 150mg（10 分钟）后静脉滴注 1mg/min×6h，继以 0.5mg/min×18 小时，室颤者电除颤后需应用胺碘酮预防复发。利多卡因在心衰中可以应用，但静脉剂量不宜过大，75～150mg（3～5 分钟）静脉注射，继以静脉滴注 2～4mg/min，一般维持 24～30 小时。心衰中的室速不能应用普罗帕酮。

伴缓慢性心律失常患者，如血流动力学状态不受影响则无需特殊处理，造成血流动力学障碍加重或恶化时，如三度房室传导阻滞、二度Ⅱ型房室传导阻滞及心室率＜50 次/min 的窦性心动过缓且药物治疗无效时，建议置入临时心脏起搏器。

6. 病情稳定后的后续处理

急性心衰经治疗血流动力学稳定后应尽早启用改善预后的药物治疗，包括 ACEI/ARB、β受体阻滞剂、醛固酮受体拮抗剂、钠葡萄协同转运蛋白 2 抑制剂（SGLT-2 抑制剂）。沙库巴曲缬沙坦比 ACEI 更好地改善心衰预后，可替代 ACEI/ARB 用于心衰治疗，在使用β受体阻滞剂后仍然窦性心律超过 75 次/min 或不能耐受β受体阻滞剂治疗的患者可加用伊伐布雷定治疗控制过快的心率。

急性心衰经治疗稳定后的1～3个月仍存在较高的心衰再次恶化和死亡的风险，称为心衰的易损期（vulnerable phase），宜1～2周内密切随访并调整相应的治疗。BNP/NT-proBNP测定可用于评估病情的变化，与基础水平相比，出院时水平未下降或降幅低于30%，即便症状有所缓解，仍可能提示预后不良，需继续积极治疗。

第三节　冠状动脉粥样硬化性心脏病

冠状动脉粥样硬化性心脏病是指冠状动脉粥样硬化使血管腔狭窄或阻塞导致心肌缺血、缺氧而引起的心脏病，它和冠状动脉功能性改变一起，统称为冠状动脉性心脏病，简称冠心病，亦称缺血性心脏病。

冠心病是世界上最常见的死亡原因之一，男性多在40～60岁发病，女性最常在绝经期后表现症状，男性多于女性。本病的发病率按照地域不同而有很大差异。本病在欧美国家极为常见，美国冠心病死亡数占人口死亡数的1/3～1/2，占心脏病死亡数的50%～75%，我国近年来冠心病的发病率和病死率正逐渐升高。

冠心病的发生是多基因的遗传因素与复杂的环境因素相互作用的结果，这些因素称为冠心病的危险因素。年龄（男性≥45岁，女性≥55岁，或未用雌激素替代治疗的过早绝经妇女）、脂代谢异常、高血压、吸烟、糖尿病和糖耐量异常是本病最重要的危险因素；肥胖、缺少体力活动，摄入过多动物脂肪、胆固醇、糖和钠盐及遗传因素等同样增加冠心病的发生风险；近年来发现血中同型半胱氨酸增高、胰岛素抵抗增强、血中纤维蛋白原及一些凝血因子增高等也可使发生本病的风险增加。

一、病因

最常见的引起冠状动脉性心脏病的病因是冠状动脉粥样硬化，占冠心病的90%左右。其他病因有：①冠状动脉栓塞，如心腔内附壁血栓脱落、细菌性心内膜炎赘生物以及肿瘤钙质碎片等均可栓塞于冠状动脉。②夹层动脉瘤，可表现为局限在冠状动脉的夹层动脉瘤，亦可由主动脉夹层动脉瘤伸展到冠状动脉开口。③冠状动脉炎，多发性动脉炎、系统性红斑狼疮和类风湿关节炎等结缔组织疾病以及病毒感染等可侵犯冠状动脉。④先天性冠状动脉畸形，冠状动脉肌桥。⑤代谢性疾病如糖尿病和淀粉样变等可致小冠状动脉病变。⑥梅毒性主动脉炎累及冠状动脉开口。⑦外伤等。

1. 心绞痛

心绞痛是由于心肌供氧和需氧不平衡所致缺氧的结果。在心绞痛患者中，冠状动脉本身病变，特别是冠状动脉粥样硬化是最重要的病理原因，约占心绞痛患者的90%。

其次有重度主动脉瓣狭窄或关闭不全、肥厚型心肌病、先天性冠状动脉畸形、冠状动脉栓塞、严重贫血、休克、快速心律失常、心肌耗氧量增加等。常因体力劳动、情绪激动、饱餐、寒冷、阴雨天气、吸烟而诱发。

当冠状动脉的供血与心肌的需血之间发生矛盾，冠状动脉供血量不能满足心肌代谢的需要，引起心肌急剧的、暂时性的缺血缺氧时，即可发生心绞痛。心肌氧耗的多少主要由心肌张力、心肌收缩强度和心率决定。心肌能量的产生要求大量的氧供，心肌平时对血液中氧的摄取已经接近最大量，氧供需要再增加时已难从血液中摄取更多的氧，只能依靠增加冠状动脉的血流量来提供。在正常情况下，冠状动脉循环有很大的储备力量，其血流量可随身体的生理情况而有显著变化。动脉粥样硬化而致冠状动脉狭窄或部分分支闭塞时，其扩张性减弱，血流量减少，且对心肌的供血量相对固定，心肌的血液供应如降低到尚能应付心脏需要，则休息时可无症状。一旦心肌负荷突然增加，如劳累、激动、左心衰竭等，使心肌张力、心肌收缩力增加和心率增快等而致心肌氧耗量增加时，心肌对血液的需求增加，而冠状动脉的供血已不能相应增加，即可引起心绞痛。

2. 心肌梗死

本病基本病因是冠状动脉粥样硬化造成管腔严重狭窄和心肌血液供应不足，而侧支循环尚未充分建立，在此基础上，若发生血供急剧减少或中断，使心肌严重而持久地缺血达1小时以上，即可发生心肌梗死。心肌梗死原因绝大多数是不稳定粥样斑块破溃，继而出血和管腔内血栓形成，使管腔闭塞。少数情况下粥样斑块内或其下发生出血或血管持续痉挛，也可使冠状动脉完全闭塞。

促使粥样斑块破裂出血及血栓形成的诱因有休克、脱水、出血、外科手术或严重心律失常，使心排血量骤降、冠状动脉灌流量锐减；饱餐特别是进食多量脂肪后，血脂和血液黏稠度增高；重体力活动、情绪过分激动、用力排便或血压剧升，致左心室负荷明显加重，儿茶酚胺分泌增多，心肌需氧量猛增，冠状动脉供血明显不足；晨起6时至12时交感神经活动增加，机体应激反应增强，冠状动脉张力增高。

二、分型

该病分型一般包括隐匿型冠心病或无症状型冠心病、心绞痛（稳定型和不稳定型）、心肌梗死（急性和陈旧性）、缺血性心肌病以及猝死。其中，不稳定型心绞痛和急性心肌梗死（ST段抬高性及非ST段抬高性）具有共同的病理基础——粥样斑块不稳定，故又统称为急性冠状动脉综合征（acute coronary syndrome，ACS）。

1. 无症状型冠心病

也称为隐匿型冠心病，是指无临床症状，但客观检查提示有心肌缺血表现的冠心病。其特点是患者有冠状动脉粥样硬化基础，但病变较轻或有较好的侧支循环，或患者痛阈较高，因此不表现出缺血相关性临床症状（如胸痛、胸闷等）。此型患者病情相对稳定，但可突然转为心绞痛发作或心肌梗死等冠心病类型。其诊断需要静息时或增加负荷时出现心肌缺血心电图表现。

2. 稳定型心绞痛

也称为稳定型劳力性心绞痛，是在冠状动脉固定性严重狭窄的基础上，由于心肌负荷的增加引起心肌急剧的、暂时的缺血与缺氧的临床综合征。其特点为阵发性的前胸压榨性疼痛或憋闷感，可伴有放射痛，常发生于劳力负荷增加或情绪激动时，持续时间为数分钟，休息或含服硝酸酯类药可缓解。

3. 不稳定型心绞痛

是对恶化劳力性心绞痛、卧位型心绞痛、静息型心绞痛、心肌梗死后心绞痛、混合性心绞痛的统称。此类患者冠状动脉粥样斑块不稳定，易突然发生斑块破裂并伴急性血栓形成，导致严重心肌缺血损伤甚至梗死，引起严重临床后果。不稳定型心绞痛常表现为原稳定型心绞痛患者在近1个月内发作频率增加、程度加重、症状持续时间延长、硝酸酯类药效果变差；1个月内新发心绞痛；休息状态下发生心绞痛；变异型心绞痛（心电图可见短暂的ST段抬高）。

4. 心肌梗死

即心肌缺血性坏死。急性心肌梗死可表现为持久的胸骨后剧烈疼痛、发热，可发生心律失常、心力衰竭或休克；心电图呈进行性特征性改变；心肌标志物（心肌酶或肌钙蛋白）增高。根据心电图ST段的抬高与否分为非ST段抬高性心肌梗死和ST段抬高性心肌梗死两种类型，其病理基础及处理方案不同。

5. 缺血性心肌病

为心肌长期供血不足导致心肌组织发生营养障碍和萎缩，或大面积心肌梗死后纤维组织增生所致。临床特点为心脏逐渐扩大，心功能逐渐减退，最终发生心力衰竭。其临床表现与扩张型心肌病相似。

6. 猝死

也被视为冠心病的一种特殊类型，好发季节为寒冬，患者年龄多不太大，半数生前无症状。在基层医务人员和群众中普及心肺复苏抢救知识对于挽救本型患者有积极意义。本节重点介绍心绞痛和心肌梗死。

三、临床表现

1. 心绞痛

（1）症状　以发作性胸痛为主要临床表现，典型疼痛特点为胸骨体中、上段之后，或心前区界限不清，可放射至左肩、左臂尺侧，偶有至颈、咽或下颌部。胸痛常为压迫样、憋闷感或紧缩样感，也可有烧灼感。发作时，患者可不自觉停止原来的活动。体力劳动、情绪激动、饱餐、受凉、心动过速等可诱发。疼痛出现后常逐步加重，一般持续3～5分钟，休息或含服硝酸甘油可迅速缓解。

（2）体征　平时一般无异常体征，心绞痛发作时常见心率加快、血压升高、面色苍白、表情焦虑、皮肤冷或出汗，有时出现第三心音或第四心音奔马律。

2. 心肌梗死

（1）症状

① 疼痛。是最先出现的症状，多发生于清晨，疼痛部位和性质与心绞痛相同，但诱因多不明显，且常发生于安静或睡眠时，程度较重，范围较广，持续时间可长达数小时或数日，休息和含用硝酸甘油多不能缓解。患者常烦躁不安、出汗、恐惧，或有濒死感。在我国，1/6～1/3的患者疼痛的性质及部位不典型，如少数患者无疼痛，一开始即表现为

休克或急性心力衰竭。部分患者疼痛位于上腹部，被误认为胃穿孔、急性胰腺炎等急腹症；部分患者疼痛放射至下颌、颈部、背部上方，被误认为骨关节痛；少数患者在整个病程中都无疼痛或其他症状，事后才发现得过心肌梗死。

② 全身症状。主要是发热，伴有心动过速等，由坏死物质吸收所引起。一般在疼痛发生后 24～48 小时出现，程度与梗死范围常呈正相关，体温一般在 38℃左右，很少超过 39℃，持续约 1 周。

③ 胃肠道症状。约 1/3 有疼痛的患者，在发病早期伴有频繁的恶心、呕吐和上腹部胀痛，与迷走神经受坏死心肌刺激和心排血量降低、组织灌注不足等有关。肠胀气亦不少见。重症者可发生呃逆。

④ 心律失常。见于 75%～95%的患者，多发生在起病 1～2 天，而以 24 小时内最多见，可伴乏力、头晕、晕厥等症状。以室性心律失常最多，尤其是室性期前收缩，如室性期前收缩频发（每分钟 5 次以上）、成对出现或呈短阵室性心动过速、多源性室性期前收缩或落在前一心搏的易损期时（R 在 T 波上），常为心室颤动的先兆。心室颤动是急性心肌梗死早期，特别是入院前的主要死因。前壁心肌梗死如发生房室传导阻滞表明梗死范围广泛，情况严重，预后较差。

⑤ 低血压和休克。疼痛期血压下降常见，未必是休克。如疼痛缓解而收缩压仍＜10.7kPa（80mmHg），有烦躁不安、面色苍白、皮肤湿冷、脉细而快、大汗淋漓、尿量减少（＜20mL/h）、神志迟钝，甚至晕厥者则为休克表现。休克多在起病后数小时至 1 周内发生，见于约 20%的患者，主要是心源性，为心肌广泛（40%以上）坏死、心排血量急剧下降所致，神经反射引起的周围血管扩张属次要因素，有些患者有血容量不足的因素参与。严重的休克可在数小时内致死，一般持续数小时或数日，可反复出现。

⑥ 心力衰竭。主要是急性左心衰竭，可在起病最初几日内发生或在疼痛、休克好转阶段出现，为梗死后心脏收缩力显著减弱或不协调所致，发生率为 32%～48%。出现呼吸困难、咳嗽、发绀、烦躁等症状，严重者可发生肺水肿，进而发生颈静脉怒张、肝大、水肿等右心衰竭表现。右心室心肌梗死者可一开始即出现右心衰竭表现，伴血压下降。

（2）体征

① 心脏体征。心脏浊音界可有轻至中度增大，心率多增快，少数也可减慢，心尖处和胸骨左缘之间扪及迟缓的收缩期膨出，是由心室壁反常运动所致，可持续几日至几周；心尖区有时可扪及额外的收缩期前的向外冲动，伴有听诊时的第四心音（即房性或收缩期前奔马律），系左心室顺应性减弱使左心室舒张末期压力升高所致。第一心音、第二心音多减弱，可出现第四心音（房性）奔马律，少数有第三心音（室性）奔马律。10%～20%的患者在发病第 2～3 小时出现心包摩擦音，系反应性纤维蛋白性心包炎所致。乳头肌功能障碍或断裂引起二尖瓣关闭不全时，心尖区可出现粗糙的收缩期杂音或伴收缩中晚期喀喇音。发生室间隔穿孔者，胸骨左下缘出现响亮的收缩期杂音，常伴震颤。右心室梗死较重者可出现颈静脉怒张，深吸气时更为明显。

② 血压。除发病极早期可出现一过性血压升高外，几乎所有患者在病程中都会有血压降低。起病前有高血压者，血压可降至正常；起病前无高血压者，血压可降至正常以下，且可能不再恢复到发病前的水平。

③ 其他。另外可有与心律失常、休克或心力衰竭有关的其他体征。

3. 与其他引起疼痛的疾病相鉴别

由于许多种疾病可以表现为胸痛，应注意与心绞痛相鉴别。引起胸痛的其他常见原因如下。

（1）肋间神经痛　沿肋间隙针刺样瞬间疼痛，疼痛发作与劳累无关，但体位变化可能影响疼痛程度。

（2）肋软骨膜炎　在肋软骨膜炎处有固定部位的压痛，吸气时加重。

（3）胸肌纤维质炎　局部有压痛，呼吸受限，可持续数日甚至更久。

（4）带状疱疹　持续痛，时轻时重，沿肋间隙皮肤有疱疹。

（5）颈椎病　胸椎上段与颈椎的骨质增生刺激神经根而引起胸痛，胸痛可剧烈似心绞痛，但心电图正常，硝酸甘油无效，颈椎X线检查示骨质增生。

（6）胸膜炎　胸痛与呼吸有关，可能有胸膜摩擦音或胸腔积液。

（7）食管裂孔疝　多为烧灼样疼痛，恶心呕吐，咽下不适，心电图正常。

（8）肺梗死　胸膜痛或心绞痛样胸痛，多有易发生栓塞的原发疾病，如心房颤动、血栓性静脉炎、下肢静脉曲张、恶性肿瘤、骨折及长期卧床。心电图可出现 S_{I}、Q_{III}、T_{III} 改变及右束支传导阻滞。

（9）主动脉夹层　疼痛发作开始时即达高峰，为撕裂样剧痛，部位更广泛，可涉及头颈、背部、腰部和下肢，常不能被镇痛剂所缓解，常伴有血压明显升高。其病情更为凶险。

（10）急性心包炎　可有心包摩擦音，心电图的ST段抬高多呈弓背向下，在数小时或1～2日即下降。

四、实验室及辅助检查

1. 肌红蛋白

肌红蛋白从损伤的心肌细胞释放进入循环血液，在心肌梗死发生后几小时即可检测。再灌注发生后，血清肌红蛋白快速上升，可作为成功再灌注及判断梗死范围大小的指标。

2. 心脏特异性肌钙蛋白

正常情况下心脏肌钙蛋白T和心脏肌钙蛋白I在外周循环中不存在，故只要高于参考值上限即有价值。

3. C 反应蛋白（CRP）

正常情况下CRP以微量形式存在于健康人血清中。冠心病发生6～8小时后，CRP迅速升高，48～72小时达高峰，故CRP是冠心病的危险因子，是冠心病严重程度的预测指标。

4. 肌酸激酶（CK）

血清CK在急性心肌梗死发生后4～8小时内超过正常范围，在2～3天内恢复正常。尽管血清CK升高是检出急性心肌梗死的敏感方法，但还存在假阳性。

5. 乳酸脱氢酶（LDH）

LDH在急性心肌梗死后24～48小时超过正常范围，3～6天达峰值，8～14天恢复正常。尽管 LDH 具有诊断的敏感性，但缺乏特异性。

6. 纤维蛋白二聚体

纤维蛋白二聚体在血清中的浓度变化与机体内血栓溶解密切相关，是急性心肌梗死溶栓、冠状动脉是否再通的指标。

7. 心电图检查

是临床用得最多的无创伤性检查方法。心绞痛患者约半数在静息状态下无 ST 段和 T 波改变等心肌缺血表现。应用常规心电图对确定心肌梗死诊断、判定梗死部位和范围及所处病程阶段很有帮助。

8. 冠状动脉内超声检查

该法是早期发现冠状动脉狭窄及观察病变进展的可靠方法。

9. 选择性冠状动脉造影

该法不仅可观察到冠状动脉粥样硬化的部位、形态和狭窄程度，而且还可了解心室壁的运动情况，被称为诊断冠心病的金标准。

五、诊断

根据心绞痛典型的发作特点和体征，含用硝酸甘油后缓解，结合冠心病易患因素，排除其他原因所致的心绞痛，一般可以确诊。发作时心电图检查可见缺血性 ST 段压低、T 波平坦或倒置，发作过后数分钟内可逐渐恢复。发作典型者则需要做心电图负荷试验或 24 小时动态心电图连续监测，如心电图出现阳性变化或负荷试验诱发心绞痛发作时亦可确诊。诊断有困难者则可考虑放射性核素检查和选择性冠状动脉造影。

根据典型的临床表现、特征性心电图、心电向量改变及实验室检查，诊断急性心肌梗死并不困难。老年患者突然发生原因不明的严重心律失常、休克、心力衰竭或较重而持久的胸闷痛，应考虑急性心肌梗死的可能，并尽可能短期内进行心电图和血清心肌酶的动态监测，以确定诊断。

心力衰竭和心律失常型的诊断，主要依据动脉粥样硬化的证据并除外其他器质性心脏病引起的心脏扩大、心力衰竭和心律失常。

六、鉴别诊断

1. 心绞痛

（1）心脏神经症　患者常诉胸痛，可为刺痛或隐痛，持续时间数秒钟至数小时，含用硝酸甘油无效或 10 多分钟后才见效，患者常有叹气，伴有心悸、手心和腋下多汗、失眠、注意力不集中等神经衰弱症状。

（2）急性心肌梗死　本病疼痛部位可与心绞痛相仿，但程度重，持续时间可达数小时，硝酸甘油含化不能缓解，常伴有发热、休克、心律失常及心力衰竭。心电图中面向梗死部位导联的 ST 段抬高，并有异常 Q 波。实验室检查示白细胞计数及心肌酶谱增高，红细胞沉降率增快。

（3）肋间神经痛　本病疼痛常累及 1～2 个肋间，为刺痛或灼痛，多为持续性发作，用力呼吸和身体转动可使疼痛加剧。

(4) 其他疾病引起的心绞痛　包括严重主动脉瓣狭窄或关闭不全、风湿性或病毒性冠状动脉炎、梅毒性主动脉炎引起冠状动脉口狭窄或闭塞、肥厚型心肌病等均可引起心绞痛，主要根据其临床表现加以鉴别。

(5) 消化系统疾病　诸如溃疡病、胆囊病变、食管裂孔疝、反流性食管炎等所引起的疼痛，与心绞痛十分相似，应进一步检查予以鉴别。

(6) 颈椎病变　可压迫神经根引起心前区疼痛，表现为持续性钝痛伴阵发性锐痛，可向左肩及左上肢放射，在头顶部施加压力可使症状加重，限制颈部活动可使之缓解。

2. 心肌梗死

(1) 心绞痛　尤其是自发性心绞痛，发作性疼痛剧烈，持续时间较长，与心肌梗死的疼痛难以鉴别，但心绞痛患者血压升高或无显著改变，无心包摩擦音，无坏死物质吸收的表现，如发热、白细胞计数增多、心肌酶增高。心电图无变化或仅有暂时性 ST 段和 T 波变化。

(2) 急性心包炎　尤其是急性非特异性心包炎，可有较剧烈而持久的心前区疼痛，早期即出现心包摩擦音，全身症状不如心肌梗死严重。心电图除 aVR 导联外，其余导联均有 ST 段弓背向下型抬高，T 波倒置，无异常 Q 波出现。

(3) 急性肺动脉栓塞　当发生大块肺梗死时，患者突然感觉呼吸困难，可伴剧烈咳嗽、咯血，并伴有剧烈胸痛，可发生休克，与心肌梗死症状相似。

(4) 主动脉夹层分离　在心前区或胸骨区突然出现剧烈疼痛，性质为烧灼样、撕裂样或刀割样，常放射到头、颈、上肢、背、腰、中下腹甚至下肢。疼痛发作时有休克征象，但血压仍较高，两上肢血压和脉搏可有明显差别。部分患者可有暂时性偏瘫和主动脉瓣关闭不全的表现。

七、治疗

尽快恢复心肌的血液灌注以挽救濒死的心肌、防止梗死扩大或缩小心肌缺血范围，保护和维护心脏功能，预防严重心律失常、泵衰竭和各种并发症，防止猝死，使患者不但能度过急性期，且康复后还能保持尽可能多的有功能的心肌。

1. 生活方式调整及一般治疗

缓解期时尽量避免各种诱发因素；调节饮食，进食不宜过饱；戒烟限酒；减轻工作压力及精神负担；保持适当体育活动；发作期时需卧床休息，尽量避免各种诱发因素，监测生命体征，镇静、吸氧（维持 $SaO_2>90\%$），积极处理可能引起心肌氧耗增加的疾病（如感染、发热、甲状腺功能亢进症、贫血、心力衰竭、低血压、低氧血症、快速型心律失常、严重缓慢型心律失常等），建立有效静脉通道。

2. 药物治疗

治疗药物包括两大功效药物。一类是改善缺血、减轻症状的药物，如硝酸酯类药物、β-受体拮抗剂、钙通道阻滞剂。另一类是预防心肌梗死、改善预后的药物，如抗血小板聚集类药物、他汀类降脂药、血管紧张素转化酶抑制剂/血管紧张素Ⅱ受体拮抗剂（ACEI/ARB）。

(1) 抗心肌缺血药物

① 硝酸酯类。可扩张静脉、动脉及粥样硬化的冠状动脉，代表药物有硝酸甘油、硝

酸异山梨酯等。

② β受体拮抗剂。通过减慢心率、减弱心肌收缩力、降血压等，从而降低心肌氧耗，改善缺血症状。代表药物有美托洛尔、比索洛尔等。

③ 钙通道阻滞剂。通过抑制心肌收缩、扩张冠脉及周围血管、降低血黏度等改善循环，从而缓解心肌缺血。代表药物有硝苯地平、氨氯地平等。

（2）预防心肌梗死、改善预后的药物

① 抗血小板治疗：a. 阿司匹林，通过抑制环氧化酶和血栓烷 A_2 合成达到抗血小板聚集作用；b. ADP受体拮抗剂，通过选择性不可逆抑制血小板二磷酸腺苷（ADP）受体而阻断ADP依赖激活血小板糖蛋白Ⅱb/Ⅲa复合物，有效减少ADP受体介导的血小板激活和聚集，代表药物主要是氯吡格雷。c. 血小板糖蛋白Ⅱb/Ⅲa（GPⅡb/Ⅲa）受体拮抗剂，通过抑制GPⅡb/Ⅲa受体，达到抑制血小板激活作用，常用药物为替罗非班。

② 调脂药。他汀类能有效降低TC和LDL-C，从而延缓斑块进展，具有稳定斑块和抗炎等调脂以外的作用。代表药物有阿托伐他汀、瑞舒伐他汀等。

③ ACEI/ARB类。此类药物可改善心肌重塑，可显著降低冠心病患者主要终点事件的相对危险性。ACEI代表药物有卡托普利、依那普利等；ARB代表药有缬沙坦、氯沙坦等。

④ 抗凝治疗。应常规用于中高危UA/NSTEMI及STEMI患者，在降低心脏事件发生方面有一定疗效。常用药物有普通肝素、低分子肝素。

⑤ 血管重建。a. 经皮冠状动脉介入治疗（percutaneous coronary intervention，PCI）；b. 冠状动脉旁路移植术（coronary artery bypass graft，CABG）；c. 溶栓治疗。

第四节　高血压

高血压（hypertension，HT）是一种以体循环动脉收缩期和（或）舒张期血压持续升高为主要特点的全身性疾病。高血压是心、脑血管疾病的重要病因和危险因素，迄今仍是心血管疾病死亡的主要原因之一。

高血压患病率和发病率在不同国家、地区或种族之间有差别，发达国家较发展中国家高，美国黑种人约为白种人的2倍。高血压患病率、发病率及血压水平随年龄增加而升高，高血压在老年人中较为常见，尤以收缩压性高血压多见。我国流行病学调查显示，高血压患病率呈明显上升趋势，北方高于南方，沿海高于内地，城市高于农村。青年期男性高于女性，中年后女性略高于男性。

高血压的标准是根据临床及流行病学资料人为界定的。2010年中国高血压防治指南推荐高血压的定义为在未服用抗高血压药物的情况下，非同日3次测量，收缩压≥140mmHg和/或舒张压≥90mmHg，可诊断为高血压。高血压可分为原发性高血压（essential hypertension）（即高血压病）和继发性高血压（secondary hypertension）（即症状性高血压）两大类。其中原发性高血压占总高血压的90%以上。

一、病因及发病机制

原发性高血压是一种原因不明，以血压增高为主要临床表现的综合征。目前认为原发性高血压是在一定的遗传背景下由多种后天环境因素作用，使正常血压调节机制失代偿所致。一般认为遗传因素占40%，环境因素约占60%。

1. 遗传因素

原发性高血压有明显的家族聚集性。双亲均有高血压，子女的发病概率高达46%，约60%高血压患者有家族史，提示其有遗传学基础或伴有遗传生化异常。

2. 环境因素

(1) 饮食　流行病学和临床观察均显示食盐摄入量与高血压的发生和血压水平呈正相关，饮食中摄入食盐越多，血压水平越高。而低钾、低钙、低动物蛋白的膳食更加重了钠对血压的不良影响。

(2) 精神应激　长期精神紧张、压力、焦虑或长期环境噪声、视觉刺激也可引起高血压。

(3) 其他因素　肥胖、服避孕药也与高血压的发生有关。肥胖是血压升高的重要危险因素。一般采用体质指数（body mass index，BMI）来衡量肥胖程度，即体重（kg）/身高（m^2）（20～24为正常范围）。约1/3高血压患者有不同程度的肥胖。服避孕药的妇女血压升高发生率及程度与服用时间长短有关，口服避孕药引起的高血压一般为轻度，并且可逆转。另外，阻塞性睡眠呼吸暂停综合征亦与高血压有关，50%患者有高血压。

二、临床表现

1. 症状

根据病情进展的缓急及病程的长短，原发性高血压可分为缓进型（良性）高血压和急进型（恶性）高血压。缓进型高血压通常起病缓慢，病程长，早期多无症状，可于查体时发现血压升高，少数患者则发生心、脑、肾等并发症时才被发现。患者可有头晕、头痛、颈项板紧、疲劳、心悸、眼花、耳鸣等症状，也可出现视物模糊、鼻出血等较重症状。急进型高血压一般起病较急骤，也可发病前有病程不一的缓进型高血压，典型表现为血压显著升高，舒张压多持续在130～140mmHg或更高。

当高血压病情发展到中、晚期的时候，血压增高可趋向稳定在一定范围内，尤其以舒张压增高更为明显。由于全身细小动脉长期反复痉挛以及脂类物质在管壁沉着引起管壁硬化，可造成心、脑、肾等重要脏器的缺血性病变，由于这些脏器损害及代偿功能程度的不同，除以上早期的一般症状外，还可出现如下一个或多个脏器相应的临床表现。

(1) 心脏　血压长期升高，左心室出现代偿性肥厚，当此种高血压性心脏病进一步发展时，可导致左心功能不全，继而出现右心室肥厚和右心功能不全。

(2) 肾脏　主要是肾小动脉硬化使肾功能逐渐减退，出现多尿、夜尿，尿检时可有少量血尿、管型尿、蛋白尿，尿比重降低。随着病情的不断发展，最终还可导致肾衰竭，出现氮质血症或尿毒症。

（3）脑　脑血管硬化或间歇性痉挛，常导致脑组织缺血、缺氧，产生不同程度的头痛、头晕、眼花、肢体麻木或暂时性失语、瘫痪等症状。在以上病理基础上，可进一步发展而引起脑卒中，其中以脑出血及脑动脉血栓形成最常见。

（4）眼底　在早期可见眼底视网膜细小动脉痉挛或轻、中度硬化，到晚期可见有出血及渗出物，视盘水肿。

原发性高血压的主要并发症有高血压危象、高血压脑病、脑血管病、心力衰竭、慢性肾衰竭和主动脉夹层等。少数原发性高血压患者病情急骤发展，舒张压持续≥130mmHg，并有头痛、视力模糊、眼底出血和视神经盘水肿，肾脏损害突出，持续蛋白尿、血尿与管型尿。病情进展迅速，如不及时有效降压治疗，预后很差，常死于肾衰竭、脑卒中或心力衰竭。病理上以肾小动脉纤维样坏死为特征，发病机制尚不清楚。

2. 体征

血压随季节、昼夜、情绪等因素有较大波动。冬季血压较高，夏季较低。血压有明显昼夜波动，一般夜间血压较低，清晨起床活动后血压迅速升高，形成清晨血压高峰。患者在家中的自测血压值往往低于在医院所测的血压值。心脏听诊时可有主动脉瓣区第二心音亢进、收缩期杂音或收缩早期喀喇音。高血压后期的临床表现常与心、脑、肾损害程度有关。

3. 并发症

常见并发症有高血压危象、高血压脑病、脑血管病、心力衰竭、慢性肾衰竭、主动脉夹层等。

三、实验室及辅助检查

1. 查体

除正确的血压测量外，要全面检查心、肺，计算体质指数；听诊颈动脉、腹主动脉、肾动脉和股动脉有无杂音；触诊甲状腺及腹部，注意有无肿大的肾脏、包块或异常的腹主动脉搏动，触诊下肢有无水肿和动脉搏动异常；此外，还应进行神经系统和眼底的检查。

根据偶然测几次血压决定是否是高血压，是非常不全面也是不科学的。而 24 小时动态血压能测量人体昼夜不同时间内的血压。需要注意的是，睡眠质量也可以影响昼夜节律，因此某些学者建议：夜间血压应该指患者生活日志上记录有正常睡眠情况下的夜间平均血压值。

2. 实验室检查

检查血常规，尿常规，血脂如总胆固醇、三酰甘油、高密度脂蛋白胆固醇和低密度脂蛋白胆固醇，血糖（肥胖患者还应查餐后 2 小时血糖），肾功能（血肌酐、尿素氮），血尿酸和电解质（钾、钠、氯、钙），以及心电图。必要时，可行心脏三维 X 线片和多普勒超声心动图检查。

四、诊断

高血压诊断主要根据诊所测量的血压值，采用经核准的水银柱血压计或电子血压计，测量安静休息坐位时上臂肱动脉部位血压。一般来说，左、右上臂的血压相差＜20mmHg，右侧大于左侧。如果左、右上臂血压相差较大，要考虑一侧锁骨下动脉及远端有阻塞性病变，例如大动脉有炎症、粥样斑块。必要时还应测量平卧位和站立位血压。是否血压升高，不能仅凭 1 次或 2 次诊所血压测量值来确定，需要一段时间的随访，观察血压变化和总体水平。临床随访资料显示，某些偶然测量血压发现血压升高的人，在后来 3～4 年的随访过程中，血压并未升高。因此，目前世界各国对高血压的诊断标准或分级标准指定范围，而不具体规定测量次数。一旦诊断高血压，必须鉴别是原发性还是继发性高血压。原发性高血压患者需要有关实验室检查，评估靶器官损害和相关危险因素。

动态血压检测的临床应用，扩展了人们对血压波动规律的认识。动态血压（ABP）不同于诊所血压（CBP），前者在日常生活起居活动情况下，包括睡眠和不同体位，由仪器自动测量数十次；后者在休息 5～10 分钟后取坐位由医护人员测量单次或数次。判断血压升高的标准也不同：CBP 为＞140/90mmHg；ABP 白昼为≥135/85mmHg。因此，ABP 和 CBP 的诊断价值与临床意义不完全相同。ABP 与 CBP 之间的关系，在不同人群中并不相同，表现为以下 4 种类型。

（1）CBP 不高，白昼 ABP 也不高，CBP 略低于白昼 ABP，见于健康者。

（2）CBP 升高，白昼 ABP 也升高，CBP 略高于或接近白昼 ABP，见于大部分局血压患者。

（3）CBP 升高，但白昼 ABP 不高，CBP 明显高于白昼 ABP，称为“白大衣性高血压”或“单纯性诊所高血压”。

（4）CBP 不高，但白昼 ABP 升高，CBP 明显低于白昼 ABP，称为“隐蔽性高血压”或“逆白大衣性高血压”。

五、鉴别诊断

1. 与继发性高血压相鉴别

继发性高血压是指由某些确定疾病或病因引起的血压升高，占高血压患者中的 5%～10%，应注意鉴别。继发性高血压可由肾实质疾病、肾动脉狭窄、主动脉缩窄、胸主动脉炎或腹主动脉炎、肾上腺肿瘤（如嗜铬细胞瘤、原发性醛固酮增多症、皮质醇增多症）、脑垂体肿瘤（如肢端肥大症）、甲状腺功能亢进、阻塞性睡眠呼吸暂停综合征等原因所致。其中，许多患者可通过手术治愈。还要注意，一些药物亦可引起或加重高血压。如免疫抑制剂中的环孢菌素、FK-506、皮质激素等。最常用于口服避孕的雌激素的剂量（30～35μg），只有轻度升高血压的效应。非甾体抗炎药（NSAIDs）和环氧合酶抑制剂，如塞来昔布、罗非昔布、伐地考昔等，通过其抗前列腺素作用使血压增高。减肥药，如西布曲明、芬特明、麻黄等；兴奋剂，如烟碱、苯异丙胺等；抗帕金森药，如溴隐亭、单胺氧化酶抑制剂；合成激素（如睾酮），以及拟交感神经药（如盐酸右旋麻黄碱）等，均可使血压增高。

2. 与肾实质性高血压相鉴别

肾实质性高血压包括急、慢性肾小球肾炎，糖尿病性肾病，慢性肾盂肾炎，多囊肾和肾移植后等多种肾脏病变引起的高血压，是最常见的继发性高血压。除了恶性高血压，原发性高血压很少出现明显蛋白尿，血尿罕见。肾功能减退首先从肾小管浓缩功能开始，肾小球滤过功能仍可长期保持正常或增强，直到最后阶段才有肾小球滤过率降低、血肌酐上升。肾实质性高血压往往在发现血压升高时已有蛋白尿、血尿和贫血，肾小球滤过功能减退，肌酐清除率下降。肾穿刺组织学检查有助于确诊。

3. 与肾血管性高血压相鉴别

肾血管性高血压是单侧或双侧肾动脉主干或分支狭窄引起的高血压。常见病因有多发性大动脉炎、肾动脉纤维肌性发育不良和动脉粥样硬化，前两者主要见于青少年，后者见于老年人。多进展迅速，表现为舒张压中、重度升高，上腹部或背部肋脊角可闻及血管杂音，静脉肾盂造影、多普勒超声、放射性核素肾图有助于诊断。

4. 与原发性醛固酮增多症相鉴别

本症是肾上腺皮质增生或肿瘤分泌过多醛固酮所致。临床上以长期高血压伴低血钾为特征。可有肌无力、周期性瘫痪、烦渴、多尿等症状。血压大多为轻、中度升高，约 1/3 表现为顽固性高血压。实验室检查有低血钾、高血钠、代谢性碱中毒、血浆肾素活性降低、血浆醛固酮及尿醛固酮增多。血浆醛固酮/血浆肾素活性比值增大有较高诊断敏感性和特异性。超声、放射性核素、CT、MRI 可确定病变性质和部位。

5. 与嗜铬细胞瘤相鉴别

嗜铬细胞瘤起源于肾上腺髓质、交感神经节和体内其他部位嗜铬组织，肿瘤间歇或持续释放过多肾上腺素、去甲肾上腺素与多巴胺。临床表现变化多端，典型的发作表现为阵发性血压升高伴心动过速、头痛、出汗、面色苍白。在发作期间可测定血儿茶酚胺或尿儿茶酚胺或其代谢产物 3-甲氧基-4-羟基苦杏仁酸（VMA），如有显著增高，提示嗜铬细胞瘤。超声、放射性核素、CT 或 MRI 等可做定位诊断。

6. 与皮质醇增多症相鉴别

又称库欣综合征，主要是由于促肾上腺皮质激素分泌过多导致肾上腺皮质增生或者肾上腺皮质腺瘤，引起糖皮质激素过多。80%患者有高血压，同时有向心性肥胖、满月脸、水牛背、皮肤紫纹、毛发增多、血糖增高等表现。24 小时尿中 17-羟和 17-酮类固醇增多，地塞米松抑制试验和肾上腺皮质激素兴奋试验有助于诊断。颅内蝶鞍 X 线检查、肾上腺 CT、放射性核素肾上腺扫描可确定病变部位。

7. 与主动脉缩窄相鉴别

主动脉缩窄多数为先天性，少数是多发性大动脉炎所致。临床表现为上臂血压增高，而下肢血压不高或降低。在肩胛间区、胸骨旁、腋部有侧支循环的动脉搏动和杂音，腹部听诊有血管杂音。胸部 X 线检查可见肋骨受侧支动脉侵蚀引起的切迹。主动脉造影可确定诊断。

六、治疗

目前对原发性高血压尚无根治方法，必须坚持长期、个体化治疗的原则，将血压降到患者能耐受的水平，最大限度地降低心脑血管疾病的发病率和死亡危险。治疗措施包括以下几个方面。

1. 改善生活行为

适用于各类高血压患者，包括：①减轻体重；②限制钠盐摄入；③补充钙和钾；④科学合理膳食，减少脂肪摄入；⑤戒烟限酒；⑥适度地增加低中度运动；⑦减少精神压力，保持心理平衡。

2. 降压药物治疗

凡高血压 2 级及以上患者；高血压合并糖尿病或靶器官损害和并发症的患者；血压持续升高 6 个月以上，经非药物治疗仍不能有效控制者，必须使用降压药物治疗。目前常用的降压药物主要有利尿剂、β 受体阻滞剂、钙通道阻滞剂、血管紧张素转换酶抑制剂（ACEI）、血管紧张素Ⅱ受体拮抗剂（Angiotensin Ⅱ receptor antagonists）及 α_1-受体阻滞剂。降压药物的使用原则：①药物治疗从小剂量开始，逐渐增加剂量，直至满意控制血压后进行长期治疗；②尽可能选用长效制剂可以减少血压的波动，并提高用药的依从性；③联合用药治疗可以增强药物疗效，减少不良反应；④药物治疗方案选择应个体化；⑤坚持长期用药，高血压患者一般需要长期甚至终生服药，不能在血压控制到正常范围后随意停药。

3. 高血压急症的治疗

①迅速降低血压：首选硝普钠静脉滴注，也可给予硝酸甘油、尼卡地平或地尔硫等药。但应注意短时间内血压骤降可影响重要器官的血供，应逐步控制血压，24 小时内血压降低 20％～25％为宜，48 小时内血压不低于 160/100mmHg。②有高血压脑病时给予脱水剂如甘露醇或快速利尿剂如呋塞米静脉注射。③有烦躁、抽搐者应用地西泮、巴比妥类药物肌内注射或水合氯醛灌肠。

第三章

消化科疾病

第一节　急性胃炎

急性胃炎是由多种原因引起的急性胃黏膜非特异性炎症，病理上以中性粒细胞浸润为主要特点。根据黏膜损害程度，分为急性单纯性胃炎和急性糜烂性胃炎。

一、病因与发病机制

1. 理化因素

过冷、过热或过于粗糙的食物、饮料（如浓茶、浓咖啡、烈酒）、刺激性调味品、特殊类型药物（如非甾体抗炎药、肾上腺皮质激素、抗生素、抗肿瘤药物等），均可破坏黏膜屏障造成胃黏膜的损伤和炎症。非甾体抗炎药还能干扰胃黏膜上皮细胞合成硫糖蛋白，使胃内黏液减少、脂蛋白膜的保护作用削弱，引起胃腔内氢离子逆扩散，导致黏膜固有层肥大细胞释放组胺、血管通透性增加，以致胃黏膜充血、水肿、糜烂和出血等病理过程。同时药物还抑制前列腺素合成，使胃黏膜的修复受到影响而加重炎症。

2. 生物因素

包括细菌及其毒素。常见的致病菌为沙门菌属、嗜盐菌、致病性大肠埃希菌等；常见毒素为金黄色葡萄球菌及肉毒杆菌毒素，尤其是前者较为常见。进食污染细菌或毒素的不洁食物后可合并肠炎，此即急性胃肠炎。近年因病毒感染而引起本病者渐多。

3. 机体因素

包括全身感染、严重创伤、颅内高压、大手术、休克、过度紧张劳累等。应激状态下，交感神经及迷走神经兴奋，前者使胃黏膜血管痉挛收缩，血流量减少；后者则使黏膜下动静脉短路开放，黏膜缺血缺氧加重，导致胃黏膜上皮损害，发生糜烂和出血。

二、病理

病变多为弥漫性，也可为局限性，仅限于胃窦部。大体表现为黏膜充血、水肿，表面常有渗出物及黏液覆盖。急性糜烂出血性胃炎表现为多发性糜烂和浅表性溃疡，常有簇状出血病灶。显微镜下表现为黏膜固有层中性粒细胞浸润或形成小脓肿。糜烂出血性胃炎的胃黏膜上皮失去正常柱状形态并形成脱落，黏膜层有多发局灶性出血、坏死。

三、临床表现

多数急性起病，症状轻重不一。急性单纯性胃炎主要表现为上腹饱胀、隐痛、食欲减退、嗳气、恶心、呕吐等。由沙门菌或金黄色葡萄球菌及其毒素致病者，常于进不洁饮食数小时或24小时内发病，多伴有腹泻、发热，严重者可表现为脱水、酸中毒或休克等。外周血白细胞总数增加，中性粒细胞比例增多。糜烂出血性胃炎可无症状或为原发病的症状所掩盖，也可表现为腹痛、腹胀、恶心等消化不良症状；严重者起病急骤，在原发病的病程中突发上消化道出血，表现为呕血或黑便。内镜检查可见胃黏膜充血、水肿、渗出，严重者表现为黏膜糜烂、出血或溃疡，可表现为弥漫性或局限性。

四、辅助检查

1. 血常规检查

细菌感染者白细胞及中性粒细胞升高。出血明显者因为血液浓缩，近期内红细胞及血色素正常或升高，待补充血容量后较前下降。

2. 大便及呕吐物隐血试验

有出血者可呈阳性。

3. 胃镜检查

胃镜检查一般应在出血后24～48小时内进行，但对病因未明大出血者常在病床边行急诊胃镜检查以明确病因或在胃镜直视下止血治疗。镜下可见胃黏膜多发性糜烂、出血和水肿，表面时有黏液或炎性渗出物附着。本病的确诊有赖于纤维胃镜检查。

4. X线钡餐造影检查

出血完全停止后进行。但一般诊断价值不高。

五、诊断与鉴别诊断

依据病史和临床表现不难诊断，但应注意与消化性溃疡、早期急性阑尾炎、急性胆囊炎、急性胰腺炎等相鉴别。内镜检查结合病理结果有助于诊断。糜烂出血性胃炎的确诊依靠早期胃镜检查，镜下可表现为黏膜充血糜烂或出血灶，超过48小时病变可能已消失。通过临床观察、超声检查、血液生化检查、腹部X线检查等排除其他疾病。除消化道出血外，轻症或短期发生的急性胃黏膜病变不推荐首选胃镜检查。

六、治疗

急性单纯性胃炎，治疗需去除病因、适当休息、进清淡流质饮食，必要时禁食1～2餐。呕吐、腹泻剧烈者注意水与电解质补充，保持酸碱平衡；可给予黏膜保护剂；细菌感染所致者应给予抗生素；腹痛明显可适当给阿托品等解痉治疗。急性糜烂出血性胃炎，应积极治疗原发病，去除致病因素。除应用黏膜保护剂外，疼痛明显或胃镜下糜烂、出血病灶广泛的患者可同时给予 H_2 受体拮抗剂；严重患者需要应用质子泵抑制剂（PPI）。

临床上对存在应激状态、可能引起急性胃黏膜病变的患者常给予适当抑酸治疗达到预防目的；对长期服用非甾体抗炎药物的患者应采用选择性环氧合酶 2（COX-2）抑制剂，饭后服用，或加用 H_2 受体拮抗剂或 PPI。

七、预后

急性胃炎是一种可逆性病变，可在短期内治愈。除消化道大出血外，本病一般预后良好。

第二节 消化性溃疡

消化性溃疡指胃酸及胃蛋白酶对消化道黏膜自身消化所致的炎性溃疡，可发生于食管、胃、十二指肠、胃空肠吻合口附近以及含有胃黏膜的梅克尔憩室（Meckel 憩室），其中以胃溃疡（GU）和十二指肠溃疡（DU）最为常见。

一、病因与发病机制

1. 幽门螺杆菌感染

幽门螺杆菌感染是消化性溃疡的主要病因。

2. 药物

某些药物可引起胃、十二指肠黏膜损害，其中以非甾体抗炎药最为明显。

3. 胃酸和胃蛋白酶

胃酸的存在是溃疡发生的决定因素，溃疡的最终形成是胃酸/胃蛋白酶对黏膜自身消化所致。

4. 其他因素

如遗传，吸烟，胃、十二指肠运动异常，应激和心理因素。

二、临床表现

1. 症状

（1）慢性过程　病史可达数年或 10 余年。

（2）周期性发作　以十二指肠溃疡较为突出。

（3）节律性上腹痛　疼痛性质可为隐痛、钝痛、胀痛、灼痛甚至剧痛，或呈饥饿样不适感。胃溃疡疼痛的部位多为剑突下正中或偏左，十二指肠溃疡常在上腹偏右。疼痛与进食有关，十二指肠溃疡呈饥饿痛，即疼痛-进餐-缓解，约半数于午夜出现疼痛，称“午夜痛”。胃溃疡的疼痛多在餐后 1 小时内出现，至下次餐前逐渐缓解，直至下次进餐后再出现，即进餐-疼痛-缓解。

（4）其他　可有反酸、嗳气、食欲减退等胃肠道症状；也可有多汗、失眠、脉缓等自主神经功能失调的表现。

2. 体征

缺乏特异性，多数有上腹部局限性压痛，程度不重，缓解后无明显体征。

3. 特殊类型的消化性溃疡

（1）复合性溃疡　指胃与十二指肠均有活动性溃疡，多见于男性，幽门狭窄、梗阻发生率较高。

（2）幽门管溃疡　餐后很快发生疼痛，易出现幽门梗阻、穿孔和出血等并发症。

（3）球后溃疡　指发生在十二指肠降段、水平段的溃疡。多位于十二指肠降段的初始部及乳头附近，溃疡多在后内侧壁。

（4）巨大溃疡　指直径＞2cm的溃疡，常见于有NSAID服用史及老年患者。

（5）老年人溃疡及儿童期溃疡　老年人溃疡临床表现多不典型，常无症状或症状不明显，疼痛多无规律，较易出现体重减轻和贫血。

（6）难治性溃疡　经正规抗溃疡治疗而溃疡仍未愈合。

4. 并发症

出血、穿孔、幽门梗阻、癌变。

三、实验室及其他检查

1. 胃镜及胃黏膜活体组织检查

是确诊消化性溃疡首选检查方法。

2. X射线钡餐检查

适用于对胃镜检查有禁忌或不愿接受胃镜检查者。溃疡的X射线直接征象是龛影，对溃疡有确诊价值。

3. 幽门螺杆菌检测

是消化性溃疡的常规检测项目，其结果可作为选择根除幽门螺杆菌治疗方案的依据。

4. 粪便隐血试验

阳性提示溃疡有活动，如胃溃疡患者持续阳性，应怀疑癌变的可能。

四、诊断

病史是诊断消化性溃疡的初步依据，根据慢性病程、周期性发作、节律性上腹部疼痛等特点，可作出初步诊断；腹痛发生与进餐时间的关系是鉴别胃与十二指肠溃疡的重要临床依据；胃镜可以确诊，不能接受胃镜检查者，X射线钡剂造影发现龛影，可以诊断溃疡。

五、治疗

治疗的目的在于缓解症状、促进愈合、防止并发症和避免复发。

1. 抑制胃酸分泌

目前临床上常用的抑制胃酸分泌的药物有H_2受体拮抗剂（H_2RA）和质子泵抑制剂

（PPI）两大类。

2. 根除幽门螺杆菌

消化性溃疡不论活动与否，都是根除 Hp 的主要指征之一。目前推荐 1 种 PPI＋1 种铋剂＋2 种抗生素的治疗方案。对有并发症和经常复发的消化性溃疡患者，应追踪抗 Hp 的疗效，一般应在治疗至少 4 周后复查 Hp。

3. 保护胃黏膜

常用的药物有枸橼酸铋钾、果胶铋、铝碳酸镁等。

4. 外科手术

对于大量出血经内科治疗无效、急性穿孔、瘢痕性幽门梗阻、胃溃疡疑有癌变及正规治疗无效的顽固性溃疡可选择手术治疗。

第三节　功能性胃肠病

功能性疾病是相对于器质性疾病而言的。器质性疾病是指多种原因引起机体某一器官或某一组织系统发生病变，造成该器官或组织系统损害，这些损害有确切的病理生理改变依据，可以通过特定的检测手段检测出来。功能性疾病，一般地说，是由支配器官的神经系统失调引起，病情轻微，常规的检测方法无法检测出导致疾病发生的病理生理学改变，一般不会导致严重后果，是一组临床综合征。功能性疾病在各年龄均可发生，一般在青春期、更年期更易发生，女性多于男性。近年来随着生活节奏加快，学习和工作压力的增加，功能性疾病的发病有增高趋势。当然，功能性疾病与器质性疾病的区别并非绝对，病情可以相互转化。

功能性胃肠病（functional gastrointestinal disorder，FGID）是一组表现为慢性或反复发作的胃肠道综合征，临床表现主要是胃肠道的相关症状，因症状特征不同而有不同的命名，多伴有精神因素的背景，需排除器质性疾病方可确诊。

虽然目前认为功能性胃肠病没有结构或器质性疾病的证据，但功能性胃肠病并不是单一的功能病。功能性胃肠病表现出的胃肠道动力和感觉功能的障碍，是基于异常的神经胃肠病学基础，即胃肠动力与感知的神经网络调节系统的异常。简言之，胃肠道动力异常包括排空过快或排空延缓；以及内脏敏感性增高，如对生理性刺激即表现出不适感，对轻微的伤害性刺激即表现出强烈的反应，是功能性胃肠病发生的基础。各种原因引起的心理异常也是功能性胃肠病发病的重要环节。心理应激可影响胃肠动力和感觉功能的变化。功能性胃肠病患者容易伴有焦虑和抑郁状态，其症状常受情绪因素的影响。这与患者面临的竞争、压力、负性事件和应激事件有关，还与患者本身性格和人格等有关，并受幼年时期有无恶劣环境刺激以及遗传因素的影响。

一、功能性消化不良

功能性消化不良（functional dyspepsia，FD）的主要表现是上腹疼痛或者上腹不适，有腹胀、早饱、餐后饱胀、恶心等。根据流行病学资料，消化不良发病相当常见。FD不仅影响患者生活质量，而且构成相当高的医疗费用，因此已逐渐成为一个主要的医疗保健问题。

功能性消化不良患病率高达20%～30%，年发病率也在1%以上，占消化门诊的50%左右，女性稍多于男性，20～49岁之间最多。根据病理生理机制，功能性消化不良可分为两种类型。①餐后不适综合征：指发生在正常进食量之后的餐后饱胀不适感，每周发生数次，或早饱，阻止了正常进食，每周发生数次。②上腹痛综合征：每周至少一次中等程度的位于上腹部的疼痛或烧灼感，排便或排气不能缓解。

1. 发病机制

功能性消化不良是一种常见病，发病率很高，发病机制尚未完全明确，可能与多种因素有关。包括胃酸分泌、胃和十二指肠慢性炎症、胃肠动力障碍、幽门螺杆菌、精神社会心理因素等在功能性消化不良发病中均有一定的作用。

2. 诊断

（1）诊断标准

① 有餐后饱胀不适、早饱、上腹痛、上腹烧灼感中的至少一个症状。

② 除外可以解释症状的器质性疾病（包括胃镜检查）。诊断之前需有至少6个月存在症状，并且后3个月符合诊断标准。

（2）诊断程序　功能性消化不良为排除性诊断，在临床中，既要求不漏诊，又不应对患者进行无限制的检查，以造成过高的医疗负担。故在全面的病史采集和体格检查的基础上，先判断有无下列提示器质性疾病的“报警症状”：①发病年龄45岁以上；②近期内出现消化不良症状；③有消瘦、贫血、呕血、黑便、吞咽困难、腹部肿块、黄疸等临床症状；④消化不良症状进行性加重。对年轻且没有报警症状者，即采用经济的排除诊断方法，可选择以下检查排除相关器质性疾病，主要包括血常规、血沉、C-反应蛋白及大便潜血以及肝功能试验、肝胆B超等。

目前我国内镜检查的开展已相当普遍，且费用相对较低。由于我国的胃癌患病率比西方国家高，遇有消化不良伴报警症状时，内镜检查是诊断的主要手段，不应忽视，尤其对于有肿瘤家族史，年龄40岁以上者。对有明显情绪因素或心理障碍的患者，及时进行有关胃镜检查，对明确诊断和解释病情更为有利。如患者无上述报警症状且一般情况良好，或以往已接受过有关检查，最近症状又复发，或暂不能接受有关检查时，可采用经验治疗。对经验治疗无效的病例，再做进一步详细检查。如有关检查显示阴性结果或不能解释其症状的阳性结果，必要时还应做进一步检查，包括胃电图、胃排空检查等，以了解胃动力功能，采用内脏感知检查了解感知有无异常，必要时可进行心理测试等。

3. 治疗

（1）一般治疗　建立良好的生活习惯，减轻思想压力。

（2）药物治疗　以腹痛为主者可予制酸药，以饱胀、早饱为主者可予促动力药及促消化药。对精神因素明显者可予抗焦虑抑郁药。

二、肠易激综合征

肠易激综合征（irritable bowel syndrome，IBS）是肠道功能障碍所导致的一系列下消化道症状，主要表现腹痛、腹部不适，同时伴有大便性状和排便习惯的改变，而且这些症状不能够用生化的异常或肠道的解剖学、形态学异常来解释。目前诊断主要依据罗马Ⅳ标准。IBS全球患病率高达11.2%，我国患病率约为6.5%。患者可伴有心理障碍，如抑郁、焦虑，或其他全身症状，如头痛、失眠等。尽管其为一种慢性良性疾病，但可对生活质量造成严重影响，导致社会功能下降，增加医疗资源消耗，对患者及社会造成重大经济负担。

1. 临床表现

起病较缓慢，症状反复发作，病程可长达数年或数十年，但全身营养状况却不受影响。最主要的表现是腹痛或腹部不适、排便习惯和粪便性状的改变。其中腹痛或腹部不适是肠易激综合征的必具症状。

2. 诊断

按罗马Ⅳ标准，肠易激综合征的诊断条件是：反复发作的腹痛，过去3个月内每周至少发作1天，伴有以下两项或两项以上：①与排便有关；②发作时伴有排便频率改变；③发作时大便性状的改变。在诊断之前症状出现至少6个月，且近3个月症状必须符合诊断标准。

支持诊断包括大便频率异常、大便性状异常、排便费力、排便有急迫感或排便不尽、排黏液便和腹胀，但并非诊断所必需。

诊断程序：肠易激综合征的诊断为排除性诊断。首先，全面采集病史和体格检查是肠易激综合征诊断的基础，又是鉴别诊断的重要提示，必须高度重视。其次，要注意报警症状和体征的判别。再次，对无报警症状和体征，年龄40岁以下，症状典型者，可视情况而定是否行肠镜检查。

症状重叠：肠易激综合征患者可以同时具有如功能性消化不良等其他功能性胃肠病的临床症状，亦可与其他功能性胃肠病并存，要注意鉴别。

3. 分型

根据主要的大便性状分为：IBS-C（便秘型），排硬便或块状便比例≥25%及不成形（糊状便）或水样便的比例＜25%；IBS-D（腹泻型），排不成形（糊状便）或水样便的比例≥25%及硬便或块状便比例＜25%；IBS-M（混合型），排硬便或块状便比例≥25%及不成形（糊状便）或水样便的比例≥25%；IBS-U（未定型），大便异常不能符合IBS-C、IBS-D或IBS-M的标准。

4. 治疗

肠易激综合征的治疗目的是消除患者顾虑、改善症状、提高生活质量。治疗原则是在建立良好医患关系基础上，根据症状严重程度进行分级治疗和根据症状类型进行对症治疗。注意治疗措施的个体化和综合运用。

（1）一般治疗　建立良好的生活习惯，饮食上避免诱发症状的食物，因人而异，减轻思想压力。

（2）药物治疗　采用胃肠解痉药（如匹维溴铵）、促动力药、止泻药（如洛哌丁胺或地芬诺酯）、轻泻药（如聚乙三醇、利那洛肽）、抗焦虑抑郁药。

第四节　炎症性肠病

炎症性肠病（inflammatory bowel disease，IBD）专指病因未明的胃肠道慢性炎症性病变，主要包括溃疡性结肠炎（ulcerative colitis，UC）和克罗恩病（Crohn's disease，CD）。UC 和 CD 的发生率及患病率因地而异，以北欧和北美白人发生最多，高纬度地区发病多于低纬度地区，西方多于东方，UC 多于 CD。好发年龄有 2 段，分别是 15～35 岁和 50～80 岁。

一、病因

炎症性肠病的病因未明，可能为环境、遗传和感染等多因素导致免疫紊乱的肠道慢性非特异性炎症。

1. 遗传因素

IBD 的最重要危险因素是阳性家族史。10%～20%的 IBD 患者波及其一级亲属，患者的一级亲属 IBD 发生率约为一般人群的 30～100 倍。有家族史的患者通常较无家族史患者的发病年龄更为年轻。

2. 环境因素

一些现象包括发达国家发病率高于发展中国家，寒冷的高纬度地区高于低纬度地区，提示环境因素在 IBD 发病中起重要作用。

3. 感染因素

IBD 主要发生在肠道细菌浓度最高的区域。肠道微生物因素在 IBD 中扮演重要角色。尽管至今未找到某一特异微生物病原与 IBD 有恒定关系，但不能完全忽视 IBD 患者中可能出现的致病性微生物菌株，尤其考虑到 30%～40%的结肠微生物尚无法培养，难以确定其种系。正常情况下，肠黏膜对肠道细菌具有免疫耐受性，对这些细菌不会产生免疫应答，而 IBD 患者则存在对肠道菌丛的免疫耐受缺失。

4. 免疫因素

肠道黏膜免疫反应的激活是导致 IBD 肠道炎症发生、发展和转归过程的直接原因。IBD 患者存在免疫耐受缺失，一系列研究提示 CD 是一种典型的 1 型辅助性 T 细胞（Th）反应，而 UC 则是一种非典型的 2 型辅助性 T 细胞（Th_2）反应，临床上使用硫唑嘌呤等免疫抑制剂有效治疗 IBD 及肿瘤坏死因子 α 单克隆抗体成功应用于 IBD 治疗是很好的例证。

二、临床表现

1. 消化系统表现

反复腹痛、腹泻是UC和CD共同的常见消化道表现。黏液脓血便在活动性UC患者中更加常见。CD的腹痛常位于右下腹或脐周。此外CD还有腹部包块、瘘管形成、肛周病变。其中肛周病变如肛周脓肿、肛门直肠周围瘘管及肛裂等是CD最为特征性的临床表现。

2. 全身表现

表现为发热，CD患者消瘦、贫血、低蛋白血症等营养障碍表现比UC更为常见，若UC伴发以上营养不良、衰弱等表现常提示重症或病情持续活动。

3. 肠外表现

UC和CD都可以伴有多种肠外表现，包括口腔复发性溃疡、外周关节炎、结节性红斑、坏疽性脓皮病、巩膜炎、前葡萄膜炎等。

三、辅助检查

1. 实验室检查

评估患者炎症程度和营养状况等。血常规检查可以发现血红蛋白下降，白细胞计数升高、血沉、C反应蛋白升高，提示疾病处于活动期中。严重的IBD患者常伴有清蛋白下降，粪便镜检可发现红、白细胞，同时有助于排除感染性结肠炎，包括痢疾志贺菌、沙门菌、耶尔森菌、梭状芽孢杆菌、阿米巴滋养体及包囊感染。

2. 内镜检查

结肠镜检查和黏膜组织活检是IBD诊断和鉴别的主要依据。结肠镜下UC病变多从直肠开始，呈连续性、弥漫分布。轻度炎症表现为红斑、失去其正常的细微血管结构，进而出现血管结构消失、黏膜糜烂、颗粒状、质地脆易出血、弥漫不规则浅溃疡，严重时表现为黏膜自发性出血和溃疡伴脓苔。CD早期表现为口疮样溃疡，融合后形成纵行深溃疡。CD内镜下多为非连续跳跃改变，病变之间黏膜可完全正常。其他常见内镜表现包括卵石症、肠壁增厚伴不同程度狭窄、团簇样息肉增生等。为鉴别诊断及明确病变范围，怀疑CD的患者应当进一步行电子胃镜明确有无上消化道累及、气囊辅助式小肠镜或胶囊内镜明确小肠病变。

3. 影像学检查

CT小肠成像（CTE）和磁共振小肠成像（MRE）是评估小肠炎症性病变的标准影像学检查，可反映肠壁的炎症改变、病变分布的部位和范围、狭窄的存在及其可能的性质、肠系膜炎症分布情况、肠腔外的并发症包括瘘管及腹腔脓肿等。对于UC患者，肠腔狭窄时如结肠镜无法通过，可应用钡剂灌肠、CT结肠成像检查显示结肠镜检查未及的部位。

4. 病理组织学检查

黏膜活检建议多段、多点取材。UC黏膜病变一般呈连续弥漫性，局限于黏膜层及黏膜下层，甚少深入肌层。组织学特征包括固有膜内弥漫性慢性淋巴细胞、浆细胞、单核细胞等细胞浸润，隐窝脓肿，活动期有大量中性粒细胞和嗜酸性粒细胞浸润。CD病理特点为病变呈节段性或跳跃性，早期为口疮样溃疡，随后溃疡增大，形成纵行溃疡，将黏膜分割，呈鹅卵石样外观；病变累及肠壁全层。组织学特点为非干酪坏死性肉芽肿，由类上皮细胞和多核巨细胞构成。

四、诊断

UC和CD都缺乏诊断的金标准，主要结合临床、实验室检查、影像学检查、内镜和组织病理学表现进行综合分析，在排除感染性和其他非感染性肠炎的基础上作出诊断。具有上述典型临床表现者为临床疑诊，同时具备上述内镜和（或）放射学特征者可临床拟诊；如再具备黏膜活检和（或）手术组织病理学特征者可以确诊。

五、治疗

IBD的治疗目标是诱导并维持临床缓解以及黏膜愈合，防止并发症，改善患者生活质量。加强对患者的长期管理。

1. 药物治疗

（1）氨基水杨酸制剂　氨基水杨酸制剂是治疗轻中度UC的主要药物，对于轻度CD也有效，但需要及时评估疗效。该类药物主要包括柳氮磺吡啶及其他各种不同类型的5-氨基水杨酸制剂。美沙拉嗪一般推荐2～4g/d口服。

（2）糖皮质激素　糖皮质激素是中重度UC和CD诱导缓解治疗的主要药物。UC患者经过足量氨基水杨酸制剂治疗后（2～4周）症状控制不佳者，应当及时改用糖皮质激素进行诱导缓解治疗，推荐泼尼松0.75～1.00mg/（kg·d），达到症状缓解后开始逐渐减量至停药。

（3）免疫抑制剂　主要是指硫嘌呤类药物，主要包括硫唑嘌呤和6-巯基嘌呤，用于CD或UC维持缓解治疗。我国人群推荐剂量一般为1mg/（kg·d）。由于起效较慢（硫唑嘌呤用药12～16周后才达到最大疗效），故一般糖皮质激素开始减量后可以用硫唑嘌呤来缓解减量应用糖皮质激素的不良反应。

（4）生物制剂　抗肿瘤坏死因子α单克隆抗体（英夫利昔单抗）为促炎性细胞因子的阻滞剂，临床主要用于高危CD患者或传统治疗无效的UC及CD患者。

2. 手术治疗

并发有消化道大出血、穿孔、肠梗阻、脓肿形成且内科保守治疗无效的患者，或怀疑恶性病变发生的患者应当行手术治疗。

3. 一般治疗

IBD患者强调饮食和营养补充，一般给予高营养低渣饮食，适当给予叶酸、维生素B_{12}等多种维生素及微量元素。如病情严重的患者可予以要素饮食或完全胃肠外营养。此外，CD患者必须戒烟。

第五节 胰腺炎

一、急性胰腺炎

急性胰腺炎（acute pancreatitis，AP）是指多种病因导致胰酶在胰腺内被激活后引起胰腺组织自身消化，从而出现水肿、出血甚至坏死的化学性炎症反应。临床上以急性上腹痛，恶心，呕吐，血、尿淀粉酶增高为主要表现。

1. 病因与发病机制

（1）病因 急性胰腺炎病因包括胆道疾病、过量饮酒、高脂血症等。我国急性胰腺炎患者的病因主要为胆道疾病。

① 胆道疾病：胰管多与胆总管共同开口于十二指肠壶腹部，若存在胆道结石、炎症和狭窄等因素造成壶腹梗阻，则胆汁可经共同通道反流进入胰管，导致胰管内压力升高、胰液外溢、胰蛋白酶激活，从而造成胰腺组织损伤，引发胰腺炎。

② 过量饮酒：酒精具有促进胰液分泌的作用。在酒精的刺激下，胰液可大量分泌，易导致胰管内压力上升，继而引发胰管及胰腺组织损伤。

③ 高脂因素：存在高脂血症的患者机体内甘油三酯（TG）水平较高，TG 在胰脂酶的作用下可生成游离脂肪酸，而游离脂肪酸常可造成胰腺腺泡损伤。

④ 高钙因素：若患者存在甲状旁腺功能亢进症等，则可引起高钙血症，而高浓度钙离子可刺激胰液分泌，易导致胰腺组织损伤。此外，高钙因素亦可引发胰管结石，造成胰管梗阻。

⑤ 先天性胰管阻塞：某些胰腺先天性疾病可造成胰管阻塞，如胰腺分裂患者的主、副胰管在发育过程中未能融合，导致大部分胰液经狭小的副乳头引流，故而易出现引流不畅。

⑥ 十二指肠降段疾病：球后穿透性溃疡、十二指肠乳头周围憩室炎等疾病可直接累及胰腺，造成胰腺组织损伤，引发急性胰腺炎。

⑦ 手术与创伤：腹部手术、腹部外伤等因素可造成胰腺组织损伤及胰腺血供障碍；内镜逆行胰胆管造影术（ERCP）过程中若造成十二指肠乳头水肿或胰胆管内压力过高，亦可引发胰腺炎。

（2）发病机制 由于各种致病因素引起胰管内压力升高，腺泡细胞内钙离子水平显著上升，溶酶体在腺泡内提前激活酶原，使大量活化的胰酶消化胰腺自身组织。

2. 临床表现

急性胰腺炎根据患者临床表现和病情轻重的不同，可分为轻症急性胰腺炎、中度重症急性胰腺炎和重症急性胰腺炎。

（1）症状

① 腹痛。为本病的主要表现和首发症状。多在胆石症发作不久、暴饮暴食或饮酒后1～2h 突然发作。腹痛常位于上腹正中，可偏左或偏右，常向腰背部呈带状放射。疼痛性

质不一，可为钝痛、绞痛、胀痛或刀割样痛，疼痛剧烈而持续，可有阵发性加剧。部分患者弯腰抱膝或上身前倾体位可减轻疼痛。当发生腹膜炎时，疼痛可波及全腹。

② 恶心、呕吐与腹胀。起病时常伴恶心、呕吐，多在进食后出现，大多频繁而持久。剧烈呕吐者可吐出食物和胆汁，呕吐后腹痛并不减轻。大部分患者有腹胀，重症者甚至出现麻痹性肠梗阻。

③ 发热。多为中度发热，一般持续 3～5 天，不超过 38℃。若持续 1 周以上不退或逐日升高，超过 38.5℃并伴白细胞升高，应考虑有胰腺脓肿或胆道炎症等继发感染。特别在胰腺或腹腔有继发感染时，常出现高热。

④ 低血压和休克。仅见于重症者。可在起病数小时突然出现，提示胰腺有大片坏死。也可逐渐出现，或在有并发症时发生。这与胰蛋白酶激活各种血管活性物质致周围血管扩张、有效循环血容量不足、并发消化道出血有关。

⑤ 水电解质及酸碱平衡紊乱。多有轻重程度不等的脱水，呕吐频繁者可有代谢性碱中毒。重症者常有显著脱水和代谢性酸中毒，并常伴高血糖、低钾血症、低镁血症、低钙血症（<2mmol/L），偶可发生糖尿病酮症酸中毒或高渗昏迷。

（2）体征

① 轻症急性胰腺炎。患者一般情况尚好，仅表现为上腹部轻度压痛，无肌紧张与反跳痛，可有不同程度的腹胀，肠鸣音减弱。

② 中度重症急性胰腺炎。可呈现轻型或重症急性胰腺炎的体征，伴有一过性器官功能衰竭（48h 内可以恢复）。

③ 重症急性胰腺炎。患者呈急性病容，痛苦表情，伴呼吸急促、脉搏增快、血压下降，上腹压痛明显。并发急性腹膜炎时有全腹压痛、反跳痛与肌紧张。并发胰源性腹水时可有移动性浊音，腹水呈血性。部分患者于病后 1～2 天出现一过性黄疸，系胰头炎症水肿压迫胆总管所致。如有胰腺脓肿或假性囊肿形成，上腹部可扪及肿块。重症急性胰腺炎伴有持续的器官功能衰竭，如后期合并感染则病死率极高。

（3）并发症　主要见于重症胰腺炎，可有局部并发症和全身并发症。

① 局部并发症。包括急性胰周液体积聚、急性坏死物积聚、胰腺假性囊肿、包裹性坏死和感染性胰腺坏死，可以为无菌性或感染性。

② 全身并发症。全身炎症反应综合征（systemic inflammatoryresponse syndrome，SIRS）是急性胰腺炎最常见的全身并发症，多发生于中度重型急性胰腺炎和重型急性胰腺炎。急性胰腺炎时符合以下临床表现 2 项及以上，可以诊断为 SIRS：①心率>90 次/min；②体温<36℃或>38℃；③白细胞$<4\times10^9$个/L 或$>12\times10^9$个/L；④呼吸频率>20 次/min 或 $P_{CO_2}<32$ mmHg。急性胰腺炎相关器官功能衰竭主要为呼吸、循环和肾脏衰竭，是急性胰腺炎最严重的并发症，也是急性胰腺炎致死的主要原因。

3. 实验室及其他检查

（1）实验室检查

① 血常规：多有白细胞计数升高、中性粒细胞核左移等表现，合并感染者白细胞计数的变化更为明显；若患者出现体液大量丢失，则可发现血细胞比容增高和血红蛋白浓度降低。

② 淀粉酶测定：急性胰腺炎时，血清淀粉酶和尿淀粉酶常有明显升高，为诊断急性

胰腺炎最常用的指标之一。血清淀粉酶通常于发病 2 小时后开始升高，24 小时达高峰，可持续 3～5 天或更长时间。血清淀粉酶超过正常值 3 倍可确诊本病。尿淀粉酶值受尿量影响，病情的严重性与淀粉酶升高的程度并不一致。

③ 血清脂肪酶测定：血清脂肪酶常在病后 4～8 小时开始升高，24 小时达高峰，8～14 天恢复正常。对于早期或者后期就诊的患者，血清脂肪酶的敏感性比血清淀粉酶的敏感性更好。

④ C 反应蛋白（CRP）。CRP 是组织损伤和炎症的非特异性标志物，是反映 SIRS 或感染的重要指标，在胰腺坏死时明显升高。发病 72 小时后的血清 CRP≥150mg/L 提示急性胰腺炎病情严重。

⑤ 生化检查。可有血钙降低（＜2mmol/L），低血钙程度与临床严重程度平行。若低于 1.5mmol/L，则预后不良。

（2）影像学检查

① 腹部 X 射线平片。可见“哨兵样”和“结肠切割征”，为胰腺炎的间接指征，可发现肠麻痹或麻痹性肠梗阻征象；可排除其他急腹症，如内脏穿孔等；弥漫性模糊影、腰大肌边缘不清，提示腹水。

② 腹部 B 超。作为急性胰腺炎常规初筛检查。可见胰腺肿大、胰内及胰周回声异常，可了解胆囊和胆道情况；后期有助于胰腺脓肿或假性囊肿的诊断。

③ CT 显像。对急性胰腺炎的诊断和鉴别诊断、评估严重程度、鉴别轻症和重症胰腺炎，以及附近器官是否受累具有重要价值。增强 CT 是诊断胰腺坏死的最佳方法。轻症可见胰腺弥漫增大增厚；重症可见胰周区消失，网膜囊和网膜脂肪变性，密度增加，胸腔、腹腔积液。

4. 诊断

根据病史、典型临床表现和实验室检查，常可作出诊断。患者有胆道疾病、酗酒、暴饮暴食等病史，突发剧烈而持续的上腹部疼痛（可向背部放射）、休克或血清淀粉酶和（或）脂肪酶活性至少高于正常上限值 3 倍，应考虑急性胰腺炎的可能。一般具备以下 3 条中的任意 2 条，诊断即可成立：①急性、持续中上腹痛；②血清淀粉酶或脂肪酶＞正常值上限 3 倍；③增强 CT 或 MRI 呈急性胰腺炎的典型影像学改变（胰腺水肿或胰周渗出积液）。

5. 治疗

治疗原则为减轻腹痛、减少胰液分泌、防止并发症。大多数轻症急性胰腺炎患者，经 3～5 天积极治疗可痊愈，重症急性胰腺炎患者必须采取综合性治疗措施积极抢救。

（1）抑制或减少胰液分泌

① 禁食及胃肠减压：禁食、持续胃肠减压或经鼻行鼻胆管引流，可减少胃酸与食物刺激胰液分泌，减轻腹痛与腹胀。

② 抑酸治疗

a. 生长抑素及其类似物的应用：生长抑素具有抑制胰液和胰酶分泌、抑制胰酶合成的作用，其类似物奥曲肽疗效亦较好。重症胰腺炎者应尽早使用。

b. H_2 受体拮抗剂或质子泵抑制剂可减少胃酸分泌，从而减少对胰腺分泌的刺激。

（2）抑制胰酶活性　仅用于重症胰腺炎早期。常用药物抑肽酶 20 万～50 万 U/d，分两次溶于葡萄糖液静脉滴注，或用加贝酯 100～300mg 溶于葡萄糖液，以 2.5mg/（kg·h）速度静脉滴注，病情好转后逐渐减量。

（3）解痉镇痛　疼痛剧烈者可用肌内注射哌替啶止痛，每次剂量为 50～100mg。因吗啡可增加 Oddi 括约肌压力，阿托品可诱发或加重肠麻痹，故均不宜使用。

（4）抗生素应用　胆道疾病所致胰腺炎或重症胰腺炎患者应常规使用抗生素，以防胰腺坏死继发细菌感染。

（5）抗休克治疗　重症胰腺炎患者低血容量休克时可以输全血、血浆、白蛋白或血浆代用品，补充血容量，可在扩容基础上应用血管活性药物。

（6）纠正水电解质平衡失调　由于禁食、呕吐、胃肠减压等易造成水电解质平衡失调，应积极补充液体及电解质。

（7）营养支持　重症胰腺炎者早期一般采用全胃肠外营养，如无肠梗阻，应尽早过渡到肠内营养，以增强肠内黏膜屏障。

（8）连续性血液净化　当患者出现急性肾功能不全时，可采用连续性血液净化清除体内有害的代谢产物或外源性毒物，达到净化血液的目的。

二、慢性胰腺炎

慢性胰腺炎（chronic pancreatitis，CP）为多种原因引起的胰腺实质和胰管的不可逆慢性炎症病变，出现反复发作的上腹部疼痛，进行性内、外分泌功能衰退等临床表现。

1. 病因与发病机制

（1）病因　慢性胰腺炎的多数致病因素既可独立引发疾病，亦可共同发挥作用，影响慢性胰腺炎的发生和发展。

① 胆道系统疾病。胆道系统疾病为我国慢性胰腺炎的常见病因，多种胆道系统疾病及其造成的胰液流出受阻可反复引起胰腺组织的炎症反应，并在此基础上逐渐进展为慢性胰腺炎。

② 慢性酒精中毒。在伴有其他致病因素的情况下，酒精及其代谢产物可对胰腺组织产生毒性作用，引起不断进展的胰腺组织慢性损伤和纤维化。

③ 自身免疫性胰腺炎。自身免疫异常可导致自身免疫性胰腺炎，存在干燥综合征、硬化性胆管炎等疾病的患者可并发慢性胰腺炎。

④ 急性复发性胰腺炎。部分频繁发作的酒精相关的胰腺组织急性炎症反应可逐渐进展为慢性胰腺炎。大多数遗传性胰腺炎病例的致病因素均包括急性胰腺炎的反复发作。

（2）发病机制　由不同致病因素引起的慢性胰腺炎的启动过程存在差异，但疾病的发展及组织病理改变过程较为相似，均表现为在持续的慢性炎症反应作用下，胰腺腺泡和胰岛细胞出现不可逆损伤，并逐渐被纤维组织取代，造成胰腺功能障碍。胰腺纤维化为慢性胰腺炎的特征性病理学改变，亦为疾病进展过程中的核心事件及疾病防治过程中的重要目标。

2. 临床表现

（1）腹痛　是最突出的症状，初为间歇性，后转为持续性腹痛，性质可为隐痛、钝痛、钻痛甚至剧痛，多位于中上腹可偏左或偏右，可放射至后背、两肋部。患者取坐位、膝屈位时疼痛可有所缓解；躺下或进食时疼痛加剧。

（2）胰腺功能不全的表现

① 胰腺外分泌功能不足。胰消化酶减少，患者出现消化不良、腹泻、脂肪泻和粪氮质增加，表现为消瘦、无力、营养不良。

② 胰腺内分泌功能不足。主要表现为糖尿病，其中 10%～20%仅有轻度压痛。当并发假性囊肿时，腹部可扪及表面光整的包块。当胰头肿大压迫胆总管，可出现黄疸。少数患者可出现腹腔积液和胸腔积液、消化性溃疡和上消化道出血、多发性脂肪坏死、血栓性静脉炎或静脉血栓形成及精神症状。

3. 实验室及其他检查

（1）实验室检查

① 血、尿胰酶测定。慢性胰腺炎急性发作时，患者的血、尿淀粉酶水平可出现升高，常伴血清同工酶、胰蛋白酶、脂肪酶、弹性蛋白酶-1 等水平升高；病程晚期时，由于胰腺组织发生广泛纤维化，患者的血清酶水平可下降。

② 粪便显微镜检查。主要观察粪便中的脂肪滴和未消化的肌肉纤维，若脂肪滴＞100个/高倍镜视野，则可视为异常。

③ 其他。慢性胰腺炎患者的血清糖类抗原 19-9（CA19-9）水平可出现升高，但升幅通常较小。若明显升高，则应怀疑并发胰腺癌的可能；此外，通过检测患者血清 IgG4、血钙、血脂、甲状旁腺素等水平有助于判断慢性胰腺炎的致病因素。

（2）影像学检查　影像学检查对确立慢性胰腺炎的诊断有重要价值，亦可为手术时机的选择、手术方式的制定等提供依据。

① 腹部超声。阳性征象包括胰腺体积增大或缩小，轮廓模糊不规则，实质回声增强、不均质、出现钙化灶、胰管扩张或粗细不匀等。胰管内可有结石，亦可发现假性囊肿或胆总管扩张等征象。

② 超声内镜（EUS）。可清晰显示胰腺实质和胰腺导管结构，有助于发现胰实质回声增强、胰管结石、假性囊肿、主胰管狭窄或不规则扩张、分支胰管扩张等异常或改变。此外，在 EUS 检查过程中亦可行胰腺组织活检并为功能性检查收集胰液，对于发现尚处于病程早期且胰管系统正常的慢性胰腺炎，EUS 的临床价值较 ERCP 更佳。

③ ERCP 及磁共振胰胆管成像（MRCP）。ERCP 为诊断慢性胰腺炎的重要依据，可判断胰管扩张、狭窄及结石等情况，有助于评估胰腺分裂及胆管系统病变，对发现早、中期病变的胰腺主胰管或分支扩张及不规则改变有较大价值。

④ CT。可发现主胰管扩张、胰管结石、胰腺钙化、胰腺肿大、胰腺囊肿等病变；胰腺钙化为晚期慢性胰腺炎的特征性改变，CT 检查发现钙化灶的能力较强，对确立诊断及判断病程有重要价值。

4. 诊断

慢性胰腺炎的临床诊断标准：①1 种及 1 种以上影像学检查显示慢性胰腺炎特征性形态改变；②组织病理学检查显示慢性胰腺炎特征性改变；③患者有典型上腹部疼痛，或其他疾病不能解释的腹痛，伴或不伴体重减轻；④血清或尿胰酶水平异常；⑤胰腺外分泌功能异常。①或②任何一项典型表现，或者①或②疑似表现合并③、④和⑤中任何两项可确诊。

5. 治疗

（1）一般治疗　包括去除病因、饮食及营养支持。需绝对戒酒，避免暴饮暴食，少量多餐，严格限制脂肪摄入。慎用某些可能与发病有关的药物，如柳氮磺氨吡啶、雌激素、糖皮质激素、吲哚美辛、氢氯噻嗪等。

（2）胰腺外分泌功能不全的治疗　主要采用胰酶制剂替代治疗。应选择含高活性脂肪酶、不含胆盐的肠溶胰酶制剂。目前常用的有复合消化酶、胰酶。疗效不佳时可加抑酸药物。

（3）胰腺内分泌功能不全的治疗　糖尿病患者首先应控制饮食，结合胰腺外分泌功能不全的情况制定综合饮食方案，还应配合胰酶制剂加强脂肪和蛋白质的吸收。

（4）胰性疼痛的治疗

① 一般治疗。避免不良刺激因素，如饮酒、暴饮暴食、高脂饮食等。

② 镇痛药物。非甾体抗炎药、抗胆碱能药物解痉等镇痛治疗。尽量少用麻醉镇静药。

③ 胰酶制剂。可通过降低胰腺内压力缓解疼痛。

④ 抑酸药。如质子泵抑制剂。

⑤ 顽固性疼痛。可选内镜引导下的腹腔神经阻滞术或CT引导下的腹腔神经阻滞术。

（5）内镜下治疗

① 胰管括约肌切开术。适用于胰管开口良性狭窄或行胰管取石、扩张治疗。

② 胆管结石取出术。根据结石特点选用网篮取石、气囊取石、子母镜加液电碎石等。

③ 主胰管内镜引流术及支架置入术。适用于近胰腺开口处的狭窄、胰管结石取石前或取石困难，与胰管相通的假性囊肿引流。

第六节　胃癌

在各类癌症中，胃癌是最为常见的癌症之一，是我国发病率最高的消化道恶性肿瘤，在全身恶性肿瘤中居第二或第三位。根据国际癌症研究机构的统计数据，2020年全世界胃癌新发病例约108.9万例，发病人数居恶性肿瘤第五位。2020年全世界胃癌死亡病例约76.9万例，居恶性肿瘤死亡人数第四位。其中43.9%的发病病例和48.6%的死亡病例发生在中国。胃癌发病率随年龄增加而增加，发病和死亡主要在50～79岁年龄段，以60～69岁居多，但近年胃癌的发病呈现年轻化趋势。男性高于女性，男性胃癌标化发病率是女性的3倍、标化死亡率是女性的2.7倍。我国胃癌发病具有地域特征，西北地区和东南沿海地区高发，与地区饮食习惯密切相关。

一、病因

胃癌的发病原因至今仍未完全清楚，其发病因素是多方面的，与外界环境因素、饮食习惯及自身基础疾病、遗传因素等诸多原因相关。

1. 幽门螺杆菌感染

自从人们发现该菌以来，其与胃癌的关系已受到广泛关注。从动物模型的研究发现，Hp 感染可以单独诱发胃癌，使动物胃黏膜由正常黏膜逐渐发展为异型增生直至胃癌，提示人胃黏膜感染 Hp 亦可能存在上述发展过程。

2. 环境和饮食因素

水土中硝酸盐含量过多或微量元素比例失调，地理条件、空气、水源、环境污染、粉尘和毒物接触等都可直接或间接参与胃癌的发生。有资料表明，胃癌发病率与土壤中的微量元素铜、锌等比例失调有关。长期食用霉变食物的地区或人群，其肝癌和胃癌的发病率均较其他地区或人群高。例如：通过动物试验，证明黄曲霉素有很强的致癌性。近年来还发现在一些烤焦的食物（特别是鱼、肉、蛋等）中也含有较强的致癌物质。

3. 遗传因素

胃癌有一定的家族聚集倾向，但其内在联系还有待探讨。

4. 癌前状态

癌前状态包括癌前疾病和癌前病变，前者是指可能发展为胃癌的大体疾病，而后者则是指可能转变为癌的病理学变化。胃癌的癌前疾病包括慢性萎缩性胃炎、胃息肉（其中腺瘤性息肉的恶变率较高）、胃溃疡、残胃（指因良性胃病而行胃部分切除术者，尤其是手术后 10 年以上者）。癌前病变指胃黏膜的肠型化生和异型增生，其中大肠型化生的恶变率较小肠型化生的高，重度异型增生者可认为是早期的胃癌。

尽管慢性胃炎与胃癌关系很密切，但不是所有的慢性胃炎都会癌变。只有慢性萎缩性胃炎伴有重度肠腺化生或中-重度不典型增生的患者，应警惕胃癌发生。对这类患者应建议胃镜随诊，每半年复查胃镜，以期能早期发现癌变，并要对已有的慢性胃炎积极、及时治疗，如彻底根除幽门螺杆菌。

二、病理

1. 直接蔓延

肿瘤向胃壁四周或深部浸润，可直接侵入腹壁、邻近器官或组织（肝、胰、大网膜、横结肠等）。癌细胞也可沿黏膜下层蔓延，向上侵及食管下段，向下侵及十二指肠。

2. 淋巴道转移

是最主要的转移方式，早期胃癌淋巴转移率可达 10%，进展期胃癌淋巴结转移率可达 70%左右。转移到左锁骨上淋巴结时称为 Virchow 淋巴结。

3. 血行转移

多发生于晚期，癌细胞通过血行播散到肝、肺、骨、脑等处。亦可经脐静脉转移到脐周围皮肤。

4. 腹腔种植

肿瘤侵及胃浆膜后，癌细胞脱落种植于腹腔和盆腔引起广泛性腹膜、肠系膜的转移。亦可形成癌性腹膜炎，产生大量血性腹水。种植于双侧卵巢时称 Krukenberg 瘤。肛门指检时，于 Douglas 窝处可触及转移结节。

三、分类

胃癌好发于胃窦部，其次为胃底贲门部，胃体部肿瘤相对较少。

1. 早期胃癌

癌组织限于黏膜层和黏膜下层，无论有无淋巴结转移，称为早期胃癌。其分型简化为隆起型、平坦型、凹陷型三型。微小胃癌为早期胃癌的始发阶段，以肿瘤直径 0.5cm 以下胃癌为微胃癌，0.6～1.0cm 胃癌为小胃癌，统称为微小胃癌。

2. 进展期胃癌

癌组织浸润达肌层或浆膜层称为进展期胃癌，也称为中、晚期胃癌，一般把癌组织浸润肌层称为中期胃癌，超出肌层称为晚期胃癌。根据 Borrmann 分型其大体分为四型：Ⅰ型，息肉型或蕈伞型；Ⅱ型，溃疡型；Ⅲ型，溃疡浸润型；Ⅳ型，弥漫浸润型。

四、临床表现

1. 早期胃癌

70%以上无明显症状，随着病情的发展，可逐渐出现非特异性的、酷似胃炎或胃溃疡的症状，包括上腹部饱胀不适或隐痛、泛酸、嗳气、恶心，偶有呕吐、食欲减退、黑便等。

2. 进展期胃癌

见胃区疼痛，与进食无明显关系，也可类似消化性溃疡疼痛，进食后可以缓解。可出现上腹部饱胀感、沉重感、厌食、腹痛、恶心、呕吐、腹泻、消瘦、贫血、水肿、发热等。

贲门癌主要表现为剑突下不适、疼痛或胸骨后疼痛，伴进食梗阻感或吞咽困难；胃底及贲门下区癌常无明显症状，直至肿瘤巨大而发生坏死溃破，引起上消化道出血时才引起注意，或因肿瘤浸润延伸到贲门，引起吞咽困难后始予以重视；胃体部癌以膨胀型较多见，疼痛不适出现较晚；胃窦小弯侧以溃疡型癌最多见，故上腹部疼痛的症状出现较早，当肿瘤延及幽门口时，则可引起恶心、呕吐等幽门梗阻症状。

癌肿扩散转移可引起腹水、肝大、黄疸及肺、脑、心、前列腺、卵巢、骨髓等的转移而出现相应症状。

3. 并发症

（1）当并发消化道出血，可出现柏油样大便、呕吐咖啡色物及贫血症状如头晕、心悸。

（2）合并幽门梗阻，可出现呕吐，上腹部见胃扩张、闻及振水声。

（3）癌肿穿孔致弥漫性腹膜炎，可出现腹肌板样僵硬、腹部压痛等腹膜刺激征。

五、辅助检查

1. 电子胃镜检查

可直接观察胃内黏膜病变的部位和范围，并可以对可疑病灶钳取组织做病理学检查，是诊断胃癌的最有效方法。为提高诊断率，应在可疑病变组织四周活检 4～6 处，不应集中一点取材。同时通过染色内镜及放大内镜，可显著提高小胃癌和微小胃癌的检出率。

2. 超声胃镜检查

对于胃癌的初始临床分期十分重要，了解肿瘤在胃壁内的浸润深度以及向壁外浸润的情况，是判断肿瘤 T 分期的最佳方法，同时也可以探及周围淋巴结转移情况，确定 N 分期，有时还能发现远处播散征象。

3. 影像学检查

(1) X 线钡餐检查　仍为胃癌的常用方法，诊断率可达 70%～80%。

(2) CT 检查　螺旋增强 CT 检查，是了解肿瘤浸润情况及腹部脏器有无转移、术前确定 N 分期及 M 分期的首选方法。

(3) 其他影像学检查　如增强 MRI 及正电子发射成像技术（PET/CT）也是确定术前分期的重要方法。

六、诊断

主要依据胃镜检查及胃黏膜活检。X 线钡餐检查在诊断胃癌方面无优势，现已基本不做该。早期诊断是胃癌根治的前提。对下列情况应及早进行检查：年龄 40 岁以上，特别是男性，近期出现消化不良、消化道出血者；慢性萎缩性胃炎伴严重肠化或不典型增生者；胃溃疡经规则治疗无效或溃疡反有增大趋势者；胃巨大溃疡者应密切随访；残胃达 10 年以上者。近年来内镜技术发展迅猛，新型内镜（放大内镜、共聚焦内镜、电子染色内镜、超声内镜等）的出现以及病理学进展使得早期胃癌的诊断率不断提高。

七、治疗

外科治疗在胃癌的传统治疗中有重要地位，是能达到治愈目的的主要治疗方法。但近年内镜手术技术的进步使得早期胃癌的内镜治疗可以达到根治的效果，对于进展期胃癌仍以外科手术为主。对不能做根治性切除的也应根据患者具体情况争取做原发灶的姑息切除术。此外，根据胃癌的病期、肿瘤的生物学特性及患者的机体情况全面考虑，选择化疗、放疗、中医中药治疗、免疫治疗。

1. 外科治疗

凡临床检查无明显转移征象，各重要脏器无严重器质性病变，估计全身营养状态、免疫功能能耐受手术者均应可考虑手术治疗。有时即使有远处转移或伴有幽门梗阻、穿孔等严重并发症而一般情况尚能耐受手术者，亦应予以姑息性手术的机会，以缓解症状，减轻痛苦。

2. 化学治疗

胃癌的化疗有效率较低，只能作为辅助疗法，即一般作为手术的术前、术中和术后的辅助治疗，可以达到以下目的：

① 使病灶局限，以提高手术切除率。

② 减少术中肿瘤细胞播散、种植的机会。

③ 根治术后辅助化疗，以消灭可能存在的残留病灶以防止转移和复发。

④ 姑息性手术治疗后，可控制病情发展，延长生存期。

3. 放射治疗

胃癌的术前放疗能使60%以上患者的原发肿瘤有不同程度的缩小，切除率比单纯手术组提高5.3%～20%，5年生存率可提高11.9%。对原发灶已切除、淋巴结转移在两组以内或原发灶侵及浆膜面并累及胰腺、无腹膜及肝转移者可行术中放疗。对手术中无法切除者，应在癌残留处以银夹标记之，术后经病理证实其组织学类型非黏液癌或印戒细胞癌可行术后补充放疗。

4. 内镜治疗

早期胃癌患者可采用内镜治疗术，内镜治疗的优势在于其微创性，患者创伤小、恢复快。内镜黏膜下剥离术（endoscopic submucosal dissection，ESD）是近年来内镜微创治疗的新技术。ESD指在内镜下，使用专用器械，将胃肠道病灶与其下方正常的黏膜下层逐步剥离，以达到将病灶完整切除的目的。该方法对局限于黏膜层和没有淋巴结转移的黏膜下层早癌可起到根治性治疗的效果。因此，使用内镜治疗的前提是术前诊断必须精确，可借助内镜的新技术如超声内镜等手段，对病灶的范围、浸润深度进行准确判断，术后对病灶进行精准病理评估，术后需定期复查胃镜，因有发生异时癌的风险。如果判断错误，将进展期胃癌判断为早期胃癌，则可能导致治疗不彻底，影响患者预后。此外通过内镜应用激光、微波及注射无水酒精等亦可取得根治效果。

八、预后与转归

胃癌手术治疗的效果与胃癌的早期诊断、病理形态和手术方案的选择有很大关系。肿瘤大小和预后无明显关系。浸润弥漫型胃癌因其边缘不清，手术切除范围不易确定，且此种类型的胃癌有转移者多而广泛，手术不易彻底清除，故术后5年生存率较低，总体生存率为35.1%。

影响胃癌预后的因素包括病程、病期，肿瘤分化程度、侵犯深度、生长方式、间质炎细胞密度、淋巴结转移的多少和胃旁淋巴滤泡增生等。目前分析胃癌的预后，多从以下方面考察：

（1）发病部位　一般认为胃体部癌预后较好，胃底贲门和窦部较差，广泛浸润者最差。

（2）胃癌在胃壁内浸润扩散，比突破胃浆膜扩散到腹腔和邻近器官预后要好，淋巴结转移的数量多、距离远，5年生存期明显下降。

（3）侵犯深度　肿瘤侵犯胃癌的深度依次为黏膜固有层、黏膜下层、浅肌层、深肌层、浆膜层及浆膜外，浸润程度越深，5年存活率越低。

（4）肿瘤大小　一般说肿瘤越小，预后越好。如微小胃癌，术后5年生存可达100%，但并不绝对，还要结合肿瘤的生长方式及病理分型等因素。

（5）大体类型　进展期胃癌中局限性溃疡型预后较好，弥漫浸润型预后最差，凡浸润不明显，或周围界线较清者预后较好，而弥漫性广泛浸润者预后最差。

（6）组织学形态　一般分化较好的乳头状腺癌及管状腺癌预后较好，而未分化癌、黏液细胞癌预后较差。组织学结构中具有明显纤维性硬化性间质即所谓硬癌预后最差。

（7）淋巴及血管瘤栓　淋巴瘤栓与淋巴转移有关，对预后有一定影响。

（8）其他因素　近年来研究表明青年胃癌患者预后较老年者差，可能与青年患者诊断较易被忽视而延误诊断，病变恶性程度高、术后或化疗后机体免疫功能低下等因素有关。性别和预后关系不大。诸如手术方式、术后综合治疗措施，以及患者的精神状况、休养环境、营养情况及是否患有其他疾病等均与预后有关。总之，在影响胃癌预后诸多因素中，以肿瘤浸润生长能力及转移扩散情况、癌周围反应特别是淋巴细胞、浆细胞反应等对预后影响最大。

第四章

肾病科疾病

第一节　急性肾小球肾炎

急性肾小球肾炎是以急性肾炎综合征为主要表现的一组疾病。其特点为起病急，患者出现血尿、蛋白尿、水肿和高血压，可伴有一过性氮质血症。本病好发于儿童，男性居多。常有前驱感染，多见于链球菌感染后，其他细菌、病毒和寄生虫感染后也可引起。本部分主要介绍链球菌感染后的急性肾小球肾炎。

一、病因及发病机制

急性肾小球肾炎常发生于β溶血性链球菌致肾炎菌株引起的上呼吸道感染（多为扁桃体炎）或皮肤感染（多为脓疱疮）后，感染导致机体产生免疫反应而引起双侧肾脏弥漫性的炎症反应。目前多认为，链球菌的主要致病抗原是胞质或分泌蛋白的某些成分，抗原刺激机体产生相应抗体，形成免疫复合物沉积于肾小球而致病。同时，肾小球内的免疫复合物可激活补体，引起肾小球内皮细胞及系膜细胞增生，并吸引中性粒细胞及单核细胞浸润，导致肾脏病变。

二、临床表现

1. 症状与体征

（1）尿异常　几乎所有患者均有肾小球源性血尿，约30%出现肉眼血尿，且常为首发症状或患者就诊的原因。可伴有轻、中度蛋白尿，少数（<20%）患者可呈大量蛋白尿。

（2）水肿　80%以上患者可出现水肿，常为起病的初发表现，表现为晨起眼睑水肿，呈肾炎面容，可伴有下肢轻度凹陷性水肿，少数严重者可波及全身。

（3）高血压　约80%患者患病初期水钠潴留时，出现一过性轻、中度高血压，经利尿后血压恢复正常。少数患者可出现高血压脑病、急性左心衰竭等。

（4）肾功能异常　大部分患者起病时尿量减少（40～700mL/d），少数为少尿（<400mL/d）。可出现一过性轻度氮质血症。一般于1～2周尿量增加，肾功能于利尿后

数天恢复正常，极少数出现急性肾衰竭。

2. 并发症

前驱感染后常有1～3周（平均10天左右）的潜伏期。呼吸道感染的潜伏期较皮肤感染短。本病起病较急，病情轻重不一，轻者仅尿常规及血清补体G异常，重者可出现急性肾衰竭。大多预后良好，常在数月内临床自愈。

三、辅助检查

1. 尿液检查

均有镜下血尿，呈多形性红细胞。尿蛋白多为（＋）～（＋＋）。尿沉渣中可有红细胞管型、颗粒管型等。早期尿中白细胞、上皮细胞数稍增多。

2. 血清C3及总补体

发病初期下降，于8周内恢复正常，对本病诊断意义很大。血清抗链球菌溶血素“O”滴度可增高，部分患者循环免疫复合物阳性。

3. 肾功能检查

内生肌酐清除率降低，血尿素氮、血肌酐升高。

四、诊断

（1）链球菌感染后1～3周出现血尿、蛋白尿、水肿、高血压，甚至少尿及氮质血症。

（2）血清补体C3降低（8周内恢复正常），即可临床诊断为急性肾小球肾炎。

（3）若肾小球滤过率进行性下降或病情1～2个月尚未完全好转的应及时做肾活检，以明确诊断。

五、治疗

治疗原则以休息、对症处理为主，缩短病程，促进痊愈。本病为自限性疾病，不宜用肾上腺糖皮质激素及细胞毒性药物。急性肾衰竭患者应予以透析。

1. 对症治疗

利尿治疗可消除水肿、降低血压。利尿后高血压控制不满意时，可加用其他降压药物。

2. 控制感染灶

以往主张使用青霉素或其他抗生素10～14天，现其必要性存在争议。对于反复发作的慢性扁桃体炎，待肾炎病情稳定后，可做扁桃体摘除术，手术前后2周应注射青霉素。

3. 透析治疗

对于少数发生急性肾衰竭者，应予以血液透析或腹膜透析治疗，帮助患者度过急性期，一般不需长期维持透析。

第二节　肾病综合征

肾病综合征（nephrotic syndrome，NS）是一组常见于肾小球疾病的临床症候群，其临床特征为大量蛋白尿（24小时尿蛋白定量超过3.5g）、低蛋白血症（血清蛋白在30g/L以下）、高度水肿和高脂血症，其中大量蛋白尿为本综合征的中心。“大量蛋白尿”和“低白蛋白血症”为诊断肾病综合征的必备条件。肾病综合征的出现标志着双侧肾小球弥漫性损害，其预后依病因和（或）病理而异。

一、病因

肾病综合征可以分为两大类，即原发性和继发性肾病综合征。原发性肾病综合征的病因不明，只是在排除了继发性因素之后才能确立。继发性肾病综合征临床上常见于系统性红斑狼疮肾炎、过敏性紫癜肾炎、糖尿病肾病、肾淀粉样变、药物、肿瘤及感染等。本文主要讨论原发性肾病综合征。

引起原发性肾病综合征的病理类型有多种，以微小病变型肾病、系膜增生性肾小球肾炎、膜性肾炎、系膜毛细血管性肾小球肾炎、局灶性节段性肾小球硬化5种临床病理类型最常见。其中在青少年儿童以微小病变型肾病较多见，在老年以膜性肾病为多发。

二、临床表现

1. 症状与体征

常因上呼吸道感染、受凉和劳累起病，发病急缓不一，一般起病较急，也可缓慢或隐袭发病。

（1）水肿　是NS最常见的症状，也是突出的体征。常为全身凹陷性水肿，轻者眼睑、面部或下肢水肿；重者合并胸腔、腹腔积液，并出现呼吸困难、胸闷、腹胀等相关症状。

（2）大量蛋白尿和低蛋白血症　NS患者每天从尿中丢失大量蛋白质（尿蛋白＞3.5g/d），导致低蛋白血症（血浆白蛋白＜30g/L）。此外，NS患者因胃肠道黏膜水肿导致食欲减退及蛋白质摄入不足、吸收不良或丢失，也是加重低白蛋白血症的原因。除血浆白蛋白减少外，血浆的某些免疫球蛋白（如IgG）和补体成分、抗凝及纤溶因子、金属结合蛋白及内分泌素结合蛋白也可减少。患者易产生感染、高凝、微量元素缺乏、内分泌紊乱和免疫功能低下等并发症。

（3）高脂血症　低蛋白血症使肝脏合成脂蛋白代偿性增加，同时脂蛋白的分解减少，使血液中胆固醇、三酰甘油等含量升高。长期高脂血症易引起血管血栓、栓塞并发症；高脂血症也促进肾小球硬化。

（4）其他　面色苍白、疲乏无力、头晕，由卧位变为立位时常易晕厥，主要与低蛋白血症致血容量不足、低血压有关。

2. 并发症

（1）感染　是常见的并发症，与蛋白质不足、免疫功能紊乱及应用糖皮质激素及免疫抑制剂治疗有关。常见感染部位为呼吸道、泌尿道、皮肤黏膜。由于应用糖皮质激素，其感染的临床征象可不典型。治疗不及时或不彻底是导致NS复发和疗效不佳的主要原因之一。

（2）血栓及栓塞　主要与血液呈高凝状态及高脂血症相关。由于有效血容量减少致血液浓缩及高脂血症造成血液黏稠度增加。此外，某些蛋白质从尿中丢失，肝代偿性合成蛋白增加，引起机体凝血、抗凝和纤溶系统失衡；加之NS时血小板功能亢进、应用利尿剂和糖皮质激素等均进一步加重高凝状态。因此，NS容易发生血栓及栓塞，以肾静脉血栓最为常见；其次，也可出现肺血管栓塞及下肢静脉、下腔静脉、冠状血管血栓和脑血管血栓。

（3）急性肾衰竭　NS患者因低蛋白血症使血浆胶体渗透压下降，血浆外渗，引起有效血容量不足而致肾血流量下降，诱发肾前性氮质血症。经扩容、利尿后可得到恢复。少数病例可出现急性肾衰竭，表现为少尿甚或无尿，扩容、利尿无效。机制不明，可能是由于肾间质高度水肿压迫肾小管和大量管型堵塞肾小管引起管腔内高压，肾小球滤过率骤然减少，诱发肾小管上皮细胞损伤、坏死，从而导致急性肾衰竭。

（4）蛋白质及脂肪代谢紊乱　长期低蛋白血症可导致营养不良、小儿生长发育迟缓；免疫球蛋白减少造成机体免疫力低下，易致感染；金属结合蛋白丢失可使微量元素缺乏；内分泌素结合蛋白不足可诱发内分泌紊乱；药物结合蛋白减少可能影响某些药物疗效。高脂血症增加血液黏稠度，促进血栓、栓塞并发症的发生，增加心血管系统并发症，并促进肾小球硬化和肾小管-间质病变的发生，使肾脏病变呈慢性进展。

三、辅助检查

1. 血液检查

人血白蛋白低于30g/L，血浆总蛋白降低，白蛋白与球蛋白的比值下降或倒置。血清胆固醇及三酰甘油增高。

2. 尿液检查

24h尿蛋白定量＞3.5g，尿蛋白（＋＋＋～＋＋＋＋）。尿沉渣常见颗粒管型及红细胞。

3. 肾功能检查

肾衰竭时血尿素氮（BUN）及血清肌酐（Cr）升高，内生肌酐清除率（Ccr）下降。

4. 肾穿刺活检

肾穿刺活检可确定病理类型，对指导治疗、判定预后具有非常重要的意义。

5. B超检查

B超检查了解双肾大小及形态是否正常。

四、治疗

肾病综合征的治疗不仅以减少或消除尿蛋白为目的，同时应当重视保护肾功能，减缓肾功能恶化的程度，预防合并症的发生。

1. 一般治疗

（1）休息　当肾病综合征发生时应以卧床为主，可在床边和床旁做适当活动。当肾病综合征缓解后可逐步增加活动，但应注意观察尿蛋白的情况，如果尿蛋白在活动后增加时，则应酌情减少活动。

（2）饮食治疗　肾病综合征的患者应进食易消化、清淡的半流质食物。在水肿时应减少钠盐的摄入，每天进食食盐的量应在 3g 以下。以前认为肾病综合征的患者应进食高蛋白，但近几年的临床研究表明，高蛋白饮食对肾脏不利，故提倡正常量的蛋白饮食，蛋白质摄入应以优质蛋白（富含必需氨基酸的动物蛋白）为主。饮食中的脂肪，应以富含多聚不饱和脂肪酸的饮食（如植物油及鱼油）为主，少进含有饱和脂肪酸的饮食（动物油脂），为减少脂肪物质的吸收，可进食富含可溶性纤维的饮食（如燕麦、米糠及豆类等）。饮食中的热量供应充分，每天每千克体重不应少于 126～147kJ。

2. 对症治疗

（1）利尿治疗　常用的利尿剂有噻嗪类利尿剂、保钾利尿剂及袢利尿剂，在应用时常以前两种利尿剂作为基础治疗，常用氢氯噻嗪 25mg，每天 3 次；螺内酯 20mg，每天 3 次，二者并用可提高利尿效果，减少电解质的紊乱，尤其是钾的代谢紊乱。在上述利尿剂效果不佳时，可在提高血浆胶体渗透压、补充血容量的基础上，应用袢利尿剂。

肾病综合征患者血浆渗透压低，临床常用渗透性利尿的方法来利尿消肿。常用不含钠的低分子右旋糖酐或羧甲淀粉静脉滴注，隔日 500mL 静脉滴注，在血浆内可提高胶体渗透压，又可经肾小球全部滤过，在肾小管内不能被重吸收而形成高渗环境，起到渗透性利尿作用。

静脉输注血清蛋白，可以提高血浆胶体渗透压，防止血管内水分外渗，并促进组织中水分重吸收，也可起到利尿作用。但研究表明，过多过频应用血清蛋白，可引起肾小球脏层上皮及肾小管上皮细胞损伤，影响药物疗效，使疾病延迟缓解，严重时可损害肾功能。

（2）减少尿蛋白　肾病综合征时持续性大量蛋白尿可加重肾脏病变，促进肾小球硬化，因此对症性减少尿蛋白有时很有必要。以往常用非甾体抗炎药通过抑制前列腺素的合成来减少肾小球血流量及滤过率，使尿蛋白减少。但这类药物对肾脏本身不利，现已经少用。

血管紧张素转化酶抑制剂通过降低肾小球内高压，可对症性减少尿蛋白。常用卡托普利每次 12.5～25mg，每天 3 次，用药期间需注意血钾的变化，尤其是在肾功能不全时。

（3）降脂治疗　针对肾病综合征时的高脂血症，建议积极应用降脂药物治疗。羟甲戊二酸单酰辅酶 A 还原酶抑制剂是比较有效的药物，可口服洛伐他汀 40mg，每天 2 次，或辛伐他汀 20mg，每天 2 次，均无明显不良反应。国外有报道双滤过血浆置换可将过多血脂除去。

（4）抗凝治疗　肾病综合征患者易发生血栓、栓塞并发症，因此在血液检查出现高凝状态时，应该应用抗凝药物。常用肝素 25～50mg，每 12 小时 1 次，深部肌内注射，维持凝血时间高于正常 1 倍；也可服用华法林或其他双香豆素类药物，维持凝血酶原时间高于正常的一倍。同时，可辅助应用血小板解聚药双嘧达莫 100mg，每天 3 次，或阿司匹林 100mg，每天 1 次。

3. 抑制免疫与炎症

（1）糖皮质激素　该类药物通过抑制免疫、抑制炎症、抑制醛固酮和抗利尿激素分泌而发挥治疗作用，临床常用泼尼松口服，如患者有肝功能损害时，常用泼尼松龙口服。临床用药方案、原则如下。①起始用量要足，一般泼尼松首始剂量为每天 1～1.5mg/kg 体重，用药 8～12 周；②减撤药要慢，一般有效病例每 2～3 周减原用量的 5%～10%，当减至每天 20mg 左右时，应当谨慎减药；此时也可以改为隔日顿服；③维持用药要久，一般以最小有效量（10～15mg/d）作为维持量，再服用半年至一年或更久。

长期大量应用激素最常见的不良反应为并发和（或）加重感染、类肾上腺皮质功能亢进症、水电解质平衡失调、神经精神症状等。

（2）细胞毒性药物　细胞毒性药物常用于激素依赖型或激素无效型肾病综合征，常配合激素治疗可提高缓解率，一般不作为首选用药及单独应用。临床常用的细胞毒性药物有以下几种。①环磷酰胺：临床最常用的细胞毒性药物，有较强的免疫抑制作用。剂量为 100mg/d，或每天 2mg/kg 体重，分 1～2 次口服；也可用 200mg 隔日静脉注射，累积用药量达到 6～8g 后停药。不良反应有骨髓抑制、脱发、出血性膀胱炎及肝功能、性腺损害。②其他细胞毒药物：如盐酸氮芥、苯丁酸氮芥、硫唑嘌呤、长春新碱等亦有用于治疗肾病综合征的报道，但它们不是因为不良反应大，就是因为疗效较弱，故临床上现已少用。

新型免疫抑制剂应用于难治性肾病综合征的治疗，比较常用的有环孢素 A 和霉酚酸酯。环孢素 A 一般开始用量为每天 3～5mg/kg，后根据血药浓度调整剂量，一般维持血药物谷值浓度在 100～200ng/mL，用药时间至少 6 个月。该药物由于其有明显的肾脏毒性及停药后易复发，限制了其临床应用。另一种药物霉酚酸酯，用药剂量为 0.75～1.0g 口服，每天 2 次，在用药 3～6 个月后减量维持。霉酚酸酯偶可出现肝功能损害外，未见其他毒副作用的报道。

要提高肾病综合征的疗效、减少不良反应，除按上述要求合理用药外，还必须进行个体化治疗。参考患者年龄、体重及体质调整剂量固然重要，但更重要的是依据肾小球疾病病理类型制定相应的治疗方案。

① 微小病变型肾病。此类型肾病综合征对激素治疗较为敏感，但病情缓解后常常复发，且复发率与首次激素治疗有关。因此强调首次治疗必须激素剂量要足够，用药时间要充分，减药速度要慢。合用细胞毒性药物，可减少激素用量，减少复发。

② 系膜增生性肾小球肾炎。如为轻度系膜增生，应在微小病变型肾病治疗方案的基础上，适当延长疗程；对激素无效或部分缓解的患者，宜加用细胞毒性药物。如为中、重度系膜增生，首先用标准剂量激素治疗，无效时减量至小剂量（泼尼松隔日 1mg/kg）持续治疗 1 年，也可以加上 1 个疗程的细胞毒性药物。如此方案仍无效，进行对症治疗。

③ 局灶性节段性肾小球硬化。治疗有一定的争议。一般情况下，标准剂量激素治疗 8

周，有效者治疗同微小病变型肾病。无效者，有学者认为用大剂量、长时间应用激素可取得疗效；也可以用小剂量激素加用细胞毒性药物环磷酰胺同时治疗或每月交替用药共 6 个月。如无禁忌，对激素无效患者可应用环孢素 A 配合小剂量激素隔日疗法。如果处理无效，可迅速撤减激素，进行对症治疗。

④ 膜性肾病。传统观念认为，本型肾病要求早期积极应用激素及细胞毒性药物治疗。但最新资料显示，单用激素治疗不论疗程长短及用药方式，不论对缓解肾病综合征或保护肾功能，均没有明显益处。因此，主张激素不作为治疗的首选。激素合并细胞毒性药物的应用对疾病的缓解、改善肾功能有帮助；环孢素 A 每天 4～6mg/kg，疗程 12 个月，对延缓肾功能进行性恶化有效。另外，膜性肾病易发生血栓、栓塞并发症，应予积极治疗。

⑤ 膜增生性肾炎。尽管此型肾病较多出现大量蛋白尿、肾小管间质病变及肾功能恶化，但对其治疗仍然缺乏有效的方法，且其合理治疗仍然有争议。儿童患者出现大量蛋白尿或肾功能不全时，对大剂量激素的治疗可能有反应，但必须维持 12 个月以上。对于成年人，建议应用对症处理，加用双嘧达莫 50～100mg，每天 3 次口服；及阿司匹林 75～100mg，每天 3 次口服，以延缓肾功能恶化。如有广泛的新月体形成，则应使用强有力的免疫抑制剂。

4. 中医中药治疗

根据辨证，常给予肾病综合征患者益气健脾或健脾温肾治疗。但是，单用中药治疗疗效缓慢，可与激素及细胞毒性药物联合应用。黄芪具有明显的促进肝脏合成清蛋白作用，可长期服用。雷公藤能抑制免疫，抑制肾小球系膜细胞增生，改善肾小球滤过膜通透性，有降蛋白尿作用，可配合激素应用。

第三节　尿路感染

尿路感染（简称尿感）是指各种病原体，如细菌、真菌、支原体、衣原体、病毒、寄生虫等侵犯尿路黏膜或组织引起的尿路炎症。

根据有无临床症状，尿感可分为有症状尿感和无症状细菌尿。无症状细菌尿是指患者有真性细菌尿而无尿感的临床症状，即无症状尿感；既有真性细菌尿又有临床症状者称为有症状尿感。根据感染发生部位可分为上尿路感染和下尿路感染，前者指肾盂肾炎，后者主要指膀胱炎。肾盂肾炎、膀胱炎又有急性和慢性之分。根据有无尿路功能或结构的异常，又可分为复杂性和非复杂性尿感。复杂性尿感是指伴有尿路引流不畅、结石、畸形、膀胱输尿管反流等结构或功能的异常，或在慢性肾实质性疾病基础上发生的尿路感染。不伴有上述情况者称为非复杂性尿感。根据尿感是初发还是再发，可分为初发尿感（首次发作）和再发性尿感（6 个月内尿感发作≥2 次或 1 年内≥3 次）。后者又可分为复发和重新感染。

尿路感染发生的常见因素主要有：①尿路梗阻；②尿路畸形和结构异常；③尿路的器械检查；④尿道内或尿道口周围有炎症病灶；⑤机体免疫力差；⑥遗传因素。

一、病因

革兰阴性杆菌为尿路感染最常见的致病菌，其中以大肠埃希菌最为常见，占全部尿路感染的80%～90%，其次为变形杆菌和克雷伯杆菌。5%～10%的尿路感染由革兰阳性细菌引起，主要是粪链球菌和凝固酶阴性的葡萄球菌（柠檬色和白色葡萄球菌）。大肠埃希菌最常见于无症状性细菌尿、非复杂性尿路感染或首次发生的尿路感染。医院内感染、复杂性或复发性尿感、尿路器械检查后发生的尿感，则多为粪链球菌、变形杆菌、克雷伯杆菌和铜绿假单胞菌所致。其中变形杆菌常见于伴有尿路结石者，铜绿假单胞菌多见于尿路器械检查后，金黄色葡萄球菌则常见于血源性尿感。腺病毒可以在儿童和一些年轻人中引起急性出血性膀胱炎，甚至引起流行。此外，结核分枝杆菌、衣原体、真菌等也可导致尿路感染。

二、发病机制

1. 感染途径

（1）上行感染　病原菌经由尿道上行至膀胱，甚至输尿管、肾盂引起的感染称为上行感染，约占尿路感染的95%。正常情况下，前尿道和尿道口周围定居着少量细菌，如链球菌、乳酸菌、葡萄球菌和类白喉杆菌等，但不致病。某些因素，如性生活、尿路梗阻、医源性操作、生殖器感染等可导致上行感染的发生。

（2）血行感染　指病原菌通过血运到达肾脏和尿路其他部位引起的感染。此种感染途径少见，不足3%，多发生于患有慢性疾病或接受免疫抑制剂治疗的患者中。常见的病原菌有金黄色葡萄球菌、沙门菌属、假单胞菌属和白色念珠菌属等。

（3）直接感染　泌尿系统周围器官、组织发生感染时，病原菌偶可直接侵入泌尿系统导致感染。

（4）淋巴道感染　盆腔和下腹部器官感染时，病原菌可从淋巴道感染泌尿系统，但此种感染途径较为罕见。

2. 机体防御功能

正常情况下，进入膀胱的细菌很快被清除，是否发生尿路感染除与细菌的数量、毒力有关外，还取决于机体的防御功能。机体的防御机制包括：①排尿的冲刷作用；②尿道和膀胱黏膜的抗菌能力；③尿液中高浓度尿素、高渗透压和低pH值等；④前列腺分泌物中含有的抗菌成分；⑤感染出现后，白细胞很快进入膀胱上皮组织和尿液中，起清除细菌的作用；⑥输尿管膀胱连接处的活瓣，具有防止尿液、细菌进入输尿管的功能。

3. 易感因素

（1）尿路梗阻　任何妨碍尿液自由流出的因素，如结石、前列腺增生、狭窄、肿瘤等均可导致尿液积聚，因细菌不易被冲洗清除，而在局部大量繁殖引起感染。尿路梗阻合并感染可使肾组织结构被快速破坏，因此及时解除梗阻非常重要。

（2）膀胱输尿管反流　输尿管壁内段及膀胱开口处的黏膜形成阻止尿液从膀胱输尿管口反流至输尿管的屏障，当其功能或结构异常时，可使尿液从膀胱逆流到输尿管，甚至肾盂，导致细菌在局部定植，发生感染。

（3）机体免疫力低下　如长期使用免疫抑制剂、长期卧床，患有糖尿病、严重的慢性病和艾滋病等。

（4）神经源性膀胱　支配膀胱的神经功能障碍可导致神经源性膀胱（如脊髓损伤、糖尿病、多发性硬化等疾病），因治疗而长时间的尿液潴留和（或）应用导尿管引流尿液导致感染。

（5）妊娠　2%～8%的妊娠妇女可发生尿路感染，与孕期输尿管蠕动功能减弱、暂时性膀胱输尿管活瓣关闭不全及妊娠后期子宫增大致尿液引流不畅有关。

（6）性别和性活动　女性尿道较短（约4cm）且宽，距离肛门较近，开口于阴唇下方是女性容易发生尿路感染的重要因素。性生活时可将尿道口周围的细菌挤压入膀胱引起尿路感染。前列腺增生导致的尿路梗阻是中老年男性尿路感染的一个重要原因。包茎、包皮过长是男性尿路感染的诱发因素。

（7）医源性因素　导尿或留置导尿管、膀胱镜和输尿管镜检查、逆行性尿路造影等可致尿路黏膜损伤，将细菌带入尿路，易引发尿路感染。据有关文献统计，即使严格消毒，单次导尿后，尿感的发生率为1%～2%，留置导尿管1天感染率约为50%，超过3天者，感染发生率可达90%以上。

（8）泌尿系统结构异常　如肾发育不良、肾盂及输尿管畸形、移植肾、多囊肾等，也是尿路感染的易感因素。

（9）遗传因素　越来越多的证据表明，患者的基因影响尿路感染的易感性。反复发作尿路感染的妇女，其尿路感染的家族史上发病率显著高于对照组。由于遗传而致尿路黏膜局部防御尿感的能力降低，例如，尿路上皮细胞P菌毛受体的数目增多，可使尿路感染发生的危险性增加。

4. 细菌的致病力

细菌进入膀胱后，能否引起尿感，与其致病力有很大关系。以大肠埃希菌为例，并不是它的所有菌株均能引起症状性尿感，能引起者仅为其中的少数菌株，如O、K和H血清型菌株，它们具有特殊的致病力。大肠埃希菌通过菌毛将细菌菌体附着于特殊的上皮细胞受体，然后导致黏膜上皮细胞分泌IL-6、IL-8，并诱导上皮细胞凋亡和脱落。致病性大肠埃希菌还可产生溶血素、铁载体等对人体杀菌作用具有抵抗能力的物质。

三、临床表现

1. 急性膀胱炎

主要表现为膀胱刺激症状，即尿频、尿急、尿痛和白细胞尿，偶可有血尿，甚至肉眼血尿，膀胱区可有不适。一般无明显全身感染症状，但少数患者可有腰痛、低热和血白细胞计数常不增高等症状。

2. 急性肾盂肾炎

临床表现常有全身感染症状，如寒战、发热、头痛、恶心、呕吐、食欲缺乏等，同时伴有尿路刺激征、腰痛和（或）下腹部痛、肋脊角及输尿管点压痛、肾区压痛和叩痛等症状，常伴有血白细胞计数升高和血沉增快等。

3. 无症状细菌尿

无症状细菌尿是指患者有真性细菌尿而无任何尿路感染的临床症状。

四、实验室和其他检查

1. 尿液检查

尿液常浑浊，可有异味。

（1）常规检查　可有白细胞尿、血尿、蛋白尿。尿沉渣镜检白细胞＞5 个/HP 称为白细胞尿，对尿路感染诊断意义较大；部分尿感患者有镜下血尿，尿沉渣镜检红细胞数多为 3～10 个/HP，呈均一性红细胞尿，极少数急性膀胱炎患者可出现肉眼血尿；蛋白尿多为阴性至微量。部分肾盂肾炎患者尿中可见白细胞管型。

（2）白细胞排泄率　准确留取 3 小时尿液，立即进行尿白细胞计数，所得白细胞数按每小时折算，正常人白细胞计数＜2×10^5 个/h，白细胞计数＞3×10^5 个/h 为阳性，介于 $(2\sim3)\times10^5$ 个/h 为可疑。

（3）细菌学检查

① 涂片细菌检查。清洁中段尿沉渣涂片，革兰染色用油镜或不染色用高倍镜检查，计算 10 个视野细菌数，取其平均值。若每个视野下可见 1 个或更多细菌，提示尿路感染。本法设备简单、操作方便，检出率达 80%～90%，可初步确定是杆菌或球菌、革兰阴性还是革兰阳性细菌，对及时选择有效抗生素有重要参考价值。

② 细菌培养。可采用清洁中段尿、导尿及膀胱穿刺尿做细菌培养，其中膀胱穿刺尿培养结果最可靠。中段尿细菌定量培养≥10^5 个/mL，称为真性菌尿，可确诊尿路感染；尿细菌定量培养 10^4～10^5 个/mL，为可疑阳性，需复查；如＜10^4 个/mL，可能为污染。耻骨上膀胱穿刺尿细菌定性培养有细菌生长，即为真性菌尿。

尿细菌定量培养可出现假阳性或假阴性结果。假阳性主要见于：①中段尿收集不规范，标本被污染；②尿标本在室温下存放超过 1 小时才进行接种；③检验技术错误。假阴性主要原因为：①近 7 天内使用过抗生素；②尿液在膀胱内停留时间不足 6 小时；③收集中段尿时，消毒药混入尿标本内；④饮水过多，尿液被稀释；⑤感染灶排菌呈间歇性等。

（4）亚硝酸盐还原试验　其原理为大肠埃希菌等革兰阴性细菌可使尿内硝酸盐还原为亚硝酸盐，此法诊断尿路感染的敏感性达 70%以上，特异性达 90%以上。一般无假阳性，但球菌感染可出现假阴性。该方法可用于尿感的过筛试验。

（5）其他辅助检查　急性肾盂肾炎可有肾小管上皮细胞受累，出现尿 *N*-乙酰-β-D 氨基葡萄糖苷酶（NAG）升高。慢性肾盂肾炎可有肾小管和（或）肾小球功能异常，表现为尿比重和尿渗透压下降，甚至肾性糖尿、肾小管酸中毒等。

2. 血液检查

（1）血常规　患急性肾盂肾炎时血白细胞常升高、中性粒细胞增多、核左移。血沉可增快。

（2）肾功能检查　慢性肾盂肾炎或肾功能受损时，可出现肾小球滤过率下降、血肌酐升高等。

3. 影像学检查

影像学检查，如B超、X线腹平片、静脉肾盂造影（IVP）、排尿期膀胱输尿管反流造影、逆行性肾盂造影等，目的是了解尿路情况，及时发现有无尿路结石、梗阻、反流、畸形等导致尿路感染反复发作的因素。尿路感染急性期不宜做静脉肾盂造影，可做B超检查。对于反复发作的尿路感染或急性尿路感染，治疗7～10天无效的女性应行IVP。男性患者无论是首发还是复发，在排除前列腺炎和前列腺肥大之后，均应行尿路X线检查，以排除尿路解剖和功能上的异常。

五、诊断

1. 尿路感染的诊断

典型的尿路感染有尿路刺激征、感染中毒症状、腰部不适等，结合尿液改变和尿液细菌学检查，诊断不难。凡是有真性细菌尿者，均可诊断为尿路感染；无症状性细菌尿的诊断主要依靠尿细菌学检查，要求两次细菌培养均为同一菌种的真性菌尿。当女性有明显尿频、尿急、尿痛、尿白细胞增多或尿细菌定量培养≥10^2个/mL的情况，并为常见致病菌感染时，可拟诊为尿路感染。

2. 尿路感染的定位诊断

真性细菌尿的存在表明有尿路感染，但不能判定是上尿路还是下尿路感染，需进行定位诊断。

（1）根据临床表现定位　上尿路感染常有发热、寒战等症状，甚至出现毒血症症状，伴明显腰痛、输尿管点和（或）肋脊点压痛、肾区叩击痛等。下尿路感染常以膀胱刺激征为突出表现，一般少有发热、腰痛等。

（2）根据实验室检查定位　出现下列情况提示为上尿路感染。

① 膀胱冲洗后尿培养阳性。

② 尿沉渣镜检有白细胞管型，并排除间质性肾炎、狼疮性肾炎等疾病。

③ 尿NAG升高、尿$β_2$-MG升高。

④ 尿渗透压降低。

（3）慢性肾盂肾炎的诊断　除有反复发作尿路感染的病史之外，尚需结合影像学及肾脏功能检查。

① 肾外形凹凸不平，且双肾大小不等。

② 静脉肾盂造影可见肾盂肾盏变形、缩窄。

③ 持续性肾小管功能损害。

具备上述第①②条中的任何一条再加第③条，可诊断为慢性肾盂肾炎。

六、治疗

1. 一般治疗

急性期应注意休息，多饮水，勤排尿。发热者给予易消化、高热量、富含维生素的饮食。膀胱刺激征和血尿明显者，可口服碳酸氢钠片（1g/次，每天3次），以碱化尿液、缓解症状、抑制细菌生长，避免形成血凝块，对应用磺胺类抗生素者，还可以增强药物的抗菌活性并避免尿路结晶形成。尿路感染反复发作者应积极寻找病因，及时消除诱发因素。

2. 抗感染治疗

（1）急性膀胱炎

① 单剂量疗法。常用磺胺甲基异噁唑（2g）、甲氧苄啶（0.4g）、碳酸氢钠（1g）、氧氟沙星（0.4g）、阿莫西林（3g），均为一次顿服。

② 短疗程疗法。目前更推荐此法，与单剂量疗法相比，短疗程疗法更有效，耐药性并无增高，可减少复发，增加治愈率。可选用磺胺类、喹诺酮类、半合成青霉素或头孢类等抗生素，任选一种药物连用3天，已治愈；如仍有真性细菌尿，应继续给予2周抗生素治疗。

对于妊娠期妇女、老年患者、糖尿病患者、机体免疫力低下及男性患者，不宜使用单剂量及短程疗法，应采用较长疗程。

（2）肾盂肾炎　首次发生的急性肾盂肾炎的致病菌80%为大肠埃希菌，在留取尿细菌检查标本后应立即开始治疗，首选对革兰阴性杆菌有效的药物。72小时疗效显效者无需换药，否则应按药敏结果更换抗生素。

① 病情较轻者。可在门诊口服药物治疗，疗程10～14天。常用药物有喹诺酮类［如氧氟沙星（0.2g/次，每天2次）、环丙沙星（0.25g/次，每天2次）］、半合成青霉素类［如阿莫西林（0.5g/次，每天3次）］、头孢菌素类［如头孢呋辛（0.25g/次，每天2次）等。治疗14天后，通常90%的患者可治愈。如尿菌仍呈阳性，应参考药敏试验选用有效抗生素继续治疗4～6周。

② 严重感染全身中毒症状明显者。需住院治疗，应静脉给药。常用药物有氨苄西林1.0～2.0g，每隔4小时一次、头孢噻肟钠2.0g，每隔8小时一次、头孢曲松钠1.0～2.0g，每12小时一次、左氧氟沙星0.2g，每12小时一次。必要时联合用药。

氨基糖苷类抗生素肾毒性大，应慎用。经过上述治疗后若好转，可于热退后继续用药3天再改为口服抗生素，完成2周疗程。如治疗72小时后无好转，应按药敏结果更换抗生素，疗程不少于2周。经此治疗仍有持续发热者，应注意肾盂肾炎并发症，如肾盂积脓、肾周脓肿、感染中毒症等。慢性肾盂肾炎治疗的关键是积极寻找并消除易感因素。急性发作时的治疗同急性肾盂肾炎的治疗。

（3）再发性尿路感染　再发性尿路感染包括重新感染和复发。

① 重新感染。治疗后症状消失，尿菌阴性，但在停药6周后再次出现真性细菌尿，且菌株与上次不同，称为重新感染。多数病例有尿路感染症状，治疗方法与首次发作相同。对半年内发生2次以上者，可选择长程低剂量抑菌治疗，即每晚临睡前排尿后服用小剂量抗生素1次，如复方磺胺甲噁唑1～2片或呋喃妥因50～100mg或氧氟沙星200mg，每7～10天更换药物一次，连用半年。

② 复发。治疗后症状消失，尿菌阴转后如在6周内再出现真性细菌尿，菌种与上次相同（菌种相同且为同一血清型），称为复发。复发且伴有肾盂肾炎者，特别是复杂性肾盂肾炎，在消除诱发因素（如结石、梗阻、尿路异常等）的基础上，应按药敏试验结果选择强有力的杀菌性抗生素，疗程不少于6周。反复发作者，给予长程低剂量抑菌疗法。

（4）无症状细菌尿　是否治疗无症状细菌尿目前有争议，一般认为符合下述情况者应予治疗：①妊娠期无症状细菌尿；②学龄前儿童；③曾出现有症状感染者；④肾移植、尿路梗阻及其他尿路有复杂情况者。根据药敏结果选择有效抗生素，主张短疗程用药。如治疗后复发，可选长程低剂量抑菌疗法。

（5）妊娠期尿路感染　宜选用毒性小的抗菌药物，如阿莫西林、呋喃妥因或头孢菌素类等。孕妇的急性膀胱炎治疗时间一般为3～7天。孕妇急性肾盂肾炎应静脉滴注抗生素治疗，可用半合成广谱青霉素或第三代头孢菌素，疗程为2周。反复发生尿感者，可用呋喃妥因行长程低剂量抑菌治疗。

第四节　慢性肾衰竭

慢性肾衰竭（CRF）是各种慢性肾脏疾病进行性发展的最终结局，是一种主要表现为肾功能减退、GFR下降、代谢产物潴留、水电解质和酸碱平衡紊乱的全身各系统症状，称临床综合征。

一、病因

主要有原发性和继发性肾小球肾炎、糖尿病肾病、高血压肾小动脉硬化、梗阻性肾病、药物性肾病、遗传性肾病等。发达国家糖尿病肾病、高血压肾小动脉硬化多见，我国以慢性肾小球肾炎、糖尿病肾病、高血压肾小动脉硬化多见。随着我国高血压、糖尿病患者患病率的上升，所并发的肾脏损伤也逐年上升，必须提高重视。

为加强对CRF病因的认知，早期防治CRF，医学界提出慢性肾脏病（CKD）的概念，即各种原因引起的慢性肾脏结构和功能障碍（肾脏损伤病史＞3个月），或不明原因的GFR下降（GFR＜60mL/min）超过3个月。早期发现CKD、减慢CKD进展是一项非常重要的公共卫生问题。

二、临床表现

1. 全身各系统表现

（1）消化系统　胃肠道症状是最早、最常出现的症状。初期表现为食欲缺乏、腹部不适，以后出现恶心、呕吐、呃逆、腹泻、消化道出血、口腔尿臭味。呕血或便血可见，多由于尿素刺激胃黏膜糜烂或消化性溃疡所致。

（2）心血管系统

① 高血压。主要与水钠潴留有关，部分也与肾素活性增高有关。

② 心力衰竭。与水钠潴留导致容量负荷过重、高血压导致压力负荷过重有关，可表现为急性心衰或慢性心衰。患者表现为劳力性呼吸困难、夜间阵发性呼吸困难、端坐呼吸甚至急性肺水肿。它是常见的死亡原因之一。

③ 心包积液。表现为胸痛、心前区可听到心包摩擦音，多与尿毒症毒素沉着有关。尿毒症性心包炎是病情危重的表现之一。还可见于透析患者透析不充分时可发生。

④ 动脉粥样硬化。CRF 患者血脂升高，动脉粥样硬化进展迅速。冠心病也是 CRF 患者死亡原因之一。

（3）呼吸系统　体液过多和酸中毒时可出现气短、气促，严重酸中毒时，呼吸深而长。体液过多、心功能不全可引起肺水肿或胸腔积液。

（4）血液系统　贫血是尿毒症必有的症状，主要原因是红细胞生成素（EPO）减少，故称为肾性贫血。有出血现象，如鼻出血、严重呕血及便血，是因为尿毒症时血小板功能降低。部分患者白细胞减少，杀菌力减弱，易发生感染。感染是 CRF 病情恶化最常见的诱因，也是主要死因之一，以肺部和尿路感染多见。

（5）精神、神经系统　早期常精神萎靡、疲乏、失眠、注意力不集中，逐渐出现精神异常，如出现幻觉、抑郁、淡漠，严重者昏迷。周围神经病变也很常见，以下肢受累最多见。患者有肢体麻木、烧灼或疼痛感，感觉丧失。透析后可消失或改善。

（6）骨骼系统　肾性骨营养不良症又称肾性骨病，相当常见。主要与高磷低钙、继发甲旁亢有关，破骨细胞活性增强，骨质溶化并纤维化，另外，由于肾衰时 1-α 羟化酶缺乏，合成骨化三醇不足，钙吸收减少，骨组织钙化障碍。患者表现为骨酸痛、行走不便、骨折等。

（7）皮肤表现　皮肤失去光泽，干燥、脱屑，尿素随汗在皮肤排出，可形成尿素霜，刺激皮肤引起瘙痒，有时难以忍受，且不易控制。

（8）蛋白质、糖类、脂肪和维生素代谢紊乱　CRF 患者蛋白质代谢紊乱一般表现为蛋白质代谢产物蓄积（氮质血症），也可有人血白蛋白水平、血浆和组织必需氨基酸水平下降等。糖代谢异常主要表现为糖耐量降低和低血糖症两种情况，糖耐量降低主要与胰高血糖素升高、胰岛素受体障碍等有关，可表现为空腹血糖水平或餐后血糖水平升高，但一般较少出现自觉症状。慢性肾衰患者中高脂血症相当常见，其中多数患者表现为轻到中度高甘油三酯血症。

2. 水电解质和酸碱平衡失调

（1）水钠平衡紊乱　可表现为水钠潴留，也可表现为低钠血症、低血压和脱水。

（2）高血钾及低血钾　GFR 下降，钾排出减少，易出现高钾血症。有时钾摄入过少，胃肠道丢失过多，应用排钾利尿剂也可出现低钾。

（3）代谢性酸中毒　肾小管泌氢减少、酸性代谢产物体内潴留所致。

（4）低钙与高磷　CRF 患者尿磷排出减少，血磷升高，为维持钙、磷乘积，血钙下降。这是 CRF 患者特征性的电解质紊乱。

三、辅助检查

1. 血液检查

红细胞计数下降，血红蛋白浓度降低，白细胞计数可降低或升高。血钙偏低，血磷升高。人血白蛋白常降低。血钾、钠浓度可正常、偏低或升高。HCO_3^- 降低。

2. 尿常规

夜尿增多，尿渗透压下降，尿蛋白＋～＋＋＋，晚期可阴性。尿沉渣有管型，蜡样管型对诊断有意义。

3. 肾功能检查

血肌酐、血尿素氮增高。内生肌酐清除率下降，是 CRF 最敏感的指标。

4. 其他检查

B 型超声检查显示双肾体积小。

四、诊断

询问病史和查体，并及时做必要的实验室检查，尽早明确诊断，防止 CRF 的误诊。确诊后，必须积极寻找 CRF 恶化的因素，如感染、脱水、高蛋白饮食、心力衰竭、肾毒性药物、高血压等。

五、治疗

1. 早中期慢性肾衰竭的防治对策和措施

基本原则：坚持病因治疗，如对高血压病、糖尿病肾病、肾小球肾炎等坚持长期合理治疗。避免或消除 CRF 急剧恶化的危险因素。阻断或抑制肾单位损害渐进性发展的各种途径，保护健存肾单位。

（1）控制高血压　一般应当控制在 120～130/75～80mmHg 以下。

（2）严格控制血糖　使糖尿病患者空腹血糖控制在 5.0～7.2mmol/L（睡前 6.1～8.3mmol/L），糖化血红蛋白（HbA1c）＜7%。

（3）控制蛋白尿　将患者蛋白尿控制在＜0.5g/24h。

（4）积极纠正贫血　重组人红细胞生成素可使绝大多数患者免除输血，改善患者心、肺、脑功能。

（5）纠正酸中毒和水电解质紊乱

① 纠正代谢性中毒。主要为口服碳酸氢钠（$NaHCO_3$），必要时可静脉输入。对有明显心衰的患者，要防止 $NaHCO_3$ 输入量过多，输入速度宜慢，以免心脏负荷加重。

② 防止水钠紊乱。限钠、限水，根据需要应用袢利尿剂，噻嗪类利尿剂及潴钾利尿剂对 CRF 患者不宜应用，因其此时疗效甚差。

③ 防治高钾血症。首先应积极预防高钾血症的发生，限制钾的摄入。对严重高钾血症（血钾＞6.5mmol/L），且伴有少尿、利尿效果欠佳者，应及时给予血液透析治疗。

④低钙、高磷。给予活性维生素 D_3（骨化三醇）、碳酸钙口服。

（6）饮食治疗　应进食低优质蛋白、低磷饮食，或加用必需氨基酸、α-酮酸（EAA/α-KA）。患者必须摄入足量热量，一般为 125.6～146.5kJ/kg[30～35kcal/(kg・d)]。

（7）防止感染　平时应注意防止感冒，预防各种病原体的感染。抗生素的选择和应用原则与一般感染相同，剂量要调整。在疗效相近的情况下，应选用肾毒性最小的药物。

（8）其他　减少尿毒症毒素蓄积，口服氧化淀粉或活性炭制剂、口服大黄制剂等，增加尿毒症毒素的排出。这些疗法主要应用于透析前 CRF 患者，对减轻患者氮质血症起一定的辅助作用。

2. 尿毒症期及终末期肾衰患者的治疗

可采取透析和肾移植方法。血液透析或腹膜透析均可采用，疗效相近，综合患者情况选择。待病情稳定，有合适肾源时，可考虑进行肾移植术。肾移植后需长期使用免疫抑制剂，防止排斥反应。目前，肾移植术 1 年存活率为 90%，5 年存活率为 70%。

第五章

神经科疾病

第一节　头痛

头痛（headache）局限于头颅上半部，包括眉弓、耳轮上缘和枕外隆突连线上的疼痛，是临床常见症状之一。

一、病因

病因较复杂，可由颅内病变、颅外头颈部病变、头颈部以外躯体疾病以及神经症、精神病引起。

二、临床表现

1. 发病情况

急性起病并有发热者常为感染性疾病所致。急剧的头痛，持续不减，并有不同程度的意识障碍而无发热者，提示颅内血管性疾病（如蛛网膜下腔出血）。长期反复发作头痛或搏动性头痛，多为血管性头痛（如偏头痛）或神经症。慢性进行性并有颅内压增高的症状（如呕吐、缓脉、视盘水肿）应注意颅内占位性病变。青壮年慢性头痛，但无颅内压增高，常因焦虑、情绪紧张而发生，多为紧张性头痛。

2. 头痛部位

如偏头痛及丛集性头痛多在一侧。颅内病变的头痛常为深在性且较弥散，颅内深部病变的头痛部位不一定与病变部位一致，但疼痛多向病灶同侧放射。高血压引起的头痛多在额部或整个头部。全身性或颅内感染性疾病的头痛多为全头痛。蛛网膜下腔出血或脑脊髓膜炎除头痛外尚有颈痛。眼源性头痛为浅在性且局限于眼眶、前额或颞部。鼻源性或牙源性头痛也多为浅表性疼痛。

头痛程度与性质：头痛程度一般分轻、中、重 3 种，但与病情的轻重无平行关系。三叉神经痛、偏头痛及脑膜刺激的疼痛最剧烈。脑肿瘤的痛多为中度或轻度。有时神经功能性痛也颇剧烈。高血压性、血管性及发热性疾病的头痛通常为搏动性。神经痛多呈电击样痛或刺痛，紧张性头痛多为重压感、紧箍感或钳夹样痛。

头痛出现时间与持续时间：某些头痛可发生在特定时间，如颅内占位性病变通常清晨加剧，鼻窦炎头痛也常发生于清晨或上午，丛集性头痛常在晚间发生，女性偏头痛常与月经期有关。脑肿瘤的头痛多为持续性，可有长短不等的缓解期。

加重、减轻头痛的因素：咳嗽、喷嚏、摇头。俯身可使颅内高压性头痛、血管性头痛、颅内感染性头痛及脑肿瘤性头痛加剧。颈肌急性炎症所致头痛可因颈部运动而加剧；慢性或职业性的颈肌痉挛所致头痛，可因活动或按摩颈肌而逐渐缓解。偏头痛在应用麦角胺后可获缓解。

三、治疗

治疗原则是积极处理和治疗原发病；适当使用镇痛药如对乙酰氨基酚、可待因等；对焦虑烦躁者可酌情加用镇静药，对有抑郁表现者加用抗抑郁药；根据发病机制进行治疗，如颅内压增高者予脱水利尿药，低颅压者予低渗液；血管扩张性头痛予麦角制剂，紧张性头痛针对紧张的肌肉予按摩、热疗、痛点阻滞，表浅神经痛可采用阻滞治疗等。

第二节　脑梗死

脑梗死是指在具有潜在脑血管病变基础上，由于各种诱因致使脑血管管腔闭塞或狭窄，并且侧支循环代偿性供血达不到其生理要求的情况下，引起的急性病变。脑动脉供血区域的脑组织缺血所造成的脑组织坏死，导致脑神经功能障碍，又称缺血性脑卒中，包括动脉粥样硬化性血栓性脑梗死、脑栓塞（心源性脑栓塞、动脉源性脑栓塞、其他脑栓塞）、腔隙性脑梗死和无症状性脑梗死等。无论发生哪一类脑梗死，均会导致不同程度临床症状，以口角歪斜、偏瘫、语言障碍甚至昏迷等为主要临床特征。

一、动脉粥样硬化性血栓性脑梗死

动脉粥样硬化性血栓性脑梗死是在动脉硬化原因所致的颅脑大、中和主要分支动脉内膜病变基础上，发生脑动脉血管管腔狭窄或闭塞，导致脑栓塞而出现偏瘫等神经症状。颅内动脉粥样硬化病变多位于较大的血管，如颈内动脉末端、基底动脉、颈内动脉岩部、大脑中动脉、大脑前动脉、大脑后动脉等。

1. 病因和发病机制

虽然脑内动脉供应丰富，侧支循环良好，但因为脑组织需氧量极高，对缺氧耐受极差，一旦动脉血液供应受阻，必定导致供应区域脑组织软化。依脑软化面积大小和属于哪些动脉血管供血范围分为大软化和小软化。大动脉供应区域的病灶，多在大脑半球的皮质及白质。小动脉供应区域的病灶，多发生在视丘、基底部和脑干上部。大病灶称为软化，小病灶称为腔隙。引起软化和腔隙的原因有动脉血栓形成、动脉栓塞等。

2. 临床表现

（1）原发病史及发病状况　动脉粥样硬化性血栓性脑梗死患者多有高血压病史、糖尿病病史或心脏病病史。常于安静休息时或睡眠中发病。如疑为脂肪栓塞，则常先有长骨骨折或脂肪组织破坏，并出现胸痛、咳嗽、痰中带血、呼吸困难等。疑为空气栓塞时，患者多有气胸、气腹或其他空气进入心血管系统的条件。

（2）临床症状　多数患者发病缓慢，发病后多无头昏头痛、恶心呕吐。面积较大的半球梗死者多在局灶症状出现后，逐渐出现意识障碍并加重，甚至昏迷、惊厥。如果发病即昏迷者，多为脑干梗死。

（3）根据症状和体征初步定位　可根据临床症状和体征初步判断血栓栓塞哪一支血管、梗死病灶的部位和面积的大小。

① 颈内动脉系统。如为颈内动脉、大脑前动脉、大脑中动脉及其分支栓塞，梗死病灶可在同侧的额、顶、颞叶或基底节区域。a. 对侧中枢性面瘫、舌瘫；b. 双眼向患侧同向偏视，偏盲；c. 对侧中枢性偏瘫和感觉障碍（大脑前动脉栓塞，可出现下肢重于上肢的对侧瘫痪并下肢感觉障碍，大小便失禁）等；d. 左侧病变时，可出现构音障碍或失语、失读和失写。

② 椎-基底动脉系统。如为椎-基底动脉、小脑后下动脉等栓塞，梗死病灶可在脑干、小脑、丘脑、枕叶或颞顶枕交界区域。

a. 可出现眩晕、耳鸣、眼睑下垂、复视、发音困难或声嘶、呃逆、恶心呕吐、吞咽困难、共济失调等症状。

b. 可出现的体征有：Ⅰ. 交叉性瘫痪，同侧周围性脑神经瘫痪，对侧中枢性瘫痪；Ⅱ. 交叉性感觉障碍；Ⅲ. 四肢感觉运动障碍；Ⅳ. 小脑共济失调，如眼球震颤、平衡障碍、四肢肌肉张力降低等。

3. 诊断

诊断应主要从临床评估和选用特殊检查两个方面进行。根据病史和典型的临床症状、体征一般可作出诊断。急性大面积脑梗死应注意与脑出血相鉴别，后者发病时血压高、发病急、病程短、病情重。结合临床可选择以下检查。

（1）实验室检查

应常规检查：①尿分析，包括尿糖定性；②血常规，包括血沉、红细胞比容、血小板计数；③血液生化，包括血糖、血脂、肝功能、肾功能、电解质等；④血液流变学，包括血细胞压积、全血比黏度、血浆比黏度、红细胞电泳、纤维蛋白原等；⑤凝血全套等。

（2）腰穿　对于难与蛛网膜下腔出血、颅内感染等相鉴别的患者，可慎重选择腰穿进行脑脊液常规及生化检查。脑栓塞患者的脑脊液常规及生化检查一般正常。

（3）脑电图　对于脑梗死定侧、定位具有诊断价值，病变侧半球可呈现广泛异常波形。

（4）脑成像检查　随着CT和MRI的广泛应用，脑成像检查已成为脑血管病患者最安全、有效、精确的特殊检查方法。

① CT。颅脑部CT可直接显示脑梗死，但不能显示血管闭塞。血管闭塞24小时内，CT平扫常常不能发现密度改变。可以在发病24～48小时后见到病灶部位呈现低密度影。但CT平扫有时易将脑转移瘤误诊为脑栓塞，一般肿瘤呈团块状，而脑栓塞在病灶范围与闭塞血管供血区，累及皮、髓质，多呈底在外的三角形或扇形的密度降低区。如不能确诊，可作增强扫描来确诊。

② MRI（磁共振）。在发病后数小时 MRI 检查即可见病灶部位异常信号影，T1WI 呈低信号，T2WI 呈高信号。

（5）超声多普勒检查　利用超声波能穿透组织而不能折返的特性，已将先进的超声技术常规作为血管壁结构和病灶的成像及血流流量、流速的非损伤性检查方法之一。如 TCD（经颅多普勒超声），梗死区域常可出现相应血管多普勒信号减弱或消失等。虽然经颅多普勒超声及颈部大动脉的多普勒超声检查的临床应用取得很大成功，但尚不能完全取代传统而经典的脑血管造影术。

（6）脑血管造影　脑血管造影可直接显示血管闭塞，但不能显示脑梗死。经颈动脉系统或椎动脉系统造影可显示出栓塞的部位和程度，对确诊有重要意义。由于以上许多非创伤性检查的临床应用及其可靠的诊断价值，该项检查已渐少用。

总结动脉血栓性脑梗死的诊断要点：①常发病于安静状态；②多无明显头昏头痛和恶心呕吐；③发病缓慢，逐渐发展，多与动脉粥样硬化有关，也可见于动脉炎及血液病等；④一般在发病 1～2 天内意识清楚或轻度障碍；⑤多有颈动脉系统或（和）椎-基底动脉系统症状和体征；⑥有 CT 或 MRI 等检查结果支持。

二、脑栓塞

分心源性脑栓塞和非心源性脑栓塞以及来源不明性脑栓塞等。

1. 病因和发病机制

各种原因的栓子经血流进入脑血管，造成脑血管堵塞而该区域的侧支循环不能及时恢复有效血供，导致该区域脑组织缺血坏死。如果此时血栓性栓子溶解或侧支循环恢复，由于梗死区微循环血管壁的通透性增高，血脑屏障开放，则表现出血性脑梗死。

2. 临床表现

（1）病史　多有各种心脏病史或者有来自心脏的血栓。如为非心源性脑栓塞，则有相关的病史、病因和发病基础。

（2）发病形式　发病后可在数秒钟或数分钟达到高峰。

（3）症状　多可出现意识模糊、嗜睡或浅昏迷，常伴发癫痫。如栓塞主要脑血管分支或多发性栓塞，可因明显脑水肿，造成颅内压逐渐增高，出现头痛、恶心呕吐、昏迷等。

（4）体征　局灶定位征与动脉血栓性脑梗死基本相同。此类栓塞多发于大脑中动脉，可出现偏瘫、半身感觉障碍等相应体征。

3. 诊断

当心脏病患者突然出现上述临床症状时，应考虑到脑栓塞的可能。

（1）鉴别诊断　可根据心源性脑栓塞具有发病急剧、短暂意识障碍、常伴癫痫发作、有心脏栓子来源的依据、多表现为出血性脑栓塞等，与其他脑栓塞鉴别；根据全脑症状轻而短的特点与典型脑出血鉴别。

（2）辅助检查　进行颅脑部 CT、MRI、TCD、脑电图、心电图、超声心动图以及其他实验室检查可帮助明确诊断。

总结脑栓塞的诊断要点：①多发病急骤；②多无前驱症状；③多有意识模糊或短暂性意识障碍；④栓子的来源多为心源性，如为非心源性脑栓塞，应有相关的病史、病因和发病基础；⑤常同时伴有其他脏器、皮肤、黏膜等栓塞症状；⑥特殊检查结果的支持。

三、腔隙性脑梗死

腔隙性脑梗死是指由脑深部穿通动脉闭塞造成的缺血性微梗死灶所引起的一种脑梗死临床类型。多发生在基底节、丘脑和脑桥等脑的深部区域，极少发生在脑的皮质和白质。腔隙性脑梗死病灶的直径为10～15mm。

1. 病因和发病机制

脑穿通动脉是多以直角从脑内主干动脉分出的小动脉，为大脑半球深部白质、核团和脑干供血，它们多为终末动脉，几乎无侧支循环。当这些小动脉硬化或脂性透明变性，致使这些小动脉管腔狭窄、血栓形成，或脱落栓子阻断其血流，引起供血区域的脑梗死，出现相应临床症状。

2. 临床表现

（1）病史　多见于有多年高血压的老年人，也可见于部分中年人。

（2）发病形式和症状　逐渐发病，无头痛、呕吐、意识障碍等全脑症状。

（3）体征　纯运动型轻偏瘫、纯感觉性卒中、共济失调性轻偏瘫、手笨拙-构音不良综合征等。

（4）预后　一次发病多可完全恢复。反复发病可有假性延髓麻痹、双侧锥体束征，甚至血管性痴呆等表现。

3. 诊断

（1）根据多年的高血压病史和突然出现局灶性神经定位征。

（2）结合颅脑影像学检查可作出诊断。

总结腔隙性脑梗死的诊断要点：①主要由高血压动脉硬化引起，多见于中、老年人；②多为亚急性发病或缓慢发病；③多无意识障碍；④临床症状和体征多不严重；⑤特殊检查结果的支持。

四、脑梗死的治疗

对脑梗死等缺血性脑病的治疗目的：①就群体而言，力求降低发病率、病死率、致残率和复发率；②就个体而言，则应积极发现危险因素，尽早纠正这些危险因素，一旦发病，及时治疗，在力求保全生命的前提下，最大限度地使受损神经得以修复，促进神经功能的恢复，防止复发和降低病残，提高患者生活质量。

1. 急性期治疗

急性脑梗死患者需住院治疗，待病情稳定或好转1～2周可考虑转为家中或门诊治疗。病情较重的患者应卧床休息，心源性急性期患者应绝对卧床。目前对急性脑梗死尚无统一的治疗方法，一般来讲可按以下方法治疗。

（1）氧输送治疗

① 对意识障碍或昏迷患者，保持呼吸道通畅和充分供氧，必要时行气管插管或气管切开。并注意眼睛保护和口腔、呼吸道卫生。

② 保持血流动力学稳定，维持足够心排出量和脑灌流量，避免血压过低，防止脑灌

流量减少而加重脑缺血。

（2）降低颅内压治疗　对脑脊液压力增高甚至有脑疝表现的患者，应积极给予脱水、抗脑水肿、降颅压等治疗。消除脑水肿的方法主要在于减少脑容积、脑血容量和脑脊液量，尽快恢复正常生理调节，解除或最大限度地减轻脑损伤。

① 抬高头位。可抬高头位 20°～30°，避免头颈部扭曲。有研究表明头位每抬高 10°，颅内压可平均下降 0.13kPa。但也应注意过度抬高头位影响脑灌注压（CPP），以免 CPP 不足而加重脑水肿。

② 高渗脱水剂。常用 20%甘露醇，静脉输注后，血浆渗透压迅速增高。每克甘露醇约带出水分 100mL。每次 0.5～1g/kg，15～30 分钟内静脉滴完，6～8 小时 1 次，可与呋塞米交替使用。心肾功能不全者慎用！

③ 利尿剂。常用：a. 呋塞米（速尿），为非渗透性利尿剂，既有脱水利尿作用，又可减少脑脊液分泌，且无明显副作用，静脉注射后 5 分钟起效，1 小时达高峰，维持 2～4 小时。每次 20～40mg（成人）静脉注射，2～3 次/天，常与甘露醇交替使用。b. 依他尼酸钠（利尿酸钠），静脉注射后 15 分钟起作用，2 小时达高峰，维持 6 小时，25～50mg/次（成人），1～2 次/天。

④ 肾上腺皮质激素。以地塞米松抗水肿作用最强，特别适用于血管源性水肿。首次可用 20～30mg，以后 10mg/次，1～2 次/天，静脉注射或点滴，3～5 天停药。

（3）对于癫痫发作或抽搐频繁的患者，可给予苯巴比妥钠 0.1～0.2g 肌内注射，仍难以控制者，可用安定 5～15mg 缓慢静脉注射。

（4）再通复流治疗

① 血管扩张剂。使用血管扩张剂的目的是扩张脑血管以增加脑血流，不主张适用于急性期。

对于症状轻、梗死病灶小、发病缓慢或排除脑水肿及脑水肿得以消除后，在发病 3 周后可使用血管扩张剂。常用：①盐酸罂粟碱 30～90mg 加入 500mL 低分子右旋糖酐中静脉滴注，1 次/天，10～14 天为 1 疗程；②烟酸 50～100mg，口服，3 次/天；③桂利嗪（脑益嗪）25mg，口服，3 次/天；④尼莫地平 20～40mg，口服，3 次/天；⑤氟桂利嗪（西比灵）5mg，口服，1 次/天。

② 溶栓剂。多认为在发病 6～8 小时内开始使用，溶栓的效果是肯定的。常用的溶栓剂有链激酶、尿激酶。

溶栓治疗应注意：a. 经 CT、MRI 和 TCD 检查，排除脑出血和明确脑血管栓塞部位。b. 应做凝血时间、血小板计数、纤维蛋白原定量及肝肾功能等检查，并排除其他出血性疾病，严格掌握适应证和禁忌证。c. 可在 DSA（数字减影脑血管造影）动脉插管介入放射下注入溶栓剂，以求溶栓再通，同时静脉滴注尼莫地平、神经节苷脂等脑保护药。

③ 抗凝剂。在缺血性脑血管病的抗凝治疗中，常用抗凝剂有口服和非口服两大类，口服抗凝剂如华法林等，非口服抗凝剂如肝素等。

④ 降纤治疗。常用药物有降纤酶、胞磷胆碱。

⑤ 抗血小板治疗。此类药物很多，但目前在临床上主要作为抗血小板药物应用的有阿司匹林（ASA）、双嘧达莫、磺唑酮和噻氯匹定。

（5）脑保护治疗　目前临床上应用的保护脑的方法有物理和药物方法等，常用以下几种。

① 钙通道阻滞剂。常用药有：a. 尼卡地平，0.6～1.2mg 加入至 5%葡萄糖溶液 500mL 中静脉滴注，1 次/天，15～30 天为 1 疗程，或者口服 20mg/次，3 次/天，3 天后渐增量达 60～120mg/d；b. 氟桂嗪，每次 5～10mg；c. 尼莫地平，每次 30mg，2～3 次/天。

② 自由基清除剂。有清除自由基的作用，对缺血或缺血再灌注的脑细胞有保护作用。常用：a. 维生素 E、维生素 C。b. 甘露醇等。c. SOD（超氧化物歧化酶）。d. 地塞米松。e. 21-氨基类固醇。

③ 兴奋性氨基酸受体拮抗剂。能明显减轻缺血性神经元的损伤。目前应用的为 *N*-甲-D-天冬氨酸（NMDA）受体拮抗剂 MK-801。γ-氨基丁酸（GABA）激动剂也能抑制兴奋性氨基酸毒性作用，对脑缺血损害具有保护作用。

④ 胰岛素。

⑤ 神经节苷脂。

⑥ 脑代谢增强剂和活化剂。

⑦ 亚低温疗法。30～34℃的亚低温对缺血性脑损伤具有明显保护作用，并且亚低温治疗在脑缺血后尽早实施，效果更为显著。

⑧ 高压氧治疗。缺氧性脑梗死的外周，为能量代谢降低和神经功能低下或受抑制的部位，称为“缺血半影区”。通过高压氧治疗，使“缺血半影区”建立新的侧支循环，有利于脑血流灌注，改善或消除脑缺血、缺氧状态，恢复该区域脑细胞的功能。

腔隙性脑梗死虽然在缺血性脑血管病中占大多数，除多发者外，一般无昏迷和全脑症状，只需对症治疗，预后良好。在治疗过程中，应避免过度降压、过度脱水，应用溶栓、抗凝剂有诱发脑出血的可能，对腔隙性脑梗死无益。

2. 恢复期治疗

恢复期治疗包括脑梗死在内的脑血管病的致残率可高达 80%以上，将会给患者本人、家庭和社会带来很大负担。有报道经过及时有效的康复治疗，90%的偏瘫患者可重新步行和生活自理，其中 1/3 患者恢复适当工作。恢复期治疗主要注意：

（1）情感障碍和心理变化

① 抑郁症。发生最多的情感障碍是抑郁症，可能与身体致残的严重程度、左额叶病变、病灶过大、脑萎缩以及特殊神经解剖通路受损有一定关系。

② 焦虑症。多发生于完全偏瘫的患者，往往因对自己的病情认识不足而发生。

③ 心理变化。往往由于突然发病、社会角色改变、增加家庭和社会负担、对病情不了解或认识不足、丧失治疗信心、对康复治疗希望过快过好等而产生。

（2）语言障碍　当大脑皮质中枢管辖语言功能的区域受损害后可出现语言障碍，其发生率高达 70%左右，表现有失语症和构音障碍。医护人员除耐心用动作、手势、眼神、表情等与患者交流外，还要循序渐进地帮助和指导患者进行发音训练。

① 失语症。常用：a. 听觉言语刺激法，包括构音训练，对镜训练，衔接训练，复述训练，听语指图、指物、指字训练，读写训练等；b. 程序学习法，包括分数法、中心内容讨论法等康复疗法。

② 构音障碍。主要用：a. 松弛疗法；b. 呼吸疗法；c. 发音疗法；d. 发音器官运动训练；e. 节奏训练等康复治疗。

（3）偏瘫　脑血管病后常常表现偏瘫伴患侧手足肿胀，并有温度改变和泌汗障碍等，有些症状较轻的患者可自行缓解和恢复。症状较重者则需进行康复治疗和锻炼。

① 上肢被动运动疗法。可采用：a. 肩部运动；b. 前臂运动；c. 手部运动以及伸指、握拳、摸头、爬墙、穿衣等康复治疗和锻炼。

② 下肢被动运动疗法。可采用：a. 勾腿运动；b. 旋足运动；c. 伸腿运动；d. 绕膝运动；e. 压腿运动以及坐立、坐轮椅、站立、行走等康复治疗和锻炼。

③ 瘫痪伴患侧手足肿胀、温度改变和泌汗障碍。可给予综合治疗，如抬高患肢、理疗、针灸等康复治疗。

（4）脑卒中后综合征　不少患者在恢复期出现非感染性炎症反应，称为脑卒中后综合征，表现有发热、胸痛和心包炎、胸膜炎、肺炎等相应的症状和体征。用抗生素治疗多无效，对肾上腺皮质激素治疗反应较好。

（5）治疗原发病，预防脑梗死复发　脑血管病多因高血压、脑动脉硬化、糖尿病、心脏病、风湿病、血液病、血液异常、高胆固醇症、高脂血症等疾病因素所引起。因此，对以上疾病的治疗和预防应给予高度重视，甚至采取社会化综合性防治措施。

第三节　脑出血

脑出血（intracerebral hemorrhage，ICH）分外伤性和非外伤性两种，后者又称原发性或自发性脑出血，指颅内或全身疾病引起的脑实质内出血。高血压脑出血最常见。

脑出血占所有卒中的10％～17％，30天死亡率取决于出血的部位和大小。发病1个月内死亡率35％～52％，在6个月内功能恢复、生活独立的患者仅有20％。发病30天内死亡的独立预测因素有出血量、格拉斯哥昏迷评分（GCS）、年龄＞80岁、幕下出血以及合并脑室内出血。

一、病因与危险因素

（1）病因　原发性脑出血的病因50％是高血压、30％是淀粉样变。其他脑出血原因有动脉瘤、动静脉畸形、抗凝或抗血小板治疗、血液疾病、肝脏疾病、肿瘤、外伤、血管炎、烟雾病、静脉窦血栓形成、子痫、子宫内膜异位症。

（2）危险因素　高血压、年龄、遗传、吸烟、饮酒、胆固醇水平过低。基于人口学的研究发现，高胆固醇者发生脑出血的危险低，强化他汀类药物治疗可增加某些特殊人群脑出血的风险。

二、临床表现

脑出血起病突然，常见诱发因素有情绪波动、体力劳动、饭后酒后、性生活、用力屏便和气候变化等。患者常突感头痛、头胀，随之呕吐，可很快出现意识和神经功能障碍，并进行性加重。脑叶出血者常表现为癫痫。发病时血压常明显升高。不同出血部位的临床表现如下。

1. 基底节出血

偏瘫或轻偏瘫、偏身感觉障碍和同向性偏盲（“三偏”），均发生于出血灶的对侧。患者双眼向病变侧凝视，可有局灶性抽搐和失语（优势半球出血）。随着出血量增多，患者意识障碍加重，并出现颅内压增高症状，甚至小脑幕裂孔下疝，导致因呼吸和循环衰竭而死亡。

2. 脑叶出血

头痛明显。如出血位于脑中央区，有偏瘫、偏身感觉障碍，特别是辨别觉丧失。如出血在枕顶叶，可有同向偏盲。如发生在额叶，可有强握、吸吮反射，排尿困难，淡漠和反应迟钝。如有抽搐多为局灶性并限于偏瘫侧。优势半球出血者尚有失语、失读、记忆力减退和肢体失认等。

3. 丘脑出血

多有意识障碍、失语、偏瘫和偏侧感觉障碍。可有双眼垂直方向活动障碍或双眼同向上或向下凝视，瞳孔缩小。如血肿阻塞第三脑室，可出现颅内压增高症状和脑积水。

4. 脑桥出血

发病后患者很快进入昏迷状态。出血常先自一侧脑桥开始，表现出血侧面瘫和对侧肢体弛缓性偏瘫（交叉性瘫痪）。头和双眼转向非出血侧，凝视偏瘫侧。出血扩大并波及两侧脑桥，则出现双侧面瘫和四肢瘫痪。后者多为弛缓性，少数为痉挛性或呈去脑强直，双病理征阳性，眼球自主活动消失，瞳孔为针尖样，对光反应迟钝或消失，此征见于1/3患者，为脑桥出血特征症状，系由于脑桥内交感神经纤维受损所致。持续高热（≥39℃），乃因出血阻断丘脑下部对体温的调节。由于脑干呼吸中枢受影响，常出现不规则呼吸和呼吸困难。如双瞳孔散大、对光反应消失、呼吸不规则、脉搏和血压异常、体温不断上升或突然下降，均提示病情危重。

5. 小脑出血

大多数患者有头痛、眩晕、呕吐，伴共济失调，站立时向病侧倾倒，病侧肢体不灵活，但无偏瘫、无失语，有构音障碍。少数患者发病迅速，短期内昏迷，出现脑干受压征、眼肌麻痹和小脑扁桃体下疝或急性脑积水表现。

6. 脑室出血

可以是实质性出血破入脑室，也可以是单纯脑室出血。病情多危重，常在发病后1～2小时内进入昏迷，出现四肢抽搐或瘫痪，双侧病理征阳性。可有脑膜刺激征、多汗、呕吐、去脑强直。呼吸深沉带鼾声，后转为不规则。脉搏也由缓慢有力转为细速和不规则。血压不稳定。如血压下降、体温升高则多预后不良。

三、相关检查

1. 实验室检查

（1）脑脊液　由于脑出血患者多有颅内压增高，如临床诊断明确，则不应做腰穿和脑脊液检查，以防脑疝。

（2）血、尿常规和生化检测　常见白细胞增高、血糖升高等应激改变。生化检查有助于病因的发现和治疗过程中并发症的观察。

2. 影像学检查

(1) 头部CT、CTA和CTP 头部CT平扫是本病的首选诊断方法，它能区分脑出血和脑梗死，有助于脑出血病因的鉴别诊断，有利于制订治疗方案、判断预后和随访病情的发展。根据CT可以计算血肿量，方法见下：

① 多田公式计算法（单位mL）：血肿量=π/6×长×宽×层面数。

② 简易计算法（单位mL）：血肿量=1/2×长×宽×层面数。

头部CTA检查能尽早检查有无动脉瘤、动静脉畸形或血管炎等脑出血可能的病因，CTA和CTP检查通过造影剂渗漏情况可以发现血肿扩大的可能。近年来，发现血肿扩大有许多影像学上的特点，临床可根据这些变化预测和判断血肿的扩大，特点包括CT血肿形状不规则、CT混合征、CT黑洞征、CT漩涡征、CT出血征和液平、CT岛征和卫星征、CTA的点征、CTA渗漏征、CTP的动态点征等。

(2) 头部MRI SWI和T2加权梯度回波成像对脑出血的诊断十分敏感，可代替CT检查。此类检查对淀粉样血管病的检出非常敏感。对鉴别海绵状血管瘤也有很大帮助。但普通MRI发现新鲜出血的敏感性低，检查费时，故其对急性脑出血的诊断作用不如CT。

(3) DSA 可用于排除脑动脉瘤、AVM、动静脉瘘、静脉窦血栓等引起的脑出血。

四、诊断与鉴别诊断

有高血压的中老年人，突然剧烈头痛、呕吐、偏瘫伴血压升高，均应高度怀疑本病，CT或MRI可帮助确定诊断。

需要鉴别除高血压以外的脑出血原因：

1. 脑动脉瘤和血管畸形

虽然脑动脉瘤破裂主要引起蛛网膜下腔出血，但是当动脉瘤嵌在脑实质内时则可引起脑实质内出血。对可疑的患者应做CTA或DSA检查。脑叶出血、伴发癫痫的患者，应怀疑动静脉畸形，特别是青少年患者。

2. 血液病

如白血病、血友病、血小板减少性紫癜、红细胞增多症、镰状细胞病等。仔细询问病史，进行有关实验室检查，不难做出鉴别诊断。

五、治疗

脑出血处理的关键在“防患于未然”，其中控制高血压病是预防的核心。对已发生脑出血者，治疗分一般治疗、药物治疗和手术治疗。目标是控制增高的颅内压防止脑疝形成，控制血压防止血肿扩大并保证脑灌注，治疗各种并发症和合并症，尽早康复减轻残障。

1. 内科治疗

(1) 卧床休息 头位抬高20°～30°，低血容量者不适合此措施。

(2) 控制血压 血压过高可加重脑水肿，诱发再出血。血压降低的程度应根据每个患者的具体情况而定，原则上应逐渐降到脑出血前原有的水平或160/90mmHg左右。如果舒张压＞180mmHg或平均动脉压＞130mmHg，要考虑静脉给药。可选择的药物有尼卡地平，用法为5～15mg/h；拉贝洛尔，用法为2mg/min（最大300mg/d）；硝普钠，用法为0.1～10μg/(kg·min)；硝酸甘油，用法为20～400μg/min。

（3）控制颅内压　脑出血后颅内压升高是威胁生命的主要原因。控制升高的颅内压是治疗的关键。治疗手段虽多，但效果并不理想。

（4）止血剂　脑出血以后需要通过静脉应用一些止血药物，这样能够预防出血进一步增多，而止血药物有很多，如氨甲环酸、氨甲苯酸、止血敏、六氨基己酸等都是很好的，随后8小时内持续滴注1g，血肿扩大的体积减小，有血肿扩大的患者比例降低，7天死亡率下降，但是90天死亡率无改善。可以看出，超早期、短疗程的止血治疗可以降低近期死亡率。

2. 防治各系统并发症

防治心血管病和消化道出血、尿路感染、压（褥）疮、水电解质紊乱等很重要。20%脑出血有癫痫发作，可选用抗痫剂，如卡马西平、丙戊酸钠等。高热者物理和/或药物降温。

3. 外科治疗

对于脑叶和小脑出血，手术治疗的效果是肯定的，而对于基底节区出血，外科和内科治疗的效果差别不大。关于手术时机，目前没有明确的证据表明超早期开颅术能改善功能结局或降低死亡率。12小时内手术清除，特别是用创伤小的方法时，有更多的支持证据。根据现有的证据，微创技术内镜血肿抽吸术的效果优于立体定向血肿抽吸术。去骨瓣减压术对降低脑出血死亡率也有很好的效果。

第四节　癫痫

癫痫是一组由于脑部神经元异常过度放电所引起的突然、短暂、反复发作的中枢神经系统功能失常的慢性疾病和综合征。按异常放电神经元涉及部位和放电扩散范围不同，临床上可表现为不同的运动、感觉、意识、自主神经等功能障碍，或兼而有之。一次神经元的突然异常放电所致短暂过程的神经功能障碍称为癫痫发作，是脑内神经元过度和/或超同步化异常电活动的临床表现。国际抗癫痫联盟（ILAE）对癫痫的定义作了修订：癫痫是一种脑部疾患，其特点是持续存在能产生癫痫发作的脑部持久性改变，并出现相应的神经生物认知、心理学以及社会学等方面的后果。

一、病因与发病机制

癫痫发作的类型十分复杂，但其共同点是脑内某些神经元的异常持续兴奋性增高和阵发性放电。这些神经元兴奋性增高的原因以及这些兴奋性如何扩散至今尚不清楚。主要的假设有神经递质的失平衡、轴突发芽、遗传因素、离子通道病学说等。癫痫的发生机制十分复杂，除上述因素外，免疫机制亦参与其发生，可能系自身抗体与神经细胞突触传递中的受体结合，导致受体破坏、再生和轴突发芽而使兴奋通路错误传递。

二、分类

癫痫按病因可分为原发性、症状性和隐源性三种。

1. 原发性癫痫

通过详细询问病史、体格检查以及化验和各种辅助检查仍未能找到引起癫痫发作的原因，这种癫痫临床上称原发性癫痫，又称特发性癫痫，其发生可能与遗传因素有关，约占全部癫痫的 2/3。

2. 症状性癫痫

癫痫发作只是脑部疾病或全身性疾病的一个症状，约占癫痫患者总数的 23％～39％。

3. 隐源性癫痫

指目前虽未找到肯定的致痫原因，但随着科技发展，尤其是基因和分子医学的应用，致病原因日渐清晰。随着部分癫痫在分子水平的病因有可能被确定，隐源性癫痫将日趋减少，在 2009 年 ILAE 最新的分类中，该定义已被“未知的病因”取代。

国际抗癫痫联盟关于癫痫和癫痫发作分类的方案，在临床应用中发现仅用它们很难将有些发作归入某一类型。随着近年来基因学与分子生物学、分子电生理及临床电生理等学科的发展，ILAE 于 2001 年又提出了修改上述方案的建议。新方案由 5 个层次组成：①发作期症状学。根据标准描述性术语对发作时的症状进行详细的描述。②发作类型。确定患者的发作类型，如有可能应明确大脑定位，如为反射性发作需指明特殊的刺激因素。③综合征。进行癫痫综合征的诊断。④病因。如可能根据经常合并癫痫或癫痫综合征的疾病分类确定病因，或症状性癫痫的特殊病理基础。⑤损伤。评价癫痫造成损伤的程度。

2017 年 3 月国际抗癫痫联盟分类与命名委员会推荐了新的癫痫发作分类，提出癫痫的分型诊断应分 3 步：发作类型的诊断，癫痫类型诊断，癫痫综合征的诊断。诊断每个阶段均需考虑共患病因素和病因学。

三、临床表现

癫痫发作大多具有短时性、刻板性和间歇反复发作等特点，各类发作既可单独或不同组合地出现于同一个患者身上，也可能起病初期表现为一种类型的发作，后转为另一类型。现介绍临床上常见的几种发作类型。

1. 全面性强直-阵挛性发作（general tonic clonic seizure，GTCS）

患者突然神志丧失并全身抽搐发作，可为原发性或继发性，但大部分属继发性。按症状经过可分为三期。

（1）先兆期　部分继发性发作的患者在发作前一瞬间可出现一些先兆症状，分为感觉性（如上腹部不适，胸、腹气上升，眩晕，心悸等）、运动性（如身体局部抽动或头、眼向一侧转动等）或精神性（如无名恐惧，不真实感或如入梦境等）。先兆症状极为短暂，有的甚至不能回忆。先兆症状常可提示脑部病灶的位置。原发性发作的患者常缺乏先兆症状。

（2）抽搐期　患者突然神志丧失，发出尖叫声，跌倒，瞳孔散大，光反应消失。又可分为二期：强直期和阵挛期。

（3）痉挛后期或昏睡期　在此期间，患者进入昏睡状态。在最后一次明显的痉挛后5秒有时可有轻微短暂的强直性痉挛，但以面部和咬肌为主，造成牙关紧闭并有再次咬破舌头的可能。在最后一次痉挛到第二次肌肉强直期间全身肌肉松弛（包括括约肌在内），尿液可能自尿道流出造成尿失禁。呼吸渐趋平稳，脸色也逐渐转为正常，患者由昏迷、昏睡、意识模糊而转为清醒。此期长短不一，经数分钟至数小时不等。醒后除先兆症状外，对发作经过不能回忆，患者往往感到头痛、头昏、全身酸痛乏力。少数患者在发作后还可能出现历时长短不等的精神失常。

2. 全面性非惊厥性发作

临床主要见于儿童或少年，有以下几种发作形式：

（1）失神发作　以5～10岁起病者为多，15岁以后发病者极少。发作时表现为短暂的意识丧失，一般不会跌倒，亦无抽搐。患儿往往突然停止原来的活动，中断谈话，面色苍白，双目凝视无神，手中所持物件可能跌落，有时头向前倾，眼睑、口角或上肢出现不易觉察的颤动。有时眼球有向上约3次/s的颤动，也可能机械地从事原先的活动。一般持续6～20s，极少超过30s，发作突然停止，意识立即恢复。发作无先兆，亦不能回忆发作经过。

因为发作时间短暂，常不易被人发觉。部分儿童因进食时发作，碗筷经常跌落或玩耍时玩具落地而引起家长注意。临床经过一般良好，智力不受影响，但发作频繁，一天可达数十次至百余次，会影响学习。通常至青春期停止发作，也有部分转为全身强直，阵挛性发作。

失神发作的诊断标准为：①反复发作的短暂失神，深呼吸容易诱发；②脑电图上有弥漫性双侧同步的3次/s棘-慢波。

全身强直-阵挛性发作患者在服用抗痫药后没有惊厥发作，但有先兆或短暂意识不清时，应认为是强直-阵挛发作的不完全发作而不能视为失神发作。15岁以后发生失神发作时应首先考虑颞叶癫痫。年长者还应注意与短暂脑缺血发作（TIA）鉴别。

（2）非典型失神发作　肌张力的改变要比典型失神发作明显，发作和停止并不十分突然。脑电图上表现为不规则2.5Hz以下的棘-慢波，往往为不对称或不同步的。

（3）失张力性（松弛性）发作　为一种复合性发作，多见于儿童，表现为突然意识障碍和肌张力消失，发作结束后意识很快恢复，肌张力消失可能使患者跌倒于地。

（4）肌阵挛性发作　亦为一种复合性发作。以头部及上肢肌肉为主的双侧节律性肌阵挛抽动，频率为每秒3次，与脑电图上棘-慢波或多棘-慢波的频率一样，且与棘波同步。

3. 单纯部分性发作

为大脑皮质局部病灶引起的发作，通常由于损害的区域不同而引起不同的表现类型，患者意识常保持清醒。部分患者的单纯部分性发作可发展成为全身性发作。

（1）单纯体感性发作　指躯体感觉性而非内脏感觉性发作，往往局限于或先从一侧口角、手指或足趾开始的短暂感觉异常，表现为麻木、触电感或针刺感，偶尔发生温热感、动作感或感觉缺失。疼痛感则极为罕见。最近有一些儿童患者发生足底、足趾、腕关节、距小腿关节发作性疼痛的报道。病灶一般在对侧大脑半球中央后回。如果痫性活动延及其他区域，会产生运动性发作甚至全身性发作。

（2）单纯运动性发作　多从一侧口角、手指或足趾开始或局限于该处的强直性或阵挛性抽搐，由对侧中央前回神经元的异常放电所引起。发作时意识并不丧失。持久或严重的局限性运动性发作时常在发作后遗留暂时性的局部瘫痪（Todd 瘫痪）。局部抽搐偶可持续数小时、数天，甚至数周，局限性运动性发作连续不断而患者意识始终清醒者称为部分性癫痫持续状态。

（3）扩延型　局限性单纯体感性或运动性发作按其感觉或运动代表区在大脑中央后回或前回的分布顺序缓慢移动，甚至扩散至对侧半身。有时局限性体感性发作不仅先有局部感觉异常，沿中央后回扩展至一侧半身，而且可以越过中央沟扩展至中央前回出现部分运动性发作。若放电再通过大脑皮质下的联系纤维导致双侧大脑半球的弥漫性放电时，就继发全身性惊厥发作，此时患者的意识丧失。若局限性发作很快转化为全身性发作，这种部分性发作或感受就成为"先兆"。有时扩延非常迅速，正如前述，甚至于患者还来不及"感受"或"意识"到有先兆时即失去意识，出现四肢抽搐，醒后不能回忆，临床医生常难以区别究竟为原发性还是继发性发作，有时也难以区别究竟是部分性发作还是全身性发作。

（4）其他感觉性发作　有视觉性发作、听觉性发作、眩晕性发作、嗅觉性发作和味觉性发作等。

（5）混合性发作　一种以上的上述发作形式。

4. 复杂部分性发作

多数自简单部分性发作开始，随后出现意识障碍、自动症和遗忘，也有发作开始即有意识障碍。由于症状复杂，病灶常在颞叶及其周围，涉及边缘系统，故又称精神运动性发作、颞叶癫痫或边缘（脑）发作。这一类型的发作，多以意识障碍与精神症状为突出表现。患者在发作时与外界突然失去接触，精神模糊，出现一些无意识的动作（称自动症），如咂嘴、咀嚼、吞咽、舔舌、流涎（口咽自动症），反复抚摸衣扣或身体某一部位，或机械地继续其发作前正在进行的活动，如行走、骑车或进餐等。有的表现为精神运动性兴奋，例如突然外出、无理吵闹、唱歌、脱衣裸体、爬墙跳楼等。每次发作持续达数分钟或更长时间后，神志逐渐清醒，对发作情况多数无记忆。也可能表现为单纯部分性发作中出现精神症状，接着就与外界失去接触，并出现自动症。发作停止后，对于自动症前出现的一些症状，常常能回忆。复杂部分性发作可发展为全身强直-阵挛性发作。脑电图上最典型的表现为在一侧或双侧颞前部有棘波或尖波发出。由于致病灶常在颞叶内侧面或底面，有时头皮电极不易见到痫样放电而表现为阵发性 θ 波活动。睡眠描记、蝶骨电极或鼻咽电极可使局灶性棘波或尖波的阳性率增高。部分患者的异常放电灶位于额叶。

5. 癫痫持续状态

癫痫持续状态（status epileticus）是癫痫连续发作之间意识尚未完全恢复又频繁再发，或癫痫发作持续 30 分钟以上未自行停止。Treiman 提出发作持续 10 分钟以内是控制发作和减少耐药性的最佳时机。

难治性癫痫持续状态目前尚无公认的诊断标准；多数人认为会有 2～3 种一线抗癫痫

药物对癫痫持续状态的治疗无效，发作时间超过 1～2 小时即可诊断为难治性癫痫持续状态。

根据不同的临床需要和研究目的，癫痫持续状态分为下列类型：

① 根据临床发作时有无明显的骨骼肌收缩表现，分为惊厥性与非惊厥性癫痫持续状态。

② 根据病因不同分类如下。

a. 急性症状性癫痫持续状态：既往神经系统发育正常，起病 1 周内可能发生了中枢神经系统感染、持续的热性惊厥、脑病、头外伤、脑血管疾病、代谢或中毒性紊乱。

b. 远期症状性癫痫持续状态：缺乏肯定的急性病理因素，但有既往 1 周前已经存在的中枢神经系统异常病变或受损史。

c. 特发性癫痫持续状态：无症状性病因，过去有特发性癫痫史，或癫痫持续状态可以作为患者癫痫的第二次自发性发作。

d. 隐匿性癫痫持续状态：无症状性病因，过去有隐匿性癫痫史，或癫痫持续状态作为第二次自发性发作。

e. 未能分类的癫痫持续状态：不能分为任何其他组的癫痫持续状态。

6. 难治性癫痫

癫痫是由不同病因引起的综合征，其预后不尽相同。大多数癫痫患者的发作可获得满意的控制，但有 30%～40%癫痫患者为难治性癫痫。难治性癫痫的定义有广义和国际共识定义两种。广义者指：①用目前的抗癫痫药物，在有效治疗期合理用药，不能终止其发作；②已被临床证实是难治的癫痫及癫痫综合征。

耐药性癫痫按 2009 年国际抗癫痫联盟（ILAE）制定的定义方案，即根据癫痫发作类型，经过合理选择并正确使用至少 2 种耐受性好的抗癫痫药物，单药前后分别使用和联合使用，无发作的持续时间未达到治疗前最长无发作时间的 3 倍或者 1 年内无发作（取两者无发作间隔期最长的一个）。

四、辅助检查

1. 脑电图

对癫痫的诊断价值很大，已成为癫痫的诊断和分型必不可少的检查方法，还广泛应用于指导选用抗癫痫药、估计预后、手术前定位，并用于阐明癫痫的病理生理。发作时记录的脑电图诊断意义最大，但这种机会甚少，大多在发作间歇期对患者进行脑电图检测。一次发作间歇期记录历时 20～40 分钟，其发现癫痫样电活动的概率约 50%，故不能据此作为确诊有无癫痫的手段。患者发作间期放电与发作期放电有很多不同之处，两者相比较，前者持续时间短暂（一般不超过 2～3 秒），甚至为单个散在出现，波形整齐，不伴有临床发作而且波形可与发作时放电完全不同，出现范围也不如后者广泛。而发作时放电持续时间通常在数十秒以上甚至数分钟，包括节律性重复性成分，波形不如发作间歇期放电整齐，出现范围广泛，常合并临床发作。

脑电图可用以鉴别发作类型和明确致痫灶部位，常规脑电图常要多次重复记录，并结合缺睡诱发和睡眠记录，可使阳性率增加至 85%左右，其余 15%的患者，需应用长时监测（long-term monitoring，LTM）的方法来获取更多的信息，个别局灶性意识障碍性发作的患者甚至需要做脑深部电极记录方能确诊。除去某些特殊类型如儿童失神发作和婴儿痉挛症外，由于头皮电极所记录到的癫痫样电活动可能不来自皮质，而为远处病灶的传播所致，常规记录有其性能上的局限性，应用视频脑电图（video-EEG，VEEG）为较理想的方法。

VEEG 对癫痫诊断有非常重要的意义，大多可获得有助于诊断的信息，同时有助于鉴别非癫痫性发作及假性发作。对于反复常规 EEG 结果阴性者，通过数小时、数天或数周的 VEEG 监测，可对少见的发作期及发作间期的异常 EEG 进行分析，并通过增加电极数来进行更为准确的癫痫灶定位。发作时的视频记录还可获得癫痫发作时的症状学信息，并将其与当时的 EEG 进行对照研究。

2. 神经影像学检查

可发现病因，包括难治性癫痫手术治疗的病灶定位。

（1）CT 或 MRI　有助于发现肿瘤血管畸形、先天性畸形、血管瘤、寄生虫或其他可能导致癫痫发生的结构性改变。

首次癫痫发病患者进行脑部影像学检查的指征包括：病史或脑电图提示有局灶性起源的依据；首次发病者；神经系统体检有局灶性阳性体征者；经典抗癫痫药物正规治疗疗效不佳者；长期应用抗癫痫药物治疗癫痫得到控制，经过一段稳定期后再次发作频繁者或发作类型改变者。

重复脑部影像学检查的指征有：癫痫复发，发作情况恶化，抗癫痫药物常规治疗出现难以解释的发作类型变化，以及神经系统体检发现体征出现变化，考虑手术治疗前的准备。

首选 MRI。对于部分不能接受 MRI 扫描的，或怀疑有脑部结构性损害、情况紧急的患者可选用 CT 扫描。

高清分辨率 MRI 能对近 80%行颞叶切除术的患者和近 60%行额叶切除术的患者进行手术定位。MRI 用于诊断颞叶海马硬化，表现为与癫痫灶同侧的中央海马不对称变小或萎缩，受累海马在 T2 加权像上为高信号。约有 90%颞叶癫痫的 MRI 发现与脑电图改变相吻合。

（2）脑磁图　神经元膜的离子流动不仅产生电场，还产生磁场，电仪器记录显示形成脑磁图（magnetoencephalography，MEG）。同相应的脑电波形相比，脑磁图波形活动较局限。大量研究结果表明，对癫痫起源的成功模拟在于脑电图和脑磁图各自优势的互补、联合。脑电图对水平、径向位偶极子敏感，MEG 对垂直、切线位偶极子敏感。但 MEG 描记要求在较短时间内完成，因为患者必须安静地躺卧或坐在杜瓦瓶下保持不动。另外，信号大小严重影响 MEG 的描记结果，为此采取的屏蔽措施与倾斜仪器等价格昂贵，限制了其使用；因此，目前脑磁图偶极子定位的应用仍具有局限性。

（3）PET　在癫痫病因和癫痫病灶定位中也十分重要。

五、诊断

癫痫的诊断方法和其他疾病一样，主要通过病史、体格检查与神经系统检查、实验室检查等，进行综合分析。癫痫诊断的思维程序，包括是否为癫痫、癫痫或癫痫综合征的类型和癫痫的病因。

癫痫的诊断主要依靠临床表现、脑电图波形和抗癫痫药物的效应。患者初步的诊断并非要求三项条件必备，但在诊断过程中，三者都重要。尤其是最后诊断的确立，对多数患者来说，三项条件均必不可少。

1. 病史采集与体检

无可替代。癫痫患者就诊时均在发作后且体检大多无异常。因此病史十分重要。患者发作时多有意识障碍，所以叙述不清发作中的情况，甚至不知道自己发作（如夜间入睡中的发作）。需详细询问患者的亲属或目击者，包括发作中及发作后的表现，是否有先兆，发作次数及时间，发作诱因，发作与生理变化如月经和睡眠的关系，患者智力、生活能力及社会适应性，患者性格是否有变化等。但目击者往往由于缺乏医学专业培训，或在目睹发作时由于惊慌等原因而不能提供充分、详尽、可靠的发作细节，甚至对患者的发病情况描述错误，最终导致临床医生误诊。因此，对初诊患者使用较长时程的视频脑电图（V-EEG）十分必要。亦可要求患者家属在发作时摄像记录其发作情况，就诊时交给医生。国外还有建议对患者设立家庭录像来了解发作情况。

还应了解既往疾病、脑外伤史、家族史、母亲怀孕期间及围产期有否异常，以及患者的习惯、工作、营养状态等。上述内容有助于进一步判断引起癫痫发作的可能病因。临床体检还须注意患者的智能、心脏情况、皮肤和皮下结节、有无畸形、有无运动与协调功能障碍等。必须着重指出，癫痫属于临床诊断范畴，若实验室报告与所观察到的临床现象存在不符情况，应以临床现象为准。

2. 抗癫痫药物治疗反应

这是癫痫诊断的一项根据。不能认为一次药物治疗效果不佳就否定癫痫的诊断。选药不当、药物剂量不足、代谢障碍以及患者对药物敏感性的差异等均可影响疗效。正确的药物治疗可使90%以上的患者获得满意的效果。临床怀疑癫痫，但发作表现不典型，而脑电图检查又为阴性的病例，抗癫痫药物效应往往成为确定诊断的主要依据。

六、治疗

症状性癫痫者如能明确病因则应针对病因治疗。

癫痫发作的症状治疗包括药物治疗和手术治疗、生酮饮食与迷走神经刺激术等辅助治疗手段。

抗癫痫药物治疗的目标：①尽可能地控制发作；②改善癫痫预后；③最大限度地减少使用抗癫痫药物产生的不良反应；④提高患者生活质量。

1. 发作时的处理

（1）全身性强直-阵挛发作　注意防止跌伤和碰伤。应立即使患者侧卧，尽量让唾液和呕吐物流出口外，不致吸入气道。在患者张口时，可将折叠成条状的小毛巾或手帕等塞入其上下臼齿之间，以免舌部咬伤。衣领及裤带应放松。抽搐时不可用力按压患者的肢体，以免造成骨折。发作大都能在几分钟内中止，不必采取特殊的治疗措施。对自动症发作的患者，在发作时应防止其自伤、伤人或毁物。

（2）癫痫持续状态　一种严重而紧急的情况，必须设法于最短时间内使其中止，并保持 24～48 小时不再复发。应保持气道的通畅和正常换气。在积极治疗的同时，选用以下药物之一作静脉注射（均为成人剂量）。这些药物对呼吸循环功能均有不同程度的抑制，使用时必须严密观察。

地西泮（安定）：10mg，于 5～10 分钟内静脉注射。由于分布快，血浓度很快下降，故作用持续时间较短，可以每隔 15～20 分钟重复应用，总量 24 小时不超过 100～200mg。地西泮注射偶可产生呼吸抑制，呼吸道分泌物大量增加或血压降低。应注意观察并及时采取相应措施。

苯妥英钠：因地西泮作用时间短，在静脉注射地西泮后应予作用较持久的药物，一般用苯妥英钠 0.5～1.0g 静脉注射，目标总量至少 13mg/kg 甚至 18mg/kg，每分钟注射不超过 50mg。有心律不齐、低血压和肺功能损害者应谨慎。苯妥英钠对局部刺激明显，国外已有新一代制剂磷苯妥英钠（FDPH），可减少这一不良反应。

氯硝西泮：1～4mg 静脉注射，但此药对心脏、呼吸的抑制作用均较地西泮强。

劳拉西泮（lorazepam）：4～8mg 静脉注射。于 2 分钟内注完，亦有较佳效果，作用较地西泮持久，对心脏和呼吸系统抑制较地西泮弱。

丙戊酸钠：5～15mg/kg 静脉注射，1 次注射于 3～5 分钟完成。每天可重复 2 次。亦可静脉滴注，0.5～1.0mg/(kg·h)。

咪达唑仑：先予 0.1mg/kg 静脉注射后予 0.1mg/(kg·h) 持续静脉滴注，如癫痫再发作，加用咪达唑仑 0.1mg/kg 静脉注射并以 0.05mg/(kg·h) 幅度加量，直至惊厥控制，如给药剂量达 0.6mg/(kg·h)，癫痫未控制考虑无效，不再加大剂量。如持续 24h 无癫痫发作，予逐渐减量，每 12 小时以 0.05～0.1mg/(kg·h) 减量直至停用。静脉注射后，有 15%患者可发生呼吸抑制。特别当与鸦片类镇痛剂合用时，可发生呼吸抑制、停止，部分患者可因缺氧性脑病而死亡。

少数患者如仍难以控制，则可应用利多卡因甚至全身麻醉。在发作基本被控制后，根据患者的意识状态采用口服或鼻饲给药，用间歇期的药物剂量。

反复的全身强直-阵挛发作会引起脑水肿，后者又能促使癫痫发作，可静脉注射 20%甘露醇等以消除脑水肿。还应注意维持患者呼吸道畅通，防止缺氧，必要时切开气管并人工辅助呼吸。还应保持循环系统的功能、预防和治疗各种并发症，如使用抗生素治疗继发感染等。

2. 发作间歇期的抗癫痫药物应用

①有 2 次以上非诱发性发作开始用药；②单药、小剂量开始，逐步达到有效浓度；③服药后不应随意更换或停药，换药应逐步进行；有良好控制并持续 3～5 年无发作者方可考虑逐步撤减药物至停药；④药物选择必须依发作类型或癫痫综合征而异，药物选择不当不仅不能控制癫痫，有时反能加剧发作，如卡马西平用于肌阵挛发作；⑤合并用药应选用作用机制不同的药物；⑥不选用有相同副作用的药物；⑦不选用同一类型的药物，如扑米酮和苯巴比妥、丙戊酸钠与丙戊酸镁及丙戊酰胺等；⑧合并用药以二药联合为宜，除某些状态如换药外，不要同时使用 3 种以上药物。

3. 癫痫的外科治疗

频繁的癫痫发作经规范抗癫痫药物治疗两年而控制发作，影响生活质量且无器质性脑病的患者，可进行包括颅内埋藏电极的详细脑电图检查。若能明确为起源自一侧颞叶深部结构的致痫者，手术切除该侧颞叶可在60%以上的患者中获得发作终止或明显改善。致痫灶始自颞叶或其他新皮质者，手术切除也有助于发作的改善，但效果不如前者显著。

4. 生酮饮食治疗

生酮饮食最早是由模仿饥饿时产生酮病状态设计发展而来，是指高脂肪、低蛋白质和低碳水化合物的一种饮食，使患者体内产生酮体并维持酮酸中毒，从而控制癫痫发作。目前主要有3种类型。最常用的是传统类型，即脂肪主要以长链三酰甘油饮食为主。第二种为中链三酰甘油饮食，脂肪以中链三酰甘油为主，由于其对肠道刺激而不常用。第三种是改良型中链三酰甘油饮食，30%为中链三酰甘油，40%为长链三酰甘油。

作为当药物单独控制无效时的另一种治疗手段，生酮饮食多用于儿童，大量临床报道证实其对儿童癫痫，包括Lennox-Gastaut综合征在内的多种形式发作的综合征及难治性癫痫，尤其是肌阵挛发作、失张力发作或猝倒发作以及不典型失神发作最为有效。以往认为生酮饮食用于成人不易获得持久稳定的酮病状态，但近年来也开始不断有关于生酮饮食治疗成人难治性癫痫的报道。临床应用需特别注意其禁忌证：各种脂肪、酮体代谢障碍性疾病或线粒体病，成人糖尿病，心脑血管疾病等。此外，一些抗癫痫药物可能加重生酮饮食的某些不良反应，包括乙酰唑胺、托吡酯、唑尼沙胺，它们都可能导致酸中毒及肾结石。

第六章

血液科疾病

第一节　缺铁性贫血

缺铁性贫血（iron deficiency anemia，IDA）是体内贮存铁缺乏影响血红素合成所引起的贫血，其特点是骨髓、肝、脾等器官组织中贮存铁减少，血清铁、转铁蛋白饱和度和血清铁蛋白降低，典型的呈小细胞低色素性贫血。它是一种综合征，各种原因均会导致缺铁。

铁缺乏（iron deficiency，ID）是最常见的营养素缺乏症，最初导致贮存铁耗尽，继之发生红系细胞内缺铁（iron deficient erythropoiesis，IDE），最后发生 IDA。IDA 至今仍是世界各国普遍而重要的健康问题，尤其是发展中国家，其高危人群为育龄期妇女、婴幼儿、儿童和妊娠期妇女。

一、病因

1. 营养因素

因饮食中缺乏足够量的铁或食物结构不合理，导致铁吸收和利用减少。国人膳食中供铁量并不少，但铁来源的食物构成不合理，仅 20%的铁来源于动物食品。当生理性铁需要量增加时，如婴幼儿、青少年、妊娠期和哺乳期妇女，就容易发生营养性 IDA。妇女一次月经平均失血量 40～60mL，相当于 20～30mg 铁，因此需铁量比男性多，为 2mg/d；妊娠期为供应胎儿所需及分娩时失血所丢失的铁，估计一次正常妊娠要额外增加 960mg 铁，妊娠中、后期需铁量达 4～6mg/d，单纯从饮食中难以获得。

2. 慢性失血

慢性失血是 IDA 最常见的病因之一。如按每毫升血含铁 0.5mg 计算，慢性长期失血即使每天失血量少至 3～4mL，也足以引起缺铁。IDA 常是胃肠道肿瘤的首发表现，成年男性发生 IDA 一定要进行胃镜和肠镜检查。妇女缺铁的常见原因是月经量过多。在农村，钩虫感染是慢性消化道失血的原因。血尿、咯血、反复鼻出血、血红蛋白尿（如阵发性睡眠性血红蛋白尿症、人工心脏瓣膜置换术后和运动性血红蛋白尿症），也是慢性失血的原因。

3. 吸收障碍

常见于胃全切除和胃次全切除后数年发生缺铁。消化性溃疡长期服用 H_2 受体拮抗药或质子泵抑制剂不引起 IDA，但萎缩性胃炎可影响铁的吸收。慢性腹泻、累及十二指肠和近端空肠的小肠疾病，不仅引起铁吸收不良，并且随着大量肠上皮细胞脱落而失铁。幽门螺杆菌（Hp）感染可能与宿主竞争可利用铁，减少铁的吸收。口服铁制剂常失效，Hp 根治后，口服铁剂疗效恢复。

4. 遗传性

遗传性 IDA 甚为罕见，近年有一种常染色体隐性遗传的铁难治性缺铁性贫血（iron-refractory iron deficiency anemia，IRIDA）被认识。由于 TMPRSS6（一种Ⅱ型跨膜丝氨酸蛋白酶，可抑制激活铁调素的信号通路）突变，导致铁调素高表达，阻断肠道铁吸收和铁再循环障碍，引起铁剂治疗无效的 IDA。

二、临床表现

因贫血引起组织器官缺氧导致的一般性表现如乏力、心慌、头昏等，还有许多影响细胞氧化还原过程的酶含有铁或为铁依赖酶，酶活力降低可产生多种临床表现：①可引起患儿精神发育和行为改变，这可能和单胺氧化酶活力降低、儿茶酚胺代谢紊乱有关；②劳动耐力降低，可能和细胞色素 C 及线粒体中 α-甘油磷酸氧化酶活力降低、肌红蛋白量减少、影响骨骼肌氧代谢有关；③细胞免疫功能减弱，中性粒细胞杀菌能力降低；④抗寒能力降低，三碘甲腺原氨酸（T_3）水平降低。严重 IDA 可致黏膜组织变化和外胚叶营养障碍，出现口炎、舌炎、萎缩性胃炎和胃酸缺乏，皮肤干燥、毛发干枯脱落、指甲扁平、脆薄易裂和反甲，甚至出现吞咽困难及异食癖。

三、辅助检查

1. 血常规检查

铁缺乏症早期无贫血。IDA 阶段呈典型的低色素小细胞性贫血。成熟红细胞大小不一，中心淡染区扩大。红细胞分布宽度（RDW）>0.14。网织红细胞计数大多正常，亦可降低或轻度升高。白细胞计数正常，血小板正常或增多。

2. 骨髓象检查

幼红细胞轻度或中度增生，中幼红细胞比例增多。幼红细胞体积偏小，胞质减少，边缘不整齐，有血红蛋白形成不良的表现。骨髓铁染色显示骨髓小粒可染铁消失，铁粒幼红细胞低于 15%。富含骨髓小粒的涂片铁染色缺乏可染铁，是诊断缺铁的“金标准”。

3. 血清铁和总铁结合力测定

在 IDA 时，血清铁<8.95μmol/L（50μg/dL），总铁结合力（TIBC）>64.44μmol/L（360μg/dL），转铁蛋白饱和度（transferrin saturation，TS）<0.15。血清铁并非缺铁的灵敏指标，且有昼夜变化，早晨高而夜间低，炎症性疾病、结缔组织病和恶性肿瘤都可使血清铁降低，肝细胞坏死可使血清铁升高。TIBC 测定值较稳定。

4. 血清铁蛋白测定

血清铁蛋白（serum ferritin，SF）和体内贮铁相关性极好，1μg/L 的 SF 相当于 8～21mg 贮铁，可作为贮铁缺乏的指标。一般认为 SF＜30μg/L 表示贮铁减少，＜12μg/L 为贮铁耗尽。SF 系反映缺铁较敏感的指标，可用于早期诊断和人群的筛检，诊断 IDA 的敏感度为 92%，特异度为 83%。但 SF 易受感染、炎症、结缔组织病、肿瘤和肝疾病的影响而升高，而红细胞内碱性铁蛋白则较少受上述因素的影响，更能正确地反映贮铁状态，但是要先分离纯化红细胞，操作困难，临床很少开展。

5. 红细胞游离原卟啉和血液锌原卟啉测定

缺铁时锌原卟啉（ZPP）和红细胞游离原卟啉（FEP）均可升高。FEP 和 ZPP 升高尚见于铅中毒、慢性感染、炎症、恶性肿瘤和铁粒幼细胞贫血等。

6. 血清转铁蛋白受体（sTIR）测定

sTIR 水平不受炎症、肝病和妊娠等因素的影响，可以较准确地反映缺铁，因此可用于妊娠期缺铁和慢性病贫血合并缺铁的诊断，其灵敏度和特异度均优于 SF。一般 TVR 浓度＞26.5nmol/L（2.25μg/mL）可诊断缺铁。sTIR 的水平也可反映贫血患者骨髓幼红细胞的生成情况。有认为采用复合参数如 sTIR/SF 和 sTIR/logSF，尤其是后者更有助于慢性病贫血伴缺铁的诊断。

7. 网织红细胞血红蛋白量测定

诊断缺铁的标准为网织红细胞血红蛋白量（reticulocyte hemoglobin content，CHr）＜28pg。

四、诊断

IDA 的诊断包括两个方面：确立是否系缺铁引起的贫血和明确引起缺铁的病因。典型的 IDA 诊断不难，诊断标准如下：①小细胞低色素贫血，平均红细胞容积＜80fL，平均血红蛋白含量＜27μg，平均血红蛋白浓度＜320g/L；②血清铁蛋白＜12μg/L，血清铁＜8.95μmol/L，转铁蛋白饱和度＜0.15，总铁结合力＞64.44μmol/L；③红细胞游离原卟啉＞0.9μmol/L 或血液锌原卟啉＞0.96μmol/L，或红细胞游离原卟啉/血红蛋白＞4.5μg/g；④血清可溶性转铁蛋白受体（sTR）＞26.5nmol/L；⑤骨髓铁染色提示骨髓小粒可染铁消失，铁粒幼红细胞＜15%。符合第 1 条和 2～5 条中任何一条，可诊断为 IDA。

早期缺铁的诊断需借助于实验室检查，单一 SF≤30μg/L 为贮铁减少，此时虽无贫血，也需要补铁治疗。

五、鉴别诊断

低色素性贫血可见于珠蛋白生成障碍性贫血、血红蛋白病和铁粒幼细胞贫血等。功能性缺铁（functional iron deficiency）指患者体内总铁量并不少，但铁被锁定在巨噬细胞，不能释放供幼红细胞合成血红蛋白用，常见于慢性病贫血和肾衰长期血透患者，也可有小细胞低色素贫血，都需注意鉴别。珠蛋白生成障碍性贫血和血红蛋白病，血清铁、TS、SF 和骨髓可染铁均增多。铁粒幼细胞贫血血清铁增高而 TIBC 降低，骨髓涂片铁染色可见典型的环状铁粒幼细胞。慢性病贫血（ACD）血清铁降低，TIBC 正常或降低，SF 正常或增高，骨髓小粒可染铁增多，铁粒幼细胞减少。MCV＜72fL 者 ACD 甚罕见，而 IDA 则常见。

六、治疗

1. 病因治疗

非常重要。IDA 是一种综合征，不能只顾补铁治疗而忽略其基础疾病的治疗，例如延误了胃肠道肿瘤的诊断和治疗，其后果不堪设想。

2. 口服铁剂

是治疗 IDA 的首选方法。口服铁剂的种类很多，可分三类：无机铁、有机铁及血红素铁。至今仍认为硫酸亚铁是口服铁剂中的标准制剂，但它是无机铁剂，故胃肠反应大，主要和含有的游离铁离子有关。有机铁剂反应小，其中以多糖铁复合物最小；琥珀酸亚铁不仅含铁量高且吸收好，生物利用度高，不良反应又小，较常用。成人治疗剂量以每天 100～200mg 元素铁为宜，预防剂量每天 10～20mg 元素铁。多年来推荐的口服方式为每天给药，近年来有证据表明隔日给药铁的吸收更好，不良反应更少。为减少胃部刺激反应，宜在餐后服用。较大剂量维生素 C（每 30mg 铁剂至少口服 200mg）或琥珀酸可增加铁剂的吸收，铁剂忌与茶同服，钙盐及镁盐亦可抑制铁吸收，应避免同时服用。

铁剂治疗有效者网织红细胞在 4～5 天后即开始上升，1 周后血红蛋白上升，一般治疗 1～2 个月，血红蛋白恢复正常。贫血纠正后至少需要继续治疗 3 个月或使 SF 恢复到 50μg/L 以补足贮存铁，总疗程一般需要 4～6 个月，否则易复发。

口服铁剂的不良反应有恶心、上腹痛、便秘和腹泻。如治疗 3 周无治疗反应，应检查诊断是否准确、是否按医嘱服药、有无活动性出血、有无铁吸收障碍、有无胃 Hp 感染、有无干扰铁吸收和利用的因素存在。

3. 注射铁剂

常用右旋糖酐铁注射液、蔗糖铁注射液及葡萄糖酸铁钠注射液 3 种。注射铁剂推荐静脉注射。静脉注射过快（＞100mg/min）可致局部静脉疼痛、发红及金属味，但时间很短，只要缓慢注射即可消失。全身反应包括即刻及延迟反应；即刻反应有低血压、头痛、恶心、荨麻疹，罕有过敏反应，但严重可致命；延迟反应包括淋巴结肿大、肌痛、关节痛、发热等。但严重过敏反应甚少见，主要见于右旋糖酐铁，发生率约 0.6%，葡萄糖酸铁钠为 0.04%，蔗糖铁则更低。长期过量应用会增加氧化应激和感染的风险。

七、预防

应加强妇幼保健，预防早产，做好喂养指导，提倡母乳喂养，及时添加含铁量及铁吸收率高的辅食品。重视置节育环月经过多的问题。防治寄生虫病，特别是钩虫病。积极治疗慢性出血病灶。对早产儿、妊娠期妇女、胃切除者及反复献血者，应预防性口服铁剂。在高危人群也可推行铁强化食品。

第二节 再生障碍性贫血

再生障碍性贫血，简称再障（AA），表现为骨髓造血功能障碍，周围血呈现全血细胞减少，网织红细胞绝对值减少。临床特征为贫血、出血和感染，无肝脾大或淋巴结肿大。

一、病因

小儿再障的确切病因不明了，下列因素与本病有关。

（1）造血干细胞的内源性缺陷。

（2）某些病毒感染，如肝炎病毒、EB病毒、巨细胞病毒、微小病毒B19、人类免疫缺陷病毒、登革热病毒，甚至还可有疱疹病毒、流感病毒感染等。

（3）化学、物理或生物因素对骨髓的毒性作用，如氯霉素、抗肿瘤药、保泰松等解热镇痛药；毒物，如苯及其衍生物、砷等；石油化工原料，如油漆、塑料、染发剂等；有机磷农药、砒霜等；电离辐射，如X线、γ射线、放射性核素等。

二、临床表现

1. 急性再障

起病急，病程短（一般在6个月内），进展迅速，贫血呈进行性加重，常有严重的出血和感染。由于血小板降低，往往有广泛且严重的皮肤、牙龈出血和鼻出血，甚至有消化道出血或血尿，严重的可有颅内出血。由于白细胞降低，大多数患者都有发热感染，多为高热。

2. 慢性再障

起病慢，病程长（一般1～4年），常无确切的发病日期，贫血、感染、出血均较轻。一般无感染发热或仅有轻微的低热，多数患者因贫血和皮肤经常有出血点或瘀斑就诊。少数患者可急性发作，病情急转直下，出现与急性再障相同的表现，称为慢性重型再障。

三、辅助检查

1. 血常规

急性再障显示血小板$<20\times10^9$个/L，白细胞明显减少，中性粒细胞绝对值每立方毫米<500个；网织红细胞$<1\%$，绝对值$<15\times10^9$个/L。慢性再障血常规则血红蛋白下降速度较慢，网织红细胞、血小板、白细胞减少均比急性再障轻。

2. 骨髓象

急性再障呈多部位增生低下，三系细胞明显减少，骨髓小粒非造血细胞及脂肪细胞增多。

四、诊断

1. 诊断标准

（1）全血细胞减少，网织红细胞绝对值减少。

（2）一般无脾大。

（3）骨髓至少1个部位增生降低或重度降低（如增生活跃，须有巨核细胞明显减少），骨髓小粒非造血细胞增多（有条件者应做骨髓活检等检查）。

（4）能除外引起全血细胞减少的其他疾病，如骨髓异常增生综合征中的难治性贫血、阵发性睡眠性血红蛋白尿、急性造血功能停滞、骨髓纤维化、急性白血病、恶性组织细胞病等。

（5）一般抗贫血药物治疗无效。

2. 疗效评估标准

评估疗效时均应3个月内不输血。

（1）基本治愈　贫血和出血症状消失。男性血红蛋白＞120g/L，女性血红蛋白＞100g/L；白细胞＞4×10^9个/L；血小板＞80×10^9个/L。随访1年以上无复发者。

（2）缓解　贫血和出血症状消失。男性血红蛋白＞120g/L，女性血红蛋白＞100g/L；白细胞3.5×10^9个/L左右，血小板也有一定程度增长，随访3个月以上病情稳定或继续进步者。

（3）明显进步　贫血和出血症状明显好转。不输血，血红蛋白较治疗前1个月内常见值增长30g/L以上，并能维持3个月以上者。

（4）无效　经充分治疗后症状、血常规未达到明显进步者。

五、鉴别诊断

1. 骨髓增生异常综合征

以贫血症状为主，可兼有发热、出血和感染，部分患者可有肝、脾、淋巴结肿大。外周血任一系或两系或全血细胞减少。骨髓至少两系呈病态造血。

2. 阵发性睡眠性血红蛋白尿

患者可有贫血、白细胞和血小板减少，但本病特征是突发酱油样尿，网织红细胞增高。酸溶血试验阳性。

3. 骨髓纤维化

多见于中老年人，以贫血、出血和脾大为临床表现。骨髓穿刺常抽不出骨髓液。骨髓活组织检查显示有纤维增生。

4. 急性白血病

以发热、贫血、出血、肝脾大、淋巴结肿大为临床表现。骨髓显示有白血病细胞。

六、治疗

1. 病因治疗

如有明确的病因则去除，如停止接触（或服用）有害药物、化学品或放射线等。

2. 防治感染

用0.05%氯己定漱口。白细胞$<1\times10^9$个/L时，更应注意预防感染；体温超过38.3℃，应积极控制感染，选用两种以上有效抗生素联合治疗。

3. 血液成分输注替代治疗

(1) 红细胞输注　血红蛋白<30g/L，或有贫血性心力衰竭，或缺氧明显者应用。应尽可能减少红细胞输注量和次数，因为长期输注红细胞可引起负荷增加和血源性感染性疾病等。

(2) 血小板输注　血小板$<20\times10^9$个/L，出血明显者应用。以单采血小板为佳。应尽可能减少血小板输注次数，因多次输注血小板可发生免疫反应，从而降低了治疗的效果。对准备行骨髓移植者，要避免或减少血液成分输注，以免影响骨髓移植效果。

4. 刺激造血干细胞和改善造血微环境的药物

(1) 丙酸睾酮每天或隔日1～2mg/kg，肌内注射。

(2) 司坦唑醇每天0.25～0.5mg/kg，分2～3次口服。

(3) 其他药物，如叶秋碱、硝酸士的宁、莨菪类药物。

5. 抗免疫治疗

(1) 抗胸腺细胞球蛋白每天10mg/kg，持续静脉滴注12～18h，连用5天；或抗淋巴细胞球蛋白每天40mg/kg，静脉滴注，连用4天。资料显示治疗有效率约60%。

(2) 环孢素A每天10～20mg/kg，口服。

(3) 大剂量甲泼尼龙。疗效是肯定的，缓解率达64%。常用方法：每天30mg/kg，连续静脉滴注3天后减量，一般每周减量1/2，直至每天1mg/kg后停药。

(4) 免疫球蛋白每次1g/kg，每4周1次，6个月后缓解。大剂量免疫球蛋白的疗效被肯定。

6. 其他

(1) 免疫调节药　如胸腺素、左旋咪唑、皮质激素、多抗甲素等。

(2) 阿昔洛韦　因某些再障与病毒感染有关，故有人试用抗病毒治疗取得成功。剂量为每次5mg/kg，静脉滴注，每天3次，连用10天。

(3) 骨髓移植　急性再障的治疗应首选骨髓移植。

(4) 造血生长因子　造血生长因子可刺激再障患儿体内残存的造血干细胞生长，如粒系和粒单系集落刺激因子（G-CSF，GM-CSF）、促血小板生长因子（TPO）及红细胞生成素（EPO）和白细胞介素Ⅲ（IL-3）等。上述因子均不能根治再障，且费用昂贵，只宜短期使用。

第三节　巨幼细胞贫血

巨幼细胞贫血（megaloblastic anemia）是由于脱氧核糖核酸（DNA）合成障碍所致

的一组贫血，主要系体内缺乏维生素 B_{12} 或叶酸所致，亦可因遗传性或药物等获得性 DNA 合成障碍而引起。特点是呈大红细胞性贫血，骨髓内出现巨幼红细胞，粒系、巨核系也可出现巨幼样变。该巨幼细胞易在骨髓内破坏，出现无效性红细胞生成。缺乏维生素 B_{12} 或叶酸所致巨幼细胞贫血是一个逐渐发展的过程，最初是体内叶酸或维生素 B_{12} 储备减少，继之引起叶酸或维生素 B_{12} 缺乏症，最后才引起形态学呈典型表现的巨幼细胞贫血。据流行病学调查，叶酸或维生素 B_{12} 缺乏症是全世界最常见的维生素缺乏症。

一、病因和发病机制

1. 病因

叶酸和维生素 B_{12} 缺乏的原因概括如下。

（1）叶酸缺乏　包括以下几方面。

① 摄入量不足。食物供给不足是叶酸缺乏最主要的原因。叶酸广泛存在于多种食物中，但多种因素可使其破坏，如腌制及久储，尤对热敏感，过度烹饪将造成大量损失。乙醇影响叶酸的代谢，酗酒特别是伴有肝硬化者易发生叶酸缺乏。婴幼儿叶酸缺乏多因喂养不当所致。

② 吸收不良。病因包括小肠炎症、肿瘤、肠切除术后、热带口炎性腹泻及麦胶性肠病等。

③ 需求量增加。见于生长快速的婴幼儿、妊娠、慢性炎症及感染、恶性肿瘤、慢性溶血性疾病、甲状腺功能亢进和白血病等情况。

④ 药物影响。多种药物可引起巨幼细胞贫血。

叶酸的机体储备有限，且主要依靠外源性摄入，故叶酸缺乏可在较短时间内导致贫血。正常成人给予叶酸缺乏食谱 3 周后，血清叶酸水平即见降低；继续缺乏叶酸则相继出现中性粒细胞分叶过多，大椭圆红细胞增多，骨髓细胞呈巨幼改变，4～5 个月后出现贫血。

（2）维生素 B_{12} 缺乏　体内维生素 B_{12} 的储备较多，故其缺乏多需数年才会导致贫血。因肉蛋类动物性食品富含维生素 B_{12}，平衡饮食者少有营养性摄入不足。严格的素食者或长期拒绝动物性食品的偏食者是维生素 B_{12} 缺乏的特殊群体。维生素 B_{12} 缺乏的主要原因有以下几方面。

① 内因子缺乏。全胃切除后所有分泌内因子的细胞均丢失，如不加干预，患者最终将不可避免地发生维生素 B_{12} 缺乏所致的巨幼细胞贫血。发病时间平均在术后 5 年（2～10 年）。少数胃大部切除者亦可发生维生素 B_{12} 缺乏，但潜伏期更长。恶性贫血患者出现抗壁细胞抗体和抗内因子抗体，造成维生素 B_{12} 吸收障碍。

② 小肠疾患。小肠细菌过度增殖综合征（病因有盲襻综合征、肠道憩室、瘘管、狭窄等）、回肠切除或回肠旁路术后。其他肠病如麦胶性肠病和热带口炎性腹泻等。

③ 药物诱发。某些药物可影响维生素 B_{12} 代谢，引起可逆性维生素 B_{12} 缺乏。

④ 其他原因。包括慢性胰腺疾病和长期血液透析等。先天性代谢异常所致者如转钴蛋白Ⅱ缺乏症少见。

2. 发病机制

叶酸和维生素 B_{12} 均为 DNA 合成过程中的重要辅酶，缺乏时将造成细胞 DNA 合成障碍。造血细胞受累的特点是细胞核/浆发育失衡，细胞核发育落后于细胞质，细胞体积大，呈现巨幼变形态。受累的红系前体细胞不能正常分化发育成熟，大部分在骨髓中原位破坏或凋亡，属于无效造血。维生素 B_{12} 缺乏所致的巨幼细胞贫血可引起神经脱髓鞘变，出现相应神经系统表现。

二、临床表现

1. 血液系统表现

患者发病缓慢，特别是维生素 B_{12} 缺乏所致者，早期可无明显症状，就诊时多已有中至重度贫血，并伴以相应的一般表现，如苍白、头晕、乏力、活动后心悸气促等。部分患者出现轻度黄疸，皮肤可呈柠檬黄色。少数患者可有轻度脾大。

2. 非血液系统表现

包括以下几方面。

（1）消化系统　常见症状有食欲减退、腹胀、腹泻或便秘，既可为贫血本身表现，也可为基础病如萎缩性胃炎所致。部分患者可发生舌炎，表现为舌质绛红（牛肉舌）和舌痛，可伴有舌乳头萎缩，多见于恶性贫血。

（2）神经系统　主要见于维生素 B_{12} 缺乏，特别是恶性贫血，有时神经系统表现是主要就诊原因。病变主要累及脊髓后侧束的白质和脑皮质，周围神经亦可受累，出现外周神经疾病和亚急性脊髓联合变性的表现，如四肢远端麻木、深感觉障碍、共济失调和锥体束征阳性。轻度脑功能障碍以抑郁和记忆障碍为常见，严重者偶可出现精神异常症状。

（3）其他表现　部分患者可有体重降低和低热。

三、辅助检查

1. 血常规

血常规呈大细胞性（MCV＞100fL）贫血。血片中红细胞大小不均，出现数量不等的大椭圆细胞是其特征。偶见有核红细胞。中性粒细胞分叶过多（5 叶者＞5%或有 6 叶者）。网织红细胞减少或正常，也可轻度增多。血小板计数减少常见，严重者可呈全血细胞减少。

2. 骨髓象

增生活跃，以红系细胞增生为主。各系髓细胞均呈巨幼变特征，以红系最为明显，胞体增大，细胞核发育落后于细胞质。可见明显的发育异常或病态造血，如双核或多核巨幼红细胞。红细胞内可见 Howell-Jolly 小体和 Cabot 环。巨晚幼粒细胞和巨杆状核粒细胞在发病早期即可出现。巨核细胞胞体巨大，分叶过多，胞浆内颗粒稀少。

3. 生化检查

包括以下几方面。

（1）叶酸和维生素 B_{12} 测定　血清叶酸＜6.81nmol/L 可诊断为叶酸缺乏，血清维生素 B_{12}＜75pmol/L 可诊断为维生素 B_{12} 缺乏，因检测影响因素较多，可作为筛查项目。红细胞叶酸测定判断叶酸缺乏更为准确（＜227nmol/L）。血液标本应在治疗开始前采集。

（2）钴胺吸收试验　亦称 Schilling 试验，有助于判断维生素 B_{12} 缺乏的原因。

（3）血同型半胱氨酸和甲基丙二酸测定　用于鉴别病因，维生素 B_{12} 缺乏两者均升高，而叶酸缺乏只有同型半胱氨酸升高。

（4）脱氧尿核苷抑制试验　用于疑难病例诊断。

（5）其他　因无效造血，红细胞在骨髓内破坏，间接胆红素可轻度升高；大多数患者血清乳酸脱氢酶及其他红细胞酶类的活性升高，治疗后活性降低，是判断疗效的良好指标；如不伴有缺铁，多数患者血清铁升高，骨髓内外铁正常或轻度增多；恶性贫血患者胃液分析呈真性胃酸缺乏，营养性叶酸和维生素 B_{12} 缺乏在有效治疗后，胃酸可恢复正常；约半数恶性贫血患者可检出内因子抗体。

四、诊断

详细的病史采集有助于判断诱因或基础疾病，包括饮食习惯或饮食史、手术史、用药史以及既往疾病史等。饮食摄入不足是叶酸和维生素 B_{12} 缺乏的常见原因。贫血的表现以其程度而定，出现神经系统表现提示维生素 B_{12} 缺乏。有基础疾病者表现为相应的症状和体征，实验室检查符合大细胞性贫血，中性粒细胞核分叶过多，骨髓三系造血细胞呈典型的巨幼变，一般可明确诊断。必要时可选用有关实验室检查，进一步确定维生素缺乏的原因和种类。试验性治疗给予叶酸和维生素 B_{12}，如 4～6 天后网织红细胞上升，有助于确立诊断。

五、鉴别诊断

需与其他原因引起的大细胞性贫血鉴别，多数非叶酸或维生素 B_{12} 缺乏所致的大细胞性贫血没有典型的外周血和骨髓细胞巨幼变。外周血全血细胞减少需与再生障碍性贫血等相鉴别。红白血病及骨髓增生异常综合征患者的骨髓中可出现类似巨幼细胞贫血的变化，称为巨幼细胞样变，应与之鉴别。

六、治疗

有诱因或基础疾病者应去除病因或治疗基础病。

1. 叶酸治疗

一般选用口服制剂，叶酸 5～10mg，每天 3 次。吸收障碍者可改用注射制剂四氢叶酸钙，3～6mg 肌内注射，每天 1 次，直至血常规完全恢复。

2. 维生素 B_{12} 治疗

初治给予维生素 B_{12} 100μg 肌内注射，每天 1 次，2 周后可改为每周注射 1 次，直至血常规完全恢复。有神经系统受累者宜给予较大剂量（每天 500～1000μg）。对非吸收障碍者，后期的治疗可给予等剂量口服药物。患有出血疾病者如血友病可采用口服制剂。全胃切除或恶性贫血患者因维生素 B_{12} 吸收障碍为不可逆性，需终生维持治疗，维生素 B_{12} 100μg 肌内注射，每月 1 次。

如不能确定是何种维生素缺乏，不允许单用叶酸，因虽可缓解贫血，但会加重神经系统症状。此种情况宜应同时合用叶酸和维生素 B_{12}。叶酸和维生素 B_{12} 治疗开始后，患者的网织红细胞在 4～6 天内即见上升，10 天左右达高峰，骨髓细胞巨幼变亦迅速改善，伴以血红蛋白的上升。大多数患者血常规在1～2个月内恢复正常。如病情恢复不满意，应注意查找原因并加以纠正（如伴有缺铁，应补充铁剂）。

第四节　骨髓增生异常综合征

骨髓增生异常综合征（myelodysplastic syndrome，MDS）是一组起源于造血髓系定向干细胞或多能干细胞的异质性克隆性疾病，主要特征是无效造血和高危演变为急性髓系白血病，临床表现为造血细胞在质和量上出现不同程度的异常变化。其具体临床表现为贫血，可伴有感染或出血，部分患者可无症状。部分患者可有肝、脾、淋巴结轻度肿大，少数患者可有胸骨压痛，肋骨或四肢关节痛。血常规可呈全血细胞减少，或任何一系及二系血细胞减少。

一、病因与发病机制

MDS可为原发的，即原因不明MDS；或曾有化学致癌物质、烷化剂治疗或放射线接触史，即继发性MDS。在全部急性白血病病例中，仅少数患者临床能观察到明确的MDS过程，约50%MDS患者可见到特殊的染色体异常。MDS患者的进展方式及其是否向急性白血病转化，很大程度上取决于细胞内被激活的癌基因类型和数量。目前认为本病是发生在较早期造血干细胞受到损害后出现克隆性变异的结果。对骨髓细胞进行染色体显带分析和G-6-PD同工酶研究，提示MDS系由一个干细胞演变而来，故为克隆性疾病。另外，本病多发生在老年人，也有人认为年龄的增长与发病之间有一定的关联。

1. 反转录病毒

多种动物的白血病已证实由C型RNA病毒引起，有的学者认为MDS的发病可能与RNA反转录病毒对原癌基因的启动作用有关。

2. 遗传学因素

涉及MDS患者发病的常见原癌基因为*N-ras*基因。有30%～50%MDS患者发生这种突变，突变后的*N-ras*基因编码蛋白表达异常，干扰了细胞正常增殖和分化信号，导致细胞增殖和分化异常。亦有报告MDS患者*p*53、*Rb*抑癌基因表达异常。在患有Schwach-man-Diamond综合征、Fanconi贫血、Ⅰ型神经纤维瘤的儿童中MDS发病率增加。

3. 环境因素

苯和其他有机溶剂，与接触强度和接触时间有关，其他还有吸烟、石油产品、化肥、采石粉尘及谷物粉尘。

4. 肿瘤治疗史

放疗、烷化剂治疗（苯丁酸氮芥、环磷酰胺、美法仑），高峰发病在其治疗后4～10

年，鬼臼毒素（依托泊苷、替尼泊苷）高峰发病在其治疗后 5 年内。

5. 免疫因素

近年来有些研究发现，MDS 的发病与免疫因素有关，临床上一些自身免疫性疾病如多发性软骨炎可并发 MDS。MDS 病程中也可并发系统性红斑狼疮、类风湿关节炎等均提示 MDS 可能与自身免疫有关。

二、临床表现

（1）半数以上的患者起病隐匿，可无特殊症状，也可因贫血而仅感乏力和虚弱、心脏病症状加重。原因不明的发热占 10%～15%，多数为低热。仅少数起病急骤，有高热。

（2）自发性瘀点、瘀斑、牙龈出血。

（3）食欲减退、体重下降、发热盗汗，通常出现在进展期患者，与细胞因子释放有关。

（4）肝、脾、淋巴结肿大发生率为 10%～76%，在 RA 多无肝、脾、淋巴结肿大，单有肝大者为 5%～57%，单有脾大者为 5%～26%，肝脾同时肿大者为 13%～76%。肿大程度多不显著，一般在肋下 2～3cm，多数患者无淋巴结肿大，有 0～27%淋巴结肿大，肿大程度不显著，淋巴结直径一般不超过 1cm。

（5）个别患者有轻度肋骨痛或四肢关节痛。

三、辅助检查

1. 血细胞形态学

（1）红系

① 骨髓中红系过多或过少，或有环形铁粒幼细胞＞15%。

② 中幼红细胞比例增加，各阶段有核细胞明显大小不等，少数细胞边缘呈伪足状突起。

③ 原始红细胞以下阶段有核红细胞有巨幼变现象，程度较巨幼细胞贫血轻。细胞核数目增多，可达 2～8 个，核质发育不成比例。晚幼红细胞可见核形异常，呈花瓣、碎裂样或溶解。

④ 有核红细胞胞质血红蛋白合成障碍，染色偏嗜碱性，或呈点彩状，有 Howell-Jolly 小体。

⑤ 成熟红细胞明显大小不等，可见巨大红细胞（直径大于同一涂片红细胞的直径 2 倍以上）。

⑥ 可能出现双向红细胞及 RARS 中的 Pappenheimer 小体。

（2）粒系

① 幼稚细胞比例增多。多数 MDS 患者原始粒细胞比例增高（＞3%）。骨髓涂片中有时可见原粒细胞呈 3 个以上成簇排列，早幼粒与中幼粒细胞比例增加。可见病态粒细胞：假 Peler 核，过度分叶中性粒细胞，异常形态的单核细胞及原始细胞。

② 细胞核改变。各阶段幼稚细胞均可有双核现象。核质发育不平衡，尤其以中幼粒细胞典型，胞质已呈嗜酸性而核仍呈较幼稚阶段，如染色质疏松、有明显核仁等。

③ 胞质改变。细胞形态不规则，可有突起，成熟粒细胞胞质嗜碱或有嗜碱性颗粒。而胞质内正常颗粒过少或缺失，在原始和早幼粒细胞胞质内有时可见 Auer 小体。

（3）巨核系　骨髓中出现淋巴样小巨核细胞、单圆核小巨核细胞、多圆核巨核细胞及大单圆核巨核细胞；血常规中出现巨大血小板及少颗粒血小板。淋巴样小巨核细胞最有诊断意义。

（4）细胞化学　粒细胞中的碱性磷酸酶明显下降，过氧化物酶活性可降低、红系细胞糖原染色（PAS）阳性。骨髓中储铁增加，出现环形铁粒幼红细胞。

2. 骨髓活检

骨髓活检表现为多数病例骨髓造血组织过度增生，少数增生正常，个别增生低下。原始细胞及幼稚细胞分布异常。MDS 时，这些幼稚的体细胞 3～5 个以上聚集成簇，定位于小梁间区和旁区。Tricot 将此现象命名为幼稚前体细胞异常定位（ALIP）。ALIP 见于几乎所有 RAEB、RAEB-T、CMML 患者，50％的 RA 和 RAS 有此异常病理变化。凡有 ALIP 出现的 MDS 病例预后差，向白血病转化的可能性大，早期病死率高。切片中还可见到幼红细胞聚集成堆，形成小岛，原红细胞增多伴成熟障碍。骨髓中常见到小巨核细胞，有时与其他原始细胞难以区别，并可见粒系、红系及巨核系的病态造血。

3. 细胞遗传学

MDS 是一种多能造血干细胞水平上突变的获得性克隆性疾病。过去，采用标准的染色体技术，31％～49％原发性 MDS 患者中发现有某种染色体缺陷。近年来，随着染色体技术的改进，异常克隆的检出率显著提高。特异性染色体改变有－7/del7q、＋8、－5/del 5q 和累及第 5、7 和 20 号染色体的复合染色体异常。非特异性染色体改变，如环形染色体、双着丝点染色体及染色体断裂等。染色体的检查对预测预后具有一定价值，骨髓中有细胞遗传学异常克隆的患者，其转化为急性白血病的可能性大得多，特别是－7/del 7q 和复合缺陷者，约 72％转化为急性白血病，中数生存期短，预后差。近年的 WHO 分型中，5q-综合征已作为 MDS 的一个独立类型予以提出。单一的 5q-、20q-和正常核型预后好。

4. 骨髓显像

大多数 MDS 患者骨髓显像与正常人相同，少数低增生型 MDS 患者显现中心和外周造血功能低下，呈局灶显影，此时易与再生障碍性贫血混淆，但 MDS 患者灶性造血部位一般比再障患者多。

四、诊断

诊断主要依据：①临床表现进行性贫血，常伴有感染或出血；②血常规呈全血细胞减少或任一、二系血细胞减少；③骨髓常规显示有核细胞增生活跃或明显活跃，亦可有增生减弱，至少有两个细胞系列病态造血；④骨髓活检、细胞遗传学检查和骨髓细胞培养，可见粒-单系祖细胞集落减少、集簇增多；⑤排除其他伴有全血细胞减少、病态造血或血常规出现幼稚细胞的疾病，如再障、巨幼细胞贫血、溶血性贫血、急性白血病、红白血病、CML 和骨髓纤维化。病态造血是诊断 MDS 的重要依据，但仅有病态造血现象也不能诊断为 MDS。MDS 的诊断尚无“金标准”。

五、鉴别诊断

MDS的典型特征是外周血三系血细胞减少，骨髓增生活跃，骨髓中有一系以上的病态造血表现。10%左右MDS患者就诊时可表现为骨髓增生低下，约1/4患者无明显病态造血表现。

1. 慢性再障

再障多为全血细胞减少，部分患者骨髓有局灶性增生，而MDS多为增生性，少数为增生低下，需要鉴别。慢性再障淋巴细胞相对增多，骨髓象中红系、粒系及巨核系形态无异常，且巨核细胞常减少或缺如，骨髓小粒主要是非造血细胞。染色体检查无异常。MDS骨髓一般有红系、粒系及巨核系的增生，并有病态造血，骨髓小粒主要是造血细胞。常有染色体异常。

2. 巨幼细胞贫血

MDS会出现巨大红细胞及巨幼样红细胞，应与巨幼细胞贫血鉴别，后者常可找到引起叶酸和（或）维生素 B_{12} 缺乏的原因。血清叶酸和（或）维生素 B_{12} 测定降低，红、粒、巨核细胞均可巨幼变。幼红细胞PAS染色阴性，补充叶酸和（或）维生素 B_{12}，病情可以改善。

3. 纯红系白血病（PEL）

MDS骨髓红系比例可明显增加，有时可达≥50%有核细胞，该时需注意和纯红系白血病、急性红白血病及AML伴MDS相关改变作鉴别，如外周血或骨髓原始细胞<20%，骨髓非红系细胞中原始细胞<20%应诊断为MDS。

六、治疗

目前尚缺乏特异性有效治疗方法。由于MDS是一种高度异质性的疾病，各个病例的自然病程和转归预后之间都有很大差异，应针对不同亚型、不同分期采用不同的治疗方案。

1. 对症支持治疗

对一些病情较稳定低危患者，以支持疗法为主，同时密切观察病情及血常规的变化。对大多数有较严重贫血（Hb<60g/L）的患者，可以输红细胞以改善贫血。TGF-β抑制剂可适当改善部分低危MDS患者存在的输血依赖。对于红细胞输注依赖的患者应定期监测血清铁蛋白（SF）水平、累计输血量和器官功能（心、肝、胰腺），评价铁超负荷程度。对严重血小板减少（$<10\times10^9$个/L）伴有明显出血倾向时输注单采血小板悬液。有感染时应给予抗生素治疗，控制感染。

2. 促造血治疗

（1）雄激素　雄激素对部分有贫血表现的MDS患者有促进红系造血作用，是MDS治疗的常用辅助治疗药物，包括达那唑、司坦唑醇和十一酸睾酮。接受雄激素治疗的患者应定期检测肝功能。

（2）红细胞生成素（EPO）　推荐40000～60000IU/周，分次注射，至少使用8周评估。对于轻度贫血的RA、RARS患者且血清EPO水平较低、体外造血细胞培养CFU-E、BFU-E对EPO有反应者效果较好，血清EPO水平>500U/L者疗效较差。

（3）粒细胞-巨噬细胞集落刺激因子（GM-CSF）和粒细胞集落刺激因子（G-CSF）不推荐长期单独使用，仅在反复或伴有耐药感染的粒细胞缺乏患者中可以使用剂量60～200pg/（m^2·d），皮下注射，疗程视病情需要确定，一般2～8周。对于原始细胞过多的RAEB患者应在化疗的基础上使用。

（4）促血小板生成素（TPO） 剂量1μg/（kg·d），皮下注射，主要用于血小板有明显减少者，7～14天。

（5）白细胞介素-11（IL-11） 用于血小板减少的治疗，25～50μg/（kg·d），皮下注射，7～14天。

（6）艾曲泊帕 起始剂量和最大剂量可以高于治疗ITP用量。

3. 去甲基化药物

常用的去甲基化药物包括5-阿扎胞苷（azacitidine，AZA）和5-阿扎-2-脱氧胞苷（decitabine，地西他滨）。去甲基化药物可应用于较高危组MDS患者，与支持治疗组相比，去甲基化药物治疗组可降低患者向AML进展的风险、改善生存。较低危组MDS患者如出现严重粒细胞减少和（或）血小板减少，也可应用去甲基化药物治疗，以改善血细胞减少。

（1）阿扎胞苷 推荐用法为75mg/（m^2·d）×7天，皮下注射，28天为1个疗程。接受AZA治疗的MDS患者，首次获得治疗反应的中位时间为3个疗程，约90%治疗有效的患者在6个疗程内获得治疗反应。因此，推荐MDS患者接受AZA治疗6个疗程后评价治疗反应，有效患者可持续使用。高龄、血常规较低、骨髓增生低下者耐受性也相对较好。

（2）地西他滨 最佳给药方案仍在不断探索中，较低危组MDS患者地西他滨最佳给药方案迄今尚未达成共识。推荐方案之一为20mg/（m^2·d）×5天，每4周为1个疗程。推荐MDS患者接受地西他滨治疗4～6个疗程后评价治疗反应，有效患者可持续使用。部分患者骨髓抑制较明显。

4. 免疫调节剂治疗

（1）沙利度胺 50～200mg，每晚1次。部分患者可改善红系造血，减轻或脱离输血依赖；便秘、周围神经炎等不良反应常见。

（2）来那度胺 其抗肿瘤和免疫调节作用比沙利度胺更强，而不良反应明显低于沙利度胺，推荐剂量为10mg/d，连用21天，4周为1个疗程。对于伴有del（5q）±1种其他异常（除-7/7q-外）的较低危组MDS患者，如存在输血依赖性贫血，可应用来那度胺治疗，部分患者可减轻或脱离输血依赖，并获得细胞遗传学缓解，延长生存。对于不伴有del（5q）的较低危组MDS患者，如存在输血依赖性贫血，且对细胞因子治疗效果不佳或不适合采用细胞因子治疗，也可以选择来那度胺治疗。伴有5q-的MDS患者，若出现下列情况不建议使用来那度胺：骨髓原始细胞比例>5%；复杂染色体异常；IPSS-中危2组或高危组；检出*p*53基因突变。

5. 化疗

（1）小剂量化疗 常采用小剂量阿糖胞苷（Ara-C）10～20mg/（m^2·d），14～21天为1个疗程；三尖杉酯碱（H）1mg/d，10～14天为1个疗程；阿克拉霉素3～14mg/

($m^2 \cdot d$)，7～10 天为 1 个疗程；或依托泊苷（VP16），25～35mg/（$m^2 \cdot d$），7～10 天为 1 个疗程。预激方案为在小剂量阿糖胞苷（10mg/m^2，每 12 小时 1 次，皮下注射，14 天）基础上加用 G-CSF，并联合阿克拉霉素或高三尖杉酯碱或去甲氧柔红霉素，常用于老年或身体机能较差的相对高危组患者。预激方案可联合去甲基化药物使用。

（2）联合化疗　按照 AML 标准方案治疗。

6. 免疫抑制剂治疗

抗胸腺淋巴细胞球蛋白（ATG）与环孢素 A，通过抑制 CD8 细胞来调节 MDS 的免疫反应。ATG（马抗）剂量 15～40mg/（kg · d），连用 4～5 天；环孢素 A 剂量 3～5mg/（kg · d），3～6 个月。ATG 和环孢素可以合用，用于年龄≤60 岁、较低危组，伴骨髓原始细胞比例＜5%、骨髓增生低下、正常核型或单纯＋8、存在输血依赖、HLA-DR15 阳性、存在 PNH 克隆或携带有 STAT-3 突变细胞毒 T 细胞克隆的患者。原始细胞＞5%、-7 或存在复杂染色体等情形时，不宜使用。

7. 造血干细胞移植

异基因骨髓移植（allo-HSCT）是目前可能治愈本病的一种治疗方法，其适应证：①年龄＜65 岁较高危组 MDS 患者；②年龄＜65 岁、伴有严重血细胞减少、经其他治疗无效或伴有不良预后遗传学异常（如-7、3q26 重排、TP53 基因突变、复杂核型、单体核型）的较低危组患者。近年来，降低强度的预处理方案受到重视，该法降低移植相关死亡率，而疗效基本不受影响。拟行 allo-HSCT 的患者，如骨髓原始细胞≥5%，在等待移植的过程中可应用化疗或联合去甲基化药物桥接 allo-HSCT。

第五节　急性白血病

急性白血病（acute leukemia，AL）是造血干祖细胞的恶性克隆性疾病，发病时骨髓中异常的原始细胞及幼稚细胞（白血病细胞）大量增殖并抑制正常造血，可广泛浸润肝、脾、淋巴结等各种脏器。表现为贫血、出血、感染和浸润等征象。

急性白血病在临床上分急性髓细胞白血病（acute myelocytic leukemia，AML）及急性淋巴细胞白血病（acute lymphocytic leukemia，ALL）两大类。根据白血病细胞免疫学和遗传学特点等将 AML 和 ALL 进一步分型。

一、病因

人类白血病的确切病因至今未明。许多因素被认为和白血病发生有关。病毒可能是主要因素，此外尚有电离辐射、化学毒物或药物、遗传因素等。

1. 病毒

人类白血病的病毒病因研究已有数十年，成人 T 细胞白血病肯定是由病毒（HTLV-I）引起的，其他类型白血病尚无法证实其病毒因素，并不具有传染性。

2. 电离辐射

包括X射线、γ射线、电离辐射等，其致白血病作用与放射剂量大小和照射部位有关，一次大剂量或多次小剂量照射均有致白血病作用。

3. 化学物质

苯致白血病作用比较肯定。其他含苯有机溶剂和某些药物如烷化剂、氯霉素等也可能诱发白血病。

4. 遗传因素

某些白血病发病与遗传因素有关，家族性白血病约占白血病的7/1000。

二、临床表现

1. 起病

急性白血病起病急骤，部分老年人可以起病缓慢。常见的首发症状包括进行性贫血、显著的出血倾向、发热或感染以及骨关节疼痛等。

2. 发热和感染

发热是急性白血病最常见的症状之一。发热的主要原因是感染，以呼吸道感染和消化道感染常见，严重者还可发生败血症、脓毒血症等。肿瘤本身也可以发热，多数体温不超过39℃。感染的病原体以细菌多见，深部真菌感染近年来越来越得到重视。病毒感染虽较少见但常较凶险，巨细胞病毒、麻疹或水痘病毒感染易并发肺炎。严重感染是白血病导致死亡的主要原因之一。

3. 出血

出血也是常见症状，出血部位可遍及全身，皮肤黏膜、内脏均可出血。血小板低下是常见原因，凝血功能异常也不少见。严重内脏出血，特别是脑出血是常见死亡原因。

4. 贫血

早期即可出现，患者表现为乏力、面色苍白、心悸、气促，活动后加重。少数病例可在确诊前数月或数年先出现难治性贫血，以后再发展成白血病。

5. 白血病细胞浸润

（1）肝、脾和淋巴结肿大　ALL比AML明显。

（2）神经系统　主要见于长期生存的ALL患者，部分高危患者早期也可以出现中枢神经系统白血病浸润。

（3）骨与关节　骨与关节疼痛是白血病的重要症状之一，ALL多见。

（4）皮肤　可有特异性和非特异性皮肤损害两种，前者表现为斑丘疹、脓疱、肿块、结节、红皮病、剥脱性皮炎等，多见于成人单核细胞白血病，后者则多表现为皮肤瘀斑、斑点等。

（5）口腔　齿龈肿胀、出血多见于AML-M5，严重者整个齿龈可极度增生，肿胀如海绵样，表面破溃易出血。

（6）心脏　大多数表现为心肌白血病浸润、心包积液等。

（7）肾脏　可浸润肾上腺和（或）肾实质。

(8) 胃肠系统　表现为恶心呕吐、食欲减退、腹胀、腹泻等。

(9) 肺及胸膜　主要浸润肺泡壁和肺间隙，也可浸润支气管、胸膜、血管壁等。

(10) 其他　子宫、卵巢、睾丸、前列腺等皆可被白细胞浸润。女性患者常有阴道出血和月经周期紊乱；男性患者可有性欲减退。

三、实验室检查

1. 血常规

大多数患者白细胞增多，也可以正常或减少，分类检查可见数目不等的原始或幼稚细胞，红细胞、血红蛋白和血小板减少常见。有时候血常规无明显异常。

2. 骨髓象

是诊断急性白血病的主要依据。WHO 认为原始细胞比例达 20%及以上即可诊断。Auer 小体仅见于 AML，有独立诊断意义。

3. 细胞化学

用于协助形态学分类。过氧化物酶染色（POX）阳性见于 AML，POX 阴性见于 ALL 和部分 AML。

4. 免疫学检查

根据白血病细胞表达的系列相关抗原，确定其系列来源，不但可以分类 AML 和 ALL，还可以分类 T 细胞和 B 细胞，以及双克隆、双系列或混合细胞来源。

5. 遗传学检查

常伴有特异的染色体核型异常和基因改变，包括融合基因或者基因突变。这是 60 岁以下 AML 危险分层的主要依据。例如 AML 伴 t（15；17）（q22；q21）（对应 PML/RARα 融合基因）或者 AML 正常核型伴孤立性 NPM1 突变都属于良好预后，而 AML 伴复杂核型或 FLT3-ITD 则属于预后不良。

6. 血液生化改变

血清尿酸、LDH 浓度增加等。

四、诊断与鉴别诊断

1. 诊断

根据临床症状、体征、血常规、骨髓象特点，白血病诊断一般不难，结合细胞化学、免疫学、遗传学等能够比较准确分类。关键是要按预后因素进行危险分层治疗。

2. 鉴别诊断

需注意与再生障碍性贫血、骨髓增生异常综合征、恶性组织细胞病、特发性血小板减少性紫癜、巨幼细胞性贫血等鉴别。

五、治疗

1. 一般治疗

(1) 处理高白细胞血症　当白细胞＞100×10^9 个/L，应该进行白细胞分离术，清除过高的白细胞，防止白细胞淤滞症。同时给予化疗药物和水化处理，碱化尿液，并预防高尿酸血症、酸中毒、电解质紊乱、凝血异常等并发症。

(2) 防治感染　白血病患者常有粒细胞减少，特别在化疗、放疗后粒细胞缺乏将持续较长时间，容易发生感染。在此期间患者进住消毒隔离病房或净化病房可有效减少感染机会。粒细胞集落因子（G-CSF）的使用可以缩短粒细胞缺乏时间。如有发热感染，应做相应病原学检查并积极抗感染治疗。

(3) 输血支持　对于有贫血、出血表现，血红蛋白和血小板明显减少的应给予相应的成分输血支持。

(4) 防治尿酸性肾病。

(5) 维持营养。

2. 抗白血病治疗治疗

分为三期：诱导缓解治疗、巩固治疗、维持治疗。近年来，由于新的抗白血病药物不断出现，化疗方案和治疗方法不断改进，白血病的预后明显改善。现代的治疗目标已不是单纯获得缓解，而是争取长期存活，最终达到治愈，并提高生活质量。治疗原则需根据患者年龄、疾病生物学特征、患者体能和器官功能状态等分层，进行个体化治疗。

(1) 联合化疗　是目前白血病治疗的主要手段，并贯彻治疗的始终。设计化疗方案时，应考虑周期特异性与周期非特异性药物联合应用。选择周期特异性药物时，应选用不同时相的药物配伍。

① 诱导缓解治疗。其目的是争取达到完全缓解（CR）。ALL 常用的方案有 CVDLP、Hyper-CVAD 等；AML 常用的方案有 DA、IA、HA 等。

② 巩固和强化治疗。经诱导缓解达到 CR 后，用原诱导方案或更强烈的方案或更换其他方案交替使用。

③“庇护所”预防。由于血脑屏障和血睾屏障的存在，一般剂量的化疗药物很难通过，容易发生中枢神经系统白血病（CNSL）和睾丸白血病。随着白血病患者生存期的延长，CNSL 和睾丸白血病的发病数逐渐增多。头颅放射治疗或鞘内注射化疗、中大剂量 Ara-C 全身化疗是有效办法。急性白血病对化疗药物产生耐药是导致治疗失败的主要原因，是当前最难解决的问题之一。中西药物联合应用、多药交替序贯治疗、大剂量冲击治疗等方法应用于临床，有望克服耐药性，进一步提高疗效。

(2) 诱导分化治疗　急性早幼粒细胞白血病应用维甲酸诱导细胞分化治疗有效率达 90%以上；砷剂的使用具有类似作用，并且对维甲酸耐药的也有效，同时能清除白血病干细胞。二者联合治疗是首选方案，可以实现非化疗治愈白血病。

(3) 基因靶向治疗　很多白血病患者伴有特异性基因表达，并且有相应靶向治疗药物。如成人 ALL 伴 ph 染色体或 bcr/abl 融合基因应用伊马替尼或达沙替尼治疗，FLT3-ITD 突变应用米哚妥林或吉瑞替尼，缓解率明显提高。不适合强化疗的 AML 患者应用阿扎胞苷联合维奈克拉靶向治疗可以获得高缓解率。

(4) 造血干细胞移植　仍然是治愈中、高危白血病的最有效手段。

第六节　淋巴瘤

淋巴瘤起源于淋巴结和淋巴组织，其发生大多与免疫应答过程中淋巴细胞增殖分化产生的某种免疫细胞恶变有关，是免疫系统的恶性肿瘤。按组织病理学改变分类，淋巴瘤可分为非霍奇金淋巴瘤（non-Hodgkin lymphoma，NHL）和霍奇金淋巴瘤（Hodgkin lymphoma，HL）两类。

一、病因

病毒感染（如 EB 病毒等）、宿主的免疫功能、幽门螺杆菌抗原的存在可能与淋巴瘤的发病有关。

二、临床表现

1. 突出表现

无痛性、进行性的淋巴结肿大或局部肿块是淋巴瘤共同的临床表现。

2. 霍奇金淋巴瘤

多见于青年，儿童少见。首发症状常是无痛性颈部或锁骨上淋巴结进行性肿大（占 60%～80%），其次为腋下淋巴结肿大。5%～16%的 HL 患者发生带状疱疹。饮酒后引起的淋巴结疼痛是 HL 所特有，但并非每一个 HL 患者都是如此。发热、盗汗、瘙痒及消瘦等全身症状较多见。30%～40%的 HL 患者以原因不明的持续发热为起病症状。周期性发热约见于 1/6 的患者。皮肤瘙痒是 HL 较特异的表现，可为 HL 唯一的全身症状。

3. 非霍奇金淋巴瘤

NHL 具有以下特点。

（1）全身性　可发生在身体的任何部位，其中淋巴结、扁桃体、脾及骨髓是最易受到累及的部位。

（2）多样性　组织器官不同，受压迫或浸润的范围和程度不同，引起的症状也不同。

（3）随着年龄增长，发病者增多，男性多于女性；除惰性淋巴瘤外，一般发展迅速。

（4）NHL 对各器官的压迫和浸润较 HL 多见，常以高热或各器官、系统症状为主要临床表现。

三、辅助检查

1. 血常规检查

HL 常有轻度或中度贫血，部分患者嗜酸性粒细胞增多；NHL 白细胞计数多正常，伴有淋巴细胞计数绝对或相对增多。

2. 骨髓象检查

骨髓涂片找到 Reed-Sternberg 细胞（R-S 细胞）是 HL 骨髓浸润的依据。一部分

NHL 患者的骨髓涂片中可找到淋巴瘤细胞。

3. 影像学检查

浅表淋巴结 B 超、胸（腹）部 CT 等检查有助于确定病变的部位及其范围。目前 PET-CT/CT 检查是评价淋巴瘤疗效的重要手段。

4. 实验室检查

疾病活动期有血沉增快、血清乳酸脱氢酶升高提示预后不良。骨骼受累，血清碱性磷酸酶活力增强或血钙增加。B 细胞 NHL 可并发溶血性贫血。

5. 病理学检查

淋巴结活检是淋巴瘤确诊和分型的主要依据。

四、治疗

治疗原则是以化疗为主、化疗与放疗相结合，联合应用相关生物制剂综合治疗。

1. 霍奇金淋巴瘤

（1）化学治疗　ABVD 为 HL 的首选方案（表 6-1）。

表 6-1　霍奇金淋巴瘤的主要化疗方案

方案	使用药物	备注
MOPP	氮芥、长春新碱、丙卡巴肼、泼尼松	如氮芥改为环磷酰胺静脉注射，即为 COPP 方案
ABVD	表柔比星、博来霉素、长春新碱、达卡巴嗪	4 种药均在第 1 及第 15 天静脉注射 1 次，疗程期间休息 2 周

（2）放疗　扩大照射范围，除被累及的淋巴结及肿瘤组织外，还包括附近可能侵及的淋巴结，如病变在膈以上采用“斗篷”式，在膈以下采用倒“Y”字式。

2. 非霍奇金淋巴瘤

（1）以化疗为主的综合治疗

① 惰性淋巴瘤。联合化疗可用 COP 或 CHOP 方案（表 6-2）。

表 6-2　非霍奇金淋巴瘤的常用联合化疗方案用药

方案	使用药物
COP	环磷酰胺、长春新碱、泼尼松
CHOP	环磷酰胺、表柔比星、长春新碱、泼尼松
R-CHOP	利妥昔单抗、环磷酰胺、表柔比星、长春新碱、泼尼松
EPOCH	依托泊苷、表柔比星、长春新碱、泼尼松、环磷酰胺
ESHAP(复发淋巴瘤)	依托泊苷、泼尼松、顺铂、阿糖胞苷

② 侵袭性淋巴瘤。侵袭性 NHL 的标准治疗方案是 CHOP 方案，化疗不应少于 6 个疗程。R-CHOP 方案是弥漫性大 B 细胞淋巴瘤治疗的经典方案。

难治性复发者的解救方案：可选择 ICE（异环磷酰胺、卡铂、依托泊苷）、DHAP（地塞米松、卡铂、高剂量阿糖胞苷）、MINE（异环磷酰胺、米托蒽醌、依托泊苷）、HyperCVAD/MTX-Ara-C 等方案进行解救治疗。

（2）生物治疗

① 单克隆抗体。凡细胞免疫表型为CD20的B细胞淋巴瘤患者（主要是NHL患者），均可用CD20单抗（利妥昔单抗）治疗。

② 干扰素。一种能抑制多种血液肿瘤细胞增殖的生物制剂。

③ 抗幽门螺杆菌治疗。胃黏膜相关淋巴样增殖淋巴瘤可用其治疗。

（3）骨髓移植　对55岁以下患者，能耐受大剂量化疗的中、高危患者，可考虑进行自体造血细胞移植。部分复发或骨髓侵犯的年轻患者还可考虑异基因造血干细胞移植。

（4）手术治疗　合并脾功能亢进，有切脾指征者可以切脾，为以后化疗创造有利条件。

第七节　过敏性紫癜

过敏性紫癜是一类主要累及小血管的免疫复合物性血管炎，IgA介导的免疫异常在其发病中起核心作用。临床以血液溢于皮肤、黏膜之下，瘀点瘀斑为常见，可累及皮肤、胃肠道、肾脏、关节，甚至心、脑等多个器官，出现肿痛、腹痛、便血、血尿和蛋白尿。本病多见于儿童和青少年，男女之比为3∶2。

一、病因

致敏因素甚多，与本病发生密切相关的主要因素如下。

1. 感染

（1）细菌主要为β溶血性链球菌，以呼吸道感染最为多见。

（2）病毒多见于发疹性病毒感染，如麻疹、水痘、风疹等。

（3）其他寄生虫感染。

2. 食物

是人体对异性蛋白过敏所致，如鱼、虾、蟹、蛋、鸡、牛奶等。

3. 药物

（1）抗生素类如青霉素（包括半合成青霉素如氨苄西林等）及头孢菌素类等。

（2）解热镇痛药如水杨酸类、保泰松、吲哚美辛及奎宁类等。

（3）其他药物如磺胺类、阿托品、异烟肼及噻嗪类利尿药等。

4. 其他

花粉、尘埃、疫苗接种、虫咬及寒冷刺激等。

二、临床表现

本病主要见于儿童及青年，6岁以上占多数，起病前1～3周有上呼吸道感染史。可有倦怠、乏力、低热、食欲减退等前驱症状。

1. 皮肤

皮肤紫癜最常见。常对称性分布，以下肢伸侧及臀部多见，分批出现，紫癜大小不等，呈紫红色，略高出皮肤，可互相融合，常伴荨麻疹、多形性红斑及局限性或弥漫性水肿，偶有痒感。严重的紫癜可融合成大疱，发生中心出血性坏死。

2. 腹部

约 50%的病例有腹痛，常发生在出疹的 1～7 天，位于脐周或下腹部，呈阵发性绞痛，可有压痛但无肌紧张，呈症状与体征分离现象。严重者可合并呕吐及消化道出血（呕血、便血等）。少数患者可误诊为急腹症而进行剖腹探查。

3. 关节症状

多见于膝、踝等大关节，可有轻微疼痛或明显的红、肿、痛及活动障碍，反复发作，但不遗留关节畸形。

4. 肾脏病变

见于 1/3～1/2 的患者，一般于紫癜出现后 1～8 周内发生，主要表现为血尿、蛋白尿、水肿、高血压。

5. 神经症状

若病变累及脑和脑膜血管，可出现头痛、头晕、呕吐、目眩、神志恍惚、烦躁、谵妄、癫痫、偏瘫、意识模糊、昏迷等，但例数极少。

6. 其他症状

病变累及呼吸道时，可出现咯血、胸膜炎症状，临床少见。

根据体征本病可分为皮肤型、腹型、关节型、肾型及混合型。

三、辅助检查

1. 一般检查

白细胞计数正常或轻度升高，有感染时可增高，血红蛋白及血小板计数基本正常。伴发肾炎时，血尿和蛋白尿常见，胃肠受累时大便隐血阳性。红细胞沉降率（血沉）增高，抗 O（抗链球菌溶血素 O）可增高。血清循环免疫复合物增高。在严重肾型病例中，尿素氮及肌酐增高。骨髓检查正常。

2. 凝血功能

30%～50%的病例束臂试验阳性，凝血功能检查正常。

3. 免疫学检查

半数患者血清 IgG 和 IgA 增高，以 IgA 增高为明显。

4. 皮肤或肾脏活检

病理组织学或电子显微镜检查对非典型病变具有重要诊断价值。

四、诊断

典型病例的诊断不难：

（1）四肢出现对称分布、分批出现的紫癜，以下肢为主。

（2）发病前1～3周可有低热、咽痛或上呼吸道感染史，可伴有腹部绞痛、便血、关节肿痛、血尿、蛋白尿及水肿等。

（3）血小板计数、凝血功能检查及骨髓检查等均正常，排除其他原因或疾病所致的皮肤紫癜或血管炎。

五、鉴别诊断

1. 皮肤型过敏性紫癜

需与药疹或血小板减少性紫癜鉴别。药疹患者有服药史，皮疹常分布于全身，停药后药疹即可消失。血小板减少性紫癜患者瘀点和瘀斑可呈不规则分布，血小板计数减少，骨髓象见巨核细胞成熟障碍。

2. 关节型过敏性紫癜

需与风湿病鉴别。

3. 腹型过敏性紫癜

腹痛部位不固定，腹痛虽明显，但局部体征较轻，需与急性阑尾炎、肠梗阻、肠套叠、肠穿孔等鉴别。

4. 肾型过敏性紫癜

需与急性肾小球肾炎、狼疮肾炎、肾结核等区别。

六、治疗

1. 消除致病因素

原则上应停止接触任何可能引起过敏的物质，停用可能引起过敏的食物或药物，控制感染等。

2. 一般治疗

（1）抗组胺类药物　口服药物，如盐酸异丙嗪，每次12.5～25mg，每天3次；马来酸氯苯那敏，每次4mg，每天3次；苯噻啶，每次0.5～1mg，每天1～3次；盐酸去氯羟嗪，每次25～50mg，每天3次；特非那定，每次60mg，每天2次；氯雷他定．每次10mg，每天1次；阿司咪唑，每次10mg，每天1次。

（2）芦丁和维生素C　作为辅助用药，芦丁20～40mg，每天3次，口服；维生素C每次1g，每天1～2次口服或静脉滴注。

（3）止血药　卡巴克洛每次10mg，每天2～3次，肌内注射，或40～60mg加入葡萄糖溶液中静脉滴注；酚磺乙胺每次0.25～0.5g，每天2～3次，肌内注射、静脉注射或静脉滴注。有肾脏病变者，抗纤溶药物应慎用。

3. 肾上腺皮质激素

对关节型、腹型和皮肤型疗效较好，对肾型无效，不能改变肾型患者预后。常用泼尼松每天30mg，直至紫癜消失后逐渐停药。如1周后皮疹不退，可加至每天40～60mg。

4. 免疫抑制剂

环磷酰胺 2.5mg/（kg·d），或硫唑嘌呤 2.5mg/（kg·d），口服，连续 4～6 个月。可与肾上腺皮质激素合用。

5. 抗凝治疗

如肝素治疗，使 APTT 维持至正常值的 1.5～2.0 倍；后改华法林，使凝血酶原时间维持在正常的 1～2 倍。

第七章

内分泌科疾病

第一节 甲状腺功能亢进

甲状腺功能亢进症简称甲亢，是由于甲状腺腺体本身产生甲状腺激素过多而引起的甲状腺毒症，主要表现为神经、循环、消化等系统兴奋性增高、代谢亢进、甲状腺肿大和眼征，包括弥漫性毒性甲状腺肿（Graves 病）、多结节性毒性甲状腺肿、甲状腺自主高功能腺瘤、碘甲亢、桥本甲状腺毒症、新生儿甲状腺功能亢进症、垂体 TSH 腺瘤等。甲亢患病率约为 1%，其中 80%以上为 Graves 病（Graves disease，GD）。

GD 又称弥漫性毒性甲状腺肿或 Basedow 病、Parry 病，占全部甲亢的 80%～85%，是器官特异性自身免疫病之一，有显著遗传倾向。我国患病率约为 1.2%，男女发病比例为 1∶(4～6)，20～50 岁高发，主要临床表现有甲状腺毒症、弥漫性甲状腺肿、眼征以及胫前黏液性水肿。

一、病因与发病机制

目前病因与发病机制尚未完全阐明，但公认与自身免疫有关，是一种特殊类型的自身免疫性甲状腺疾病，属器官特异性自身免疫病。

1. 遗传因素

GD 有显著的遗传倾向，并与人类白细胞抗原等基因多态性有关。

2. 免疫因素

在遗传易感背景下，感染、精神创伤等因素可诱发体内免疫功能紊乱，患者血清中可检出促甲状腺激素受体抗体及其他自身抗体，是导致甲状腺肿大或萎缩的原因之一。另外，患者外周血及甲状腺内 T 淋巴细胞数量增多，功能发生改变，GD 浸润性突眼主要与细胞免疫有关。

3. 环境因素

精神刺激、感染、创伤等环境因素作用于免疫系统后会诱发体内的免疫功能紊乱，引起抑制性 T 淋巴细胞的功能和数量降低，加重器官特异性 T 淋巴细胞的损害，降低对甲状腺辅助性 T 淋巴细胞的抑制。特异 B 淋巴细胞在特异辅助性 T 淋巴细胞辅助下，产生异质性免疫球蛋白（自身抗体）。

二、临床表现

多数起病缓慢，少数在感染或精神创伤等应激后急性起病，典型表现有甲状腺激素分泌过多所致高代谢综合征、甲状腺肿和眼征。

1. 甲状腺毒症表现

（1）高代谢综合征　由于甲状腺激素分泌增多，导致交感神经兴奋性增高和新陈代谢加速，患者常有疲乏无力、怕热、多汗、多食善饥、消瘦等，危象时可有高热。

（2）神经精神症状　多言好动、焦躁易怒、紧张不安、失眠、记忆力减退、注意力不集中，也可有手、眼睑和舌震颤。

（3）心血管系统　心悸、气短、心动过速、心尖部第一心音亢进。收缩压增高，舒张压降低，脉压增大，可出现周围血管征。严重者可发生甲亢性心脏病，出现心律失常、心脏增大、心力衰竭，心律失常以心房颤动常见。

（4）消化系统　食欲亢进，多食消瘦。因甲状腺激素可促使胃肠蠕动加快，消化吸收不良而致排便次数增多。重者可有肝大及肝功能异常，偶有黄疸。

（5）肌肉与骨骼系统　部分患者有慢性肌病、肌无力及肌萎缩。周期性瘫痪多见于20～40 岁的亚洲男性，病程呈自限性，甲亢控制后可治愈。甲亢可影响骨骼脱钙而发生骨质疏松，还可发生指端粗厚，外形似杵状指。

（6）生殖系统　女性常有月经减少或闭经，男性可出现勃起功能障碍、偶见乳房发育。

（7）造血系统　白细胞总数偏低，淋巴细胞比例增加，单核细胞增多。血小板寿命较短，可出现血小板减少症。

2. 甲状腺肿

多数患者有不同程度的甲状腺肿大，多为弥漫性、对称性肿大，质软、无压痛，久病者质地较韧。肿大程度与甲亢轻重无明显关系。甲状腺上下可触及震颤，闻及血管杂音，这为本病重要的体征。

3. 眼部表现

（1）单纯性突眼　单纯性突眼与甲状腺毒症所致交感神经兴奋性增高及甲状腺激素的β-肾上腺能样作用致眼外肌、提上睑肌张力增高有关。单纯性突眼表现为：轻度突眼，突眼度不超过眼球突度参考值上限 3mm（中国人群眼球突度上限：女性 16mm，男性 18.6mm）；瞬目减少；上眼睑挛缩，睑裂增宽；双眼向下看时，上眼睑不能随眼球下落；眼球向上看时，前额皮肤不能皱起；两眼看近物时，眼球辐辏不良。

（2）浸润性突眼　浸润性突眼与眶组织的自身免疫性炎症有关，约占 5%。除上述眼征外，常有眼睑肿胀、肥厚，结膜充血、水肿；眼球突出明显，突眼度超过眼球突度参考值上限 3mm，且左右突眼度可不相等（相差＞3mm）；眼球活动受限。患者诉有视力下降、异物感、畏光、复视、斜视、眼部胀痛或刺痛、流泪。严重者眼球固定，眼睑闭合不全，角膜外露，可形成溃疡、全眼球炎，甚至失明。

4. 特殊临床表现

（1）甲状腺危象　甲状腺危象是甲亢恶化的严重表现，其发生可能与短时间内大量甲状腺激素释放入血有关。

① 主要诱因。感染、手术、放射性碘治疗、严重躯体疾病和精神创伤、口服过量甲状腺激素制剂和手术中过度挤压甲状腺等。

② 临床表现。早期表现为原有甲亢症状加重，继而高热（体温＞39℃），心动过速（超过 140 次/分），常有心房颤动或扑动、烦躁不安、大汗淋漓、呼吸急促、畏食、恶心、呕吐、腹泻、大量失水导致虚脱、休克、嗜睡、谵妄或昏迷。

（2）甲状腺毒症性心脏病　表现为心动过速、心排血量增加、心房颤动和心力衰竭。因心动过速和心排血量增加导致的“高排出量型心力衰竭”多见于年轻甲亢患者，常随甲亢控制，心力衰竭得以恢复；因诱发和加重已有或潜在缺血性心脏病而导致的心脏泵衰竭多见于老年患者。10％～15％的甲亢患者可发生心房颤动，30％～50％的甲亢患者发生心力衰竭时并存心房颤动。

（3）胫前黏液性水肿　胫前黏液性水肿与浸润性突眼同属自身免疫性病变，约 5％的 GD 患者伴发本症，多见于胫骨前下 1/3 部位，皮损为对称性。

（4）其他特殊类型　如淡漠型甲状腺功能亢进症、妊娠期甲状腺功能亢进症、T_3 型甲状腺毒症、亚临床型甲状腺功能亢进症等。

三、诊断

根据病史、临床表现和实验室检查即可诊断。早期轻症、小儿及老年人表现为不典型甲亢，有赖于甲状腺功能检查和其他必要的特殊检查方可确诊，还要排除其他原因所致甲亢。

四、治疗

目前尚不能对 GD 进行病因治疗，主要治疗包括抗甲状腺药物、放射碘和手术治疗。

1. 抗甲状腺药物治疗

（1）适应证　病情轻、中度患者；甲状腺轻度至中度肿大者；年龄在 20 岁以下、孕妇、高龄或由于其他严重疾病不宜手术者；手术前或放射碘治疗前的准备；手术后复发而不宜行放射碘治疗者。

（2）常用药物　包括硫脲类和咪唑类两类。硫脲类有甲硫氧嘧啶和丙硫氧嘧啶，咪唑类有甲巯咪唑和卡比马唑。丙硫氧嘧啶和甲巯咪唑较常用，其作用机制是抑制甲状腺内过氧化物酶和碘离子转化为新生态碘或活性碘，从而抑制甲状腺激素的合成。在外周组织中，丙基硫氧嘧啶还有阻滞 T_4 转变为 T_3 以及改善免疫监护功能的作用，故严重病例或甲状腺危象时作为首选用药。长期治疗分初治期（6～8 周）、减量期（3～4 个月）及维持期（1.5～2.0 年），按病情轻重决定剂量。除非患者有较严重的反应，一般不中断疗程，并定期随访疗效。

（3）其他药物治疗　复方碘口服溶液仅用于术前准备和甲状腺危象；β 受体拮抗药用于改善甲亢初治期的症状，近期疗效好。

2. ^{131}I 治疗

有效率达 95％，临床治愈率 85％以上，复发率小于 1％，是欧美国家治疗成人甲亢的首选疗法。利用被甲状腺摄取的^{131}I释放的β射线破坏甲状腺组织细胞，减少甲状腺激素分泌。β射线在组织内的射程仅有2mm，不会累及毗邻组织，但是可引起以下并发症：①甲状腺功能减退（简称甲减），分暂时性和永久性甲减两种，早期由于腺体破坏，后期由于自身免疫反应所致；②放射性甲状腺炎，发生在治疗后7～10天，个别可诱发甲状腺危象；③可能导致浸润性突眼恶化。

3. 手术治疗

治愈率95%左右，复发率0.6%～9.8%，常采用甲状腺次全切除术，但可引起多种并发症，主要是手术损伤导致的永久性甲状旁腺功能减退和喉返神经损伤。

4. 甲状腺危象的防治

去除诱因、积极治疗甲亢、防止感染和做好充分的术前准备是预防甲状腺危象的关键。危象控制后，积极治疗甲亢，防止危象再次发生。

（1）抑制甲状腺激素合成　首选丙硫氧嘧啶，首次剂量600mg，口服或胃管注入。

（2）抑制甲状腺激素释放　服丙硫氧嘧啶后1小时加用复方碘口服溶液，每次5滴，每6小时1次，一般使用3～7天停药。

（3）β受体拮抗药　普萘洛尔每天60～80mg，每4小时口服1次。

（4）糖皮质激素　首次静脉滴注氢化可的松300mg，以后每8小时静脉滴注100mg。

（5）降低和清除血浆甲状腺激素　上述治疗效果不满意时，可选用血液透析、腹膜透析或血浆置换等措施降低血甲状腺激素浓度。

（6）对症支持治疗　监护心、脑、肾功能，纠正水电解质和酸碱平衡紊乱，降温、给氧、防止感染，积极治疗各种合并症和并发症。

5. Graves眼病的治疗

关键在于有效控制甲亢，一般轻度Graves眼病通过保护眼、使用人工泪液、强制戒烟等措施可自限；中、重度在上述治疗措施上可采用糖皮质激素、眶内放射治疗、眶减压手术等治疗。

6. 妊娠期甲状腺功能亢进症的防治

首选丙基硫氧嘧啶口服，必要时在妊娠4～6个月行甲状腺次全切除术。

7. 甲状腺毒症心脏病的治疗

在足量抗甲状腺药物控制甲状腺功能至正常的情况下尽早使用^{131}I治疗。使用β受体拮抗药治疗心房颤动和心动过速导致的心力衰竭。

第二节　库欣综合征

库欣综合征（cushing syndrome，CS）又称皮质醇增多症，是由各种病因导致糖皮质激素（主要是皮质醇）分泌过多所致病症的总称，其中最多见者为垂体促肾上腺皮质激素

（ACTH）分泌亢进所引起的临床类型，称为库欣病（Cushing 病），属于内源性库欣综合征；长期应用外源性糖皮质激素也可引起类似库欣综合征的临床表现，称为外源性库欣综合征或医源性库欣综合征。

内源性库欣综合征常根据促肾上腺皮质激素（adrenocorticotrophic hormone，ACTH）的水平，分为 ACTH 依赖性（80%～85%）和 ACTH 非依赖性（15%～20%）两大类。前者是由于 ACTH 过量分泌、长期刺激、分泌太多糖皮质激素导致全身各个系统出现相关表现；后者是因肾上腺皮质的肿瘤（腺瘤或腺癌）或结节性增生自主地分泌过量皮质醇所致，也被称为肾上腺性库欣。

一、病因与发病机制

1. ACTH 依赖性库欣综合征

（1）库欣病　最常见，约占库欣综合征的 70%，是由垂体 ACTH 分泌过多引起，伴肾上腺皮质增生。80%～90%为垂体微腺瘤（直径小于 10mm），约 10%为大腺瘤（直径大于 10mm），也有未发现肿瘤者。

（2）异位 ACTH 综合征　系垂体以外肿瘤分泌大量类 ACTH 物质，刺激肾上腺皮质增生，从而导致皮质醇分泌过多而引起一系列症状，约占库欣综合征的 15%。国外文献报道最多见的病因是肺癌（19%～50%），其次是支气管类和胸腺类肿瘤等。

2. ACTH 非依赖性库欣综合征

（1）肾上腺皮质腺瘤　约占库欣综合征的 10%，多见于成人，男性相对更多。

（2）肾上腺皮质癌　占库欣综合征的 6%，病情重，进展快。

（3）不依赖 ACTH 的双侧肾上腺小结节性增生　又称原发性色素性结节性肾上腺病。

（4）不依赖 ACTH 的双侧肾上腺大结节性增生。

3. 其他类型库欣综合征

为长期服用较大剂量外源性糖皮质激素所致，又称为类库欣综合征，包括如医源性库欣综合征、应激性库欣综合征、儿童库欣综合征和糖皮质激素受体病、糖皮质激素过度敏感综合征等。

二、临床表现

1. 蛋白质代谢紊乱

患者长期处于负氮平衡状态，表现为肌肉萎缩无力、皮肤菲薄、宽大紫纹、皮肤毛细血管脆性增加而易出现皮肤瘀斑、伤口不易愈合和严重骨质疏松。患者易发生感染，尤其是机会性感染。

2. 糖代谢紊乱

高皮质醇血症使糖原异生作用加强，还可导致胰岛素抵抗，表现为糖耐量降低或糖尿病。

3. 脂代谢紊乱

因为脂肪的异常分布患者多表现为向心性肥胖。此外，高皮质醇血症患者的血脂水平也往往升高。

4. 水盐电解质平衡紊乱

可引起高血压、低血钾，同时皮质醇可动员骨钙入血，同时促进大量钙离子从尿中排出。因而，血钙可能在正常范围，但尿钙排量增加，易出现泌尿系结石。

5. 其他

女性易表现为月经紊乱、继发闭经；男性表现为性功能减退、阳痿等。过量皮质醇会抑制生长激素的分泌及其作用、抑制性腺发育，表现为青少年患者身高增长速度明显减慢，青春期性发育延迟。部分患者有精神症状，表现为欣快感、失眠，严重时会出现类似躁狂忧郁或精神分裂症样的表现。

三、相关检查

1. 实验室检查

分为定性检查和定位（病因）检查。

（1）定性检查

① 24 小时尿游离皮质醇（24 hour urine free cortisol，24hUFC）。库欣综合征患者 24hUFC 水平升高，但肥胖症、抑郁症、酗酒者会出现假性升高，需要注意鉴别。

② 午夜血清皮质醇检测。午夜 0 时左右抽血，应尽量保持患者于安静睡眠状态。推荐午夜血清皮质醇的切点为 50nmol/L（1.8μg/dL）。

③ 过夜 1mg 地塞米松抑制试验。第一天上午 8 时取血（对照）后（如在门诊可以不做对照血皮质醇），于次日凌晨（0 时）口服地塞米松 1mg，第二天上午 8 时再次取血（服药后）测定血清皮质醇水平。该项检查是为了得到更高的敏感性，故推荐将服药后 8 时的血清皮质醇水平正常切点值定为 50nmol/L（1.8μg/dL）。

④ 经典小剂量地塞米松抑制试验（low dose dexamethasone suppression test，LDDST）。口服地塞米松 0.5mg，每 6 小时 1 次，连续 2 天，服药前和服药第二天分别留 24hUFC。正常人口服地塞米松第二天，24hUFC＜27nmol（10μg）。若采用服药前和服药后血皮质醇作为判断，正常人小剂量地塞米松抑制试验服药后血皮质醇＜50nmol/L（1.8μg/dL ）。

（2）定位（病因）检查

① 血浆 ACTH 测定。需上午 8 时采血，采血后需要迅速置入冰中，尽快送检。清晨血浆 ACTH＜2pmol/L（10pg/mL）则提示为 ACTH 非依赖性 CS 可能性大；若 ACTH＞4pmol/L（20pg/mL）则提示为 ACTH 依赖性 CS 可能性大。但某些肾上腺性 CS 患者的皮质醇水平升高不明显，不能抑制 ACTH 至上述水平，因此 ACTH 在 2～4pmol/L（10～20pg/mL）的范围内时要注意甄别病因。

② 大剂量地塞米松抑制试验（high dose dexamethasone suppression test，HDDST）。口服地塞米松 2mg，每 6 小时 1 次，服药 2 天，于服药前和服药第二天测定 24hUFC。若服药后 24hUFC 下降超过对照值的 50%则提示为库欣病，反之提示为异位 ACTH 综合征。但某些分化较好的类癌导致的异位 ACTH 综合征患者其结果可能与库欣病类似。而肾上腺性库欣综合征的皮质醇分泌为自主性，故 HDDST 也不被抑制。

③ 促肾上腺皮质激素释放激素（corticotropin-releasing hormone，CRH）兴奋试验。该检查也用于鉴别 ACTH 依赖性库欣综合征的病因。静脉注射合成 CRH 1μg/kg 或 100μg，于用药前 15 分钟、0 分钟和用药后 15 分钟、30 分钟、45 分钟、60 分钟取血测定 ACTH 和皮质醇水平。如果 CRH 刺激后 ACTH 比基线升高 35%，皮质醇升高 25%则提示为库欣病。但少数异位 ACTH 综合征（如支气管类癌）患者对 CRH 刺激亦有反应。目前 CRH 不易获得，临床多用醋酸去氨加压素（1-deamino-8-D-arginine vasopressin，DDAVP）来替代。

④ DDAVP 兴奋试验。该检查也在有限的情况下用于鉴别 ACTH 依赖性库欣综合征的病因。静脉注射 DDAVP10μg，于用药前 15 分钟、用药时和用药后 15 分钟、30 分钟、45 分钟、60 分钟取血测定 ACTH 和皮质醇水平，判断标准同 CRH 兴奋试验。需注意该实验为辅助检查，因特异性不足，存在争议，故未广泛开展，仅在一些特殊病例中应用。如果 DDAVP 刺激后 ACTH 比基线升高 35%，而皮质醇升高 25%则提示可能为库欣病。但部分异位 ACTH 综合征（如支气管类癌）患者对 DDAVP 刺激亦有反应，仍需联合其他检查来进行综合判断。

2. 影像学检查

对于 ACTH 依赖性库欣综合征患者可进行垂体 MRI、胸部 X 线或 CT 明确有无分泌 ACTH 的病灶。对于 ACTH 非依赖性库欣综合征患者进行双肾上腺 CT 或者 MRI 的检查明确肾上腺病变的种类。

3. 特殊检查

对于经过上述检查仍难以区分病因为库欣病还是异位 ACTH 综合征的患者需行某些特殊检查，如双侧岩下窦静脉取血（bilateral inferior petrosal sinus sampling，BIPSS）、生长抑素受体扫描、PET 检查等。

（1）BIPSS　经股静脉插管至双侧岩下窦后，在双侧岩下窦、外周静脉同时取血测定 ACTH，有条件者可在静脉注射 CRH 1μg/kg（或 100μg）或者 DDAVP 10μg 后第 3、第 5、第 10 分钟时取血以增加检查的敏感性和特异性。BIPSS 是确诊库欣病病因的金指标，岩下窦与外周血浆 ACTH 比值在基线状态≥2 和刺激后≥3 则提示库欣病，反之则为异位 ACTH 综合征。

（2）生长抑素受体扫描　对异位 ACTH 综合征肿瘤定位的灵敏度为 30%～50%，在诊断方面存在局限性。

（3）正电子发射体层扫描（positron emission tomography，PET）　PET-CT 对异位 ACTH 综合征病灶的定位有一定价值，但昂贵的价格使其应用受到局限性。

4. 并发症检查

（1）糖耐量检查（血糖×5，血胰岛素×5），骨密度测定及骨代谢相关指标检测，抗感染能力指标检查（TB 淋巴细胞 11 项，同一天查血常规）。

（2）进行除外 MEN 的检查　24 小时尿儿茶酚胺、血浆 3-甲氧基肾上腺素/3-甲氧基去甲肾上腺素、甲状旁腺激素、降钙素、促胃液素、胰高血糖素及垂体其他相关激素的检查。

（3）眼科会诊，必要时检查视野。

四、鉴别诊断

做好本症的病因鉴别诊断及与单纯性肥胖症的鉴别诊断。

五、治疗

1. 库欣病

垂体 ACTH 腺瘤首选经蝶鞍区手术探查，鞍区放疗和肾上腺切除手术作为缓解病情的辅助治疗。

2. 异位 ACTH 综合征

若异位分泌 ACTH 的病灶明确，首选治疗方法为手术切除，辅以化疗和放疗。若病灶隐匿不明确，为尽快缓解高皮质醇血症，可进行双侧肾上腺切除术，并密切随诊观察异位病灶的出现。

3. ACTH 非依赖性库欣综合征

由肾上腺肿瘤或结节性增生引起的库欣综合征均首选手术治疗，经腹腔镜进行微创手术对患者损伤小，术后恢复快。

（1）若为肾上腺单侧皮质腺瘤，首选病灶切除，腺瘤多采用经腹腔镜微创手术，腺癌根据肿瘤大小和与周围组织关系来决定行腹腔镜手术还是传统的手术。

（2）对于肾上腺皮质癌患者，术后应根据情况决定是否需要长期口服米托坦进行辅助治疗。

（3）若为双侧肾上腺结节性增生，如 ACTH 非依赖性双侧肾上腺大结节增生（ACTH-independent bilateral macronodular adrenal hyperplasia，AIMAH）或原发性色素结节性肾上腺皮质病（primary pigmented nodular adrenocortical disease，PPNAD），通常先切除一侧肾上腺，术后观察皮质醇和 ACTH 的变化，慎重决定是否需要对侧肾上腺手术。

（4）若为亚临床库欣综合征，根据患者代谢受累程度和患者手术意愿决定是否进行手术。

4. 药物治疗

对于不适合手术或者无法手术的患者可应用某些药物来缓解高皮质醇血症，但对肿瘤无直接治疗作用。常用抑制垂体 ACTH 分泌和减少肿瘤体积的为帕瑞肽，为注射剂型，抑制肾上腺合成类固醇的药物有甲吡酮、米托坦和酮康唑；米非司酮为糖皮质激素受体拮抗剂，有拮抗糖皮质激素受体的作用，可以显著缓解高皮质醇血症的症状。

第三节 糖尿病

糖尿病是由遗传和环境因素共同作用引起的一组以慢性血糖水平增高为特征的代谢异

常综合征。由胰岛素分泌或作用缺陷，或两者同时存在而引起碳水化合物、蛋白质、脂肪、水和电解质的代谢紊乱。随着病程延长可出现眼、肾、神经、心脏、血管等全身多系统损害。糖尿病分为 1 型糖尿病、2 型糖尿病、其他特殊类型糖尿病和妊娠糖尿病。

一、病因

不同类型糖尿病的病因及发病机制不同，即使在同一类型中也有差异，总体来说，遗传因素及环境因素共同参与其发病过程。

1. 1 型糖尿病

(1) 大多数 1 型糖尿病是自身免疫性疾病，遗传和环境因素共同参与其发病过程。

(2) 病毒感染、化学毒物和饮食等环境因素作用于有遗传易感性的个体，激活一系列自身免疫反应，引起胰岛 β 细胞破坏和衰竭，导致胰岛素绝对缺乏。

2. 2 型糖尿病

胰岛素抵抗伴胰岛素分泌相对不足，有明显的遗传基础，发病年龄相对较晚。目前认为 2 型糖尿病的发生、发展分为 4 个阶段。

(1) 遗传易感性。

(2) 胰岛素抵抗和 β 细胞功能缺陷。

(3) 糖耐量降低和空腹血糖调节受损，这两种情况是发生心血管病的危险标志。

(4) 临床糖尿病。

二、临床表现

1. 典型症状

多尿、多饮、多食和体重减轻，即“三多一少”。

由血糖升高引起渗透性利尿导致尿量增多，特别是夜尿增多；而多尿导致失水，使患者口渴而多饮。因胰岛素不足，葡萄糖在外周组织利用障碍，脂肪和蛋白质消耗增加，导致患者消瘦、乏力、体重降低。为补充糖分，维持机体活动，患者常易饥多食。

2. 皮肤瘙痒

由于高血糖及末梢神经病变导致皮肤干燥和感觉异常，患者常有皮肤瘙痒。女性患者可因尿糖刺激局部皮肤，出现外阴瘙痒。

3. 其他症状

如四肢酸痛、麻木、腰痛、性欲减退、月经失调、便秘、视物模糊等。

三、辅助检查

1. 尿糖测定

尿糖阳性是诊断糖尿病的重要线索，但不能作为诊断依据。

2. 血糖测定

血糖测定是诊断、监测糖尿病的重要依据，也是评价疗效的主要指标。血糖值反映的是瞬间血糖状态。

3. 糖耐量试验

当空腹血糖高于正常范围但又未达到诊断糖尿病的标准时，应进行糖耐量试验。

4. 糖化血红蛋白

糖化血红蛋白反映患者8～12周平均血糖水平，为糖尿病血糖控制的指标。

5. 血浆胰岛素和C-肽测定

血浆胰岛素和C-肽测定有助于了解胰岛β细胞功能和指导治疗。

6. 其他检查

血脂测定可有甘油三酯和总胆固醇升高。检查血肌酐、尿素氮有无升高，有无蛋白尿，血钾、钠、钙是否正常。

四、并发症

1. 糖尿病急性并发症

(1) 糖尿病酮症酸中毒　糖尿病酮症酸中毒是内科常见急症之一。糖尿病病情加重时，因胰岛素不足、升糖激素不适当升高，糖、脂肪、蛋白质三大营养物质代谢紊乱，血糖升高，脂肪分解加速，大量脂肪酸在肝脏组织经β氧化产生大量乙酰乙酸、β-羟丁酸和丙酮，三者统称为酮体。当酮体超过机体的氧化能力时，血液中酮体升高并从尿液中排出，称为糖尿病酮症（轻度）。乙酰乙酸、β-羟丁酸为较强的有机酸，大量消耗体内碱储备，当代谢紊乱进一步加剧，超过机体酸碱平衡的调节能力时，即发生糖尿病酮症酸中毒（中度）。出现意识障碍时则为糖尿病酮症酸中毒昏迷（重度）。

① 诱因。1型糖尿病有自发酮症的倾向。2型糖尿病患者在下列情况下也可发生酮症：胰岛素治疗突然中断或不适当减量、饮食不当、感染、创伤、手术、妊娠和分娩、脑卒中、心肌梗死、精神刺激等。

② 临床表现。早期为糖尿病原有症状加重，出现四肢乏力、口干、食欲不佳、恶心、呕吐伴头痛、烦躁、嗜睡等症状，呼吸深快有烂苹果味。随着病情进一步发展，出现严重失水、尿量减少、眼球下陷、脉细速、血压下降、四肢厥冷。晚期各种反射迟钝甚至消失、昏迷。部分患者以糖尿病酮症酸中毒为首发表现，少数患者有腹痛等急腹症表现。

(2) 高渗高血糖综合征　高渗高血糖综合征是糖尿病急性代谢紊乱的另外一种类型。以严重高血糖、高血浆渗透压、脱水为特点，无明显酮症酸中毒，常有不同程度的意识障碍和昏迷。常见诱因：急性感染、外伤、手术、脑卒中、严重肾疾病、透析治疗、静脉内高营养、水分摄入不足或失水，以及使用糖皮质激素、利尿剂等药物。起病缓慢，常先有多尿、多饮，但多食不明显或反而食欲缺乏；逐渐出现严重脱水和神经精神症状，患者反应迟钝、烦躁或淡漠、嗜睡，逐渐陷入昏迷、抽搐，晚期尿少甚至尿闭，无酸中毒样深大呼吸。与糖尿病酮症酸中毒相比，失水更严重，神经精神症状更突出。

(3) 感染　疖、痈等皮肤化脓性感染多见，可致败血症或脓毒血症。足癣、甲癣、体癣等皮肤真菌感染也较常见。女性患者常并发真菌性阴道炎、肾盂肾炎和膀胱炎，常反复发作。肺结核发病率高，进展快，易形成空洞。

(4) 低血糖　一般将血糖≤2.8mmol/L作为低血糖的诊断标准，而糖尿病患者血糖值≤3.9mmol/L就属于低血糖范畴，但因个体差异，有的患者血糖值不低于此值也可出现低血糖症状。临床上低血糖有 2 种类型，即空腹低血糖和餐后（反应性）低血糖。临床表现有头晕、心悸、出汗、手抖、饥饿感、软弱无力等，严重者面色苍白、心率加快、四肢冰冷、思维和语言迟钝、嗜睡，并有躁动、易怒、认知障碍，甚至发生抽搐、昏迷。

2. 糖尿病慢性并发症

（1）糖尿病大血管病变　糖尿病患者大、中动脉粥样硬化主要侵及主动脉、冠状动脉、大脑动脉、肾动脉、外周动脉等，引起冠心病、脑卒中、高血压、下肢动脉硬化症等，临床上表现为下肢疼痛、感觉异常、间歇性跛行，严重者血管完全阻塞，可引起肢体坏疽。

（2）糖尿病微血管病变　糖尿病微血管病变主要表现在视网膜、肾、神经、心肌组织，其中尤以糖尿病视网膜病、糖尿病肾病等最为重要。

① 糖尿病视网膜病变：为糖尿病微血管病变最常见的表现，常见于糖尿病病史超过 10 年的患者，是成人失明的主要原因。

② 糖尿病肾病：常见于糖尿病病史超过 10 年的患者，是 1 型糖尿病患者死亡的主要原因。对于 2 型糖尿病患者，其严重性仅次于心脑血管疾病，最终发展为尿毒症。

③ 糖尿病心肌病：可诱发心力衰竭、心律失常、心源性休克、猝死，预后较差。

（3）糖尿病神经病变　糖尿病神经病变可累及神经系统的任何部分。

① 中枢神经系统病变。伴严重糖尿病酮症酸中毒、高渗高血糖综合征、低血糖时出现的神志改变；缺血性脑卒中；脑老化加速、老年性痴呆等。

② 周围神经病变。最常见。多为对称性、多发性病变，下肢较上肢严重，病情进展较慢，患者常表现为肢端感觉异常，如麻木、针刺感、灼热、踏棉垫感及感觉迟钝等，呈手套或短袜状分布，有时痛觉过敏，随后再出现肢体疼痛（隐痛、刺痛、烧灼样痛），寒冷季节及夜间加重，后期感觉丧失。

③ 自主神经病变。较常见。出现较早，影响胃肠、心血管、泌尿生殖系统等。表现为胃排空延迟（胃轻瘫）、腹泻、便秘等胃肠功能紊乱；持续性心动过速和直立性低血压等心血管自主神经功能紊乱；泌尿系统出现尿潴留、尿失禁；排汗异常（无汗、少汗或多汗）等。

（4）糖尿病足　糖尿病足是指与下肢远端神经异常和不同程度的周围血管病变相关的足部溃疡、感染和（或）深层组织破坏。糖尿病足是糖尿病最严重的慢性并发症之一，是糖尿病患者截肢、致残的主要原因之一。其基本发病因素是神经病变、血管病变和感染等因素共同作用，症状轻者表现为足部畸形、皮肤干燥、发凉等，重者可出现足部溃疡与坏疽。

（5）其他　糖尿病还可引起白内障、青光眼。牙周病是最常见的糖尿病口腔并发症。糖尿病患者癌症（如乳腺癌、胰腺癌、膀胱癌等）的患病率升高。此外，抑郁、焦虑及认知功能损害等也较常见。

五、治疗

糖尿病治疗强调早期、长期、积极、理性、个体化原则。糖尿病治疗的 5 个要点（有“五驾马车”之称）：糖尿病教育、医学营养治疗、运动疗法、血糖监测和药物治疗。控制血糖是糖尿病治疗的关键，糖尿病防治策略应为全面治疗心血管危险因素，纠正脂代谢紊乱，控制血压，抗血小板治疗，控制体重和戒烟。

1. 健康教育

健康教育是重要的基础管理措施之一，建立以患者为中心的团队式管理模式，使每位糖尿病患者及家属均接受全面糖尿病教育，充分认识糖尿病，掌握自我管理技能。

2. 医学营养治疗

医学营养治疗是糖尿病长期治疗的基础。饮食治疗可以控制和维持理想体重，从而纠正代谢紊乱，维持血糖血脂接近或达到正常。

3. 运动疗法

运动可增加胰岛素敏感性，有助于控制血糖和体重，改善血脂紊乱，还可减轻紧张情绪，使人心情舒畅。

4. 血糖监测

定期监测血糖。建议患者应用便携式血糖仪进行自我血糖监测。每 3～6 个月定期复查糖化血红蛋白，了解血糖总体情况，及时调整治疗方案。

5. 药物治疗

药物治疗包括口服药物治疗、胰岛素治疗、GLP-1 受体激动剂和 DPP-IV 抑制剂治疗。

6. 手术治疗

近年来已将减重手术（代谢手术）推荐为肥胖 2 型糖尿病可选择的治疗方法之一，但应注意规范手术适应证，权衡利弊，并加强术前、术后的管理。

7. 胰腺和胰岛细胞移植

近年来胰腺和胰岛细胞移植取得了一定进展，但胰腺移植由于其复杂的外分泌处理及严重的并发症而受到限制，尚处在临床试验阶段。

8. 急性并发症治疗

治疗的急性并发症主要包括糖尿病酮症酸中毒、高渗高血糖综合征、低血糖等。

9. 慢性并发症防治原则

糖尿病慢性并发症是患者致残、致死的主要原因，强调早期防治。应定期进行筛查，以早期诊断、处理。

10. 糖尿病合并妊娠的治疗

在妊娠过程中糖尿病病情控制良好对确保母婴安全至关重要。饮食治疗原则与非妊娠患者相同。应用胰岛素治疗，禁用口服降血糖药。在整个妊娠期间严密监测孕妇血糖水平和胎儿情况。产后注意对新生儿低血糖症的预防和处理。

第四节　血脂异常

血浆所含脂类统称血脂，包括脂肪（甘油三酯）和类脂（磷脂、糖脂、胆固醇及其酯）。脂类广泛存在于人体中，是细胞基础代谢的必需物质。外源性脂质由食物通过消化吸收进入血液，内源性脂质则由肝、脂肪细胞以及其他组织合成后释放入血。血脂含量受性别、年龄、饮食以及代谢等多种因素影响。脂质中与临床关系密切的主要成分是胆固醇（cholesterol，Chol）和甘油三酯（triglyceride，TG）。血脂异常（dyslipidemia）即血浆脂蛋白紊乱血症（dyslipoproteinemia），是脂质代谢障碍的表现，其主要危害是导致心、脑和周围动脉粥样硬化性疾病。

《中国血脂管理指南（2023 年）》显示，中国成人血脂异常总患病率高达 35.6%。血脂异常可见于不同年龄、性别的人群，患病率可随年龄而增高，高胆固醇血症患病高峰在 50～69 岁，70 岁以后略有降低，50 岁以前男性高于女性，50 岁以后女性明显增高，甚至高于男性。城市居民血脂代谢异常的检出率高于农村居民，北方高于南方。有些家族性血脂异常可发生于婴幼儿。血脂异常的防治对降低心血管疾病患病率、提高生活质量具有重要意义。

一、病因

（1）遗传因素。

（2）不良行为生活方式，包括暴饮暴食、嗜酒、偏食、饮食不规律等不良饮食习惯及缺乏体力活动、精神紧张、生活不规律等。

（3）长期服用某种药物，如噻嗪类利尿剂、β受体阻滞剂、肾上腺皮质激素、口服避孕药等。

（4）疾病继发引起，如糖尿病、甲状腺功能减退、肾病综合征、肾移植、胆道阻塞等。

二、分类

1. 病因分类

（1）继发性血脂异常　是由于全身系统性疾病所导致的血脂异常，包括糖尿病、肾病综合征、甲状腺功能减退症、肾衰竭、肝脏疾病、系统性红斑狼疮、糖原贮积症、骨髓瘤、脂肪萎缩症、急性卟啉病、多囊卵巢综合征等。此外某些药物如利尿剂、β受体阻滞剂、糖皮质激素等也可能引起继发性血脂异常。

（2）原发性血脂异常症　在排除了继发性因素后即可诊断为原发性血脂异常症。目前已知部分原发性血脂异常症是由于先天性基因缺陷所致，如 LDL 受体基因缺陷所致 FH 等。

2. 临床分类

从临床实用角度出发，血脂异常可分为：

（1）高胆固醇血症（hypercholesterolemia），单纯 TC 增高，相当于 WHO 分型的Ⅱa 型；

（2）高甘油三酯血症（hypertriglyceridemia ），单纯 TG 增高，相当于 WHO 分型的Ⅰ型和Ⅳ型；

（3）混合型高脂血症，TC 和 TG 均增高，相当于 WHO 分型的Ⅱ型、Ⅳ型和Ⅴ型；

（4）低 HDL 血症。

三、诊断

1. 临床表现

血脂异常多数无明显症状，只是在常规血液检查时发现。

（1）黄色瘤　由于脂质沉积可引起黄色瘤，多见于眼睑周围扁平黄色瘤。严重的高三酰甘油血症可引起眼底改变。早发性角膜环常见于40岁以下伴有血脂异常者。

（2）动脉粥样硬化　脂质在血管内皮下沉积引起动脉粥样硬化，进而引发心脑血管和周围血管病变。某些家族性血脂异常可于青春期前发生冠心病，甚至心肌梗死。严重的高胆固醇血症有时可出现游走性关节炎。严重的高三酰甘油血症可引起急性胰腺炎。

2. 筛查

为了能早期发现和检出血脂异常个体，监测其血脂水平的变化，有效防治动脉粥样硬化性心血管疾病（arteriosclerotic cardiovascular disease，ASCVD）的发生，应将以下人群作为血脂监测的重点人群：①有ASCVD病史者；②存在多项ASCVD危险因素（如高血压、糖尿病、肥胖、吸烟）的人群；③有早发性心血管病家族史者（指男性一级直系亲属在55岁前或女性一级直系亲属在65岁前患缺血性心血管病），或有HF患者；④皮肤或肌腱黄色瘤及跟腱增厚者。20～40岁成人至少每5年测量一次血脂（包括TC、LDL-C、HDL-C和TG）；40岁以上男性和绝经后女性每年检测血脂；ASCVD患者及其高危人群，应每3～6个月测定1次血脂。

血脂异常分类较为复杂。世界卫生组织（WHO）根据血浆脂蛋白谱的变化将血脂异常分为五型。Ⅰ型：主要是血浆CM（主要含TG）浓度升高，TC正常或轻度升高。Ⅱ型：可分为Ⅱa和Ⅱb两个亚型。Ⅱa型仅有血浆LDL升高，TG正常；Ⅱb型血浆VLDL和LDL水平均升高。Ⅲ型：主要是血浆CM残粒和VLDL残粒增加，血浆TC和TG升高。Ⅳ型：血浆VLDL增加，TG升高，TC正常或偏高。Ⅴ型：血浆CM和VLDL（TG和TC）水平均升高，但以TG升高为主。为简便起见临床上多采用病因和临床两种分类方法。

3. 总体心血管危险因素评估

血脂异常（主要是LDL-C或TC）对个体或群体ASCVD的发病危险具有独立的预测作用。相同LDL-C水平的个体，由于其他危险因素数目和水平的不同，其与Chol水平的交互作用使得ASCVD发病危险存在差异。因此，全面评估ASCVD总体危险是防治血脂异常的必要前提。国内外发布的血脂异常防治指南的核心内容均包括ASCVD发病总体危险的评估方法和危险分层的标准。

四、治疗

1. 治疗的意义

多项研究表明，冠心病的发病率和死亡率随着TC和LDL-C水平的增高而升高，且与HDL-C呈负相关。冠心病的一级预防研究均证明调整血脂的水平可以使得冠心病的发病率明显下降。二级预防的大型临床研究证实了调整血脂水平，尤其是血清TC和LDL-C水平降低20%和30%以上，可以使得冠心病的死亡率明显下降。甚至发现在冠心病的高危人群中，即使基线血脂水平不是非常高，调脂治疗仍然能使得患者受益。调脂治疗不仅降低了血脂的水平，还有调脂以外的潜在获益包括：改善内皮功能；稳定斑块；抑制血小板聚集；抑制炎症反应；抑制血管平滑肌细胞的增生和迁移等。

2. 治疗的目标

区别不同危险分层的人群分别设定血脂治疗的达标值。极高危人群的目标值为 LDL-C＜1.8mmol/L，非-HDL-C（non-HDL-C＝TC-HDL-C）＜2.6mmol/L；高危人群的目标值是 LDL-C＜2.6mmol/L，非-HDL-C＜3.4mmol/L；低危和中危人群的目标值是 LDL-C＜3.4mmol/L，非-HDL-C＜4.1mmol/L。LDL-C 基线值较高，经现有调脂药物标准治疗 3 个月不能达到目标值者，LDL-C 至少降低 50%；极高危患者若 LDL-C 基线值在目标值以下者，LDL-C 仍应降低 30%左右。

3. 治疗的原则和策略

血脂异常治疗的目的是防控 ASCVD，即降低心肌梗死、缺血性卒中或冠心病死亡等风险。因此，应当根据个体 ASCVD 危险程度决定是否启动药物调脂治疗，将降低 LDL-C 作为首要干预靶点，non-HDL-C 作为次要干预靶点。

基于他汀类（statins）药物的良好疗效，临床首选他汀类药物。由于中国人群平均 LDLC 基线水平低于欧美人群，目前尚缺乏中国人群最大允许使用剂量他汀获益递增及安全性数据。高强度他汀治野伴随更高的肌病以及肝酶升高的风险，而中等强度他汀治疗时，中国患者肝脏不良反应发生率高于欧洲患者。因此，他汀类药物应用时宜采用中等强度剂量起始，根据个体调脂疗效和耐受情况，适当调整剂量，最终使首要和次要靶点实现临床达标；若不能达标，则可以联合使用 Chol 吸收抑制剂——依折麦布，以获得安全有效的调脂效果。

对于血清 TG≥1.7mmol/L 时，首先采取非药物干预措施，若 TG 水平仅轻、中度升高（介于 2.3～5.6mmol/L）时，为了防控 ASCVD 发生风险，仍以降低 LDL-C 水平为主要目标，以他汀类药物作为首选。此类人群应同时强调非-HDL-C 也需达到基本目标值。若经非药物干预措施与他汀类药物治疗后非-HDL-C 仍不能达标，可在他汀类药物基础上加用贝特类药物或高纯度鱼油制剂；当空腹 TG≥5.7mmol/L 时，应首先考虑使用主要降低 TG 和极低密度脂蛋白胆固醇水平的药物，包括贝特类、高纯度鱼油制剂或烟酸。对于 HDL-C＜1.0mmol/L 者，主张控制饮食和改善生活方式，目前无药物干预的足够证据。

4. 治疗方式

原发性血脂异常的病因复杂，治疗困难较多。部分患者可以通过调整饮食习惯和生活方式而获得改善，有些患者则需要药物治疗。少数极难治患者甚至需要血液净化或外科手术治疗。基因缺陷造成的血脂异常目前尚不能完全根治，许多患者可能需要终身服药。

（1）治疗性生活方式　血脂异常与饮食和生活方式关系密切。饮食治疗和改善生活方式是血脂异常治疗的基础。早在美国国家胆固醇教育计划（NCEP）成人治疗组第三次指南（Adult Treatment Panel，ATPⅢ）中，就已经特别提出了“治疗性生活方式的改变（therspeutic lifestyle changes，TLC）”，强调饮食及生活方式对血脂治疗的影响及在心血管疾病防治中的重要作用。对于血脂异常患者，无论是否启动药物干预，都必须坚持控制饮食和改善生活方式。

① 饮食控制。在满足每天必需营养和总热量需要的基础上，当摄入饱和脂肪酸和反式脂肪酸的总量超过规定上限时，应该用不饱和脂肪酸来替代。建议每天摄入胆固醇小于300mg，尤其是ASCVD的高危患者，摄入脂肪不应超过总热量的20%～30%。一般人群摄入饱和脂肪酸应小于总热量的10%；高胆固醇血症者饱和脂肪酸摄入量应小于总热量的7%，反式脂肪酸摄入量应小于总热量的1%。高TG血症者应尽可能减少每天摄入脂肪总量，烹调油应少于30g/d。脂肪摄入应优先选择富含n-3多不饱和脂肪酸的食物（如深海鱼、鱼油、植物油）。每天摄入碳水化合物占总热量的50%～65%。选择使用富含膳食纤维和低升糖指数的碳水化合物替代饱和脂肪酸，每天饮食应包含25～40g膳食纤维（其中7～13g为水溶性膳食纤维）。碳水化合物摄入以谷类、薯类和全谷物为主，其中添加糖摄入不应超过总热量的10%（对于肥胖和高TC血症者要求比例更低）。食物添加剂如植物固醇/烷醇（2～3g/d），水溶性/黏性膳食纤维（10～25g/d）有利于血脂控制，但应长期监测其安全性。

② 运动锻炼。长期坚持运动可以改善胰岛素抵抗，增加脂肪的分解和提高HDL-C水平。血脂异常患者建议每周5～7天、每次30分钟中等强度的运动锻炼。对于ASCVD患者应先进行运动负荷试验，充分评估其安全性后，再进行身体活动。

③ 其他生活方式改变。肥胖是血脂代谢异常的重要危险因素。超重或肥胖者的热量摄入应低于身体热量消耗（每天减少食物总热量300～500kcal），改善饮食结构，增加身体活动，以控制体重增长，并争取逐渐减少体重（10%以上）至理想状态（BMI：20.0～23.9kg/m^2）。此外，需要戒烟，限制饮酒，纠正久坐不动、过度精神紧张等不良的生活方式。

（2）治疗药物　临床上使用的调脂药物可分为主要降低Chol药物和主要降低TG药物。多数调脂药物同时降低Chol和TG。对于严重的血脂异常患者，往往需要多种调脂药物的联合应用。

（3）其他治疗措施　大部分血脂异常的患者通过饮食、生活方式的改善以及药物治疗均可达标，极少数基因遗传异常的患者血脂水平仍然非常高，这些患者可以通过血浆净化、外科手术（如肝移植、回肠末端部分切除术、门腔静脉分流术等）等方法治疗。脂蛋白血浆置换可使LDL-C水平降低55%～70%，但不能降低TG和升高HDL-C。长期治疗可使皮肤黄色瘤消退。怀孕期间仍可以持续进行。由于作用仅能维持1周左右，因此最佳的治疗频率是每周1次，但临床多采用每2周进行1次。该治疗措施价格昂贵、耗时及存在感染风险，副作用包括低血压、腹痛、恶心、低钙血症、缺铁性贫血和过敏性反应，因此仅用于极个别对他汀类药物过敏或不能耐受者，或者用于罕见的HoFH的患者。肝移植可明显改善LDL-C水平。单纯肝移植或与心脏移植联合，虽然是一种成功的治疗策略，但有多种弊端，包括移植术后并发症多和死亡率高、供体缺乏、终身服用免疫抑制剂等，因此，临床上极少应用。部分回肠旁路手术和门腔静脉分流术仅在极严重HoFH患者缺乏有效治疗手段时才考虑采用。基因治疗在未来有可能攻克顽固性遗传性的血脂异常，但目前技术尚不成熟。

第八章

风湿免疫科疾病

第一节 风湿热

风湿热（rheumatic fever）是一种反复链球菌感染后的急性或慢性自身免疫性炎症过程。风湿热临床表现多样化，以关节炎和心脏炎为主。经历过风湿热发作的患者在随后的A组链球菌（风湿致病株）感染后更容易复发，反复发作后最显著的并发症是风湿性心脏病。不典型病例和隐匿发病逐渐增加，常表现为轻重不等的心脏损害，尤以瓣膜病变最为显著，可形成慢性风湿性心脏病或风湿性瓣膜病。

一、病因与发病机制

风湿热的发病与环境、生活水平及A组链球菌风湿致病株的流行相关。

A组链球菌感染虽与本病发病密切相关，但并非所有A组链球菌的血清型都能引起风湿热。来自风湿性心脏病患者的单克隆抗体研究表明，A组链球菌的主要抗原如A组链球菌糖类抗原和*N*-乙酰氨基葡萄糖（GlcNAc）的自身抗体，能够与人体心肌细胞中的肌球蛋白和脑细胞中的微管蛋白结合，而心肌细胞中的肌球蛋白和脑细胞中的微管蛋白分别与瓣膜表面内皮细胞的黏蛋白、脑细胞表面的神经节苷脂和多巴胺受体在分子结构上高度相似。因而，自身抗体可与人心脏瓣膜内皮细胞、黏蛋白及黏性基底膜发生交叉反应；同时，外周血及心脏瓣膜病灶中的T细胞与链球菌M蛋白及心肌细胞肌球蛋白存在交叉反应。在风湿热起病时，一方面，自身抗体攻击瓣膜内皮细胞，导致T细胞活化内皮细胞渗入到瓣膜组织中，形成肉芽肿病灶和Aschoff小体。另一方面，自身抗体与A组链球菌糖类抗原、GlcNAc及心肌细胞肌球蛋白发生交叉反应，引起心肌炎症，并进一步与风湿性心脏病进展过程中出现的相关多肽发生反应。舞蹈症患者的GlcNAc自身抗体与脑组织中神经元细胞表面的神经节苷脂及多巴胺受体发生交叉反应，使神经元细胞发放信号，激活神经元细胞的钙-钙调蛋白依赖的蛋白激酶，导致神经精神行为异常和不自主肢体活动。

二、临床表现

风湿热临床表现多样化，可以为单一症状，也可以是多种症状的组合。

1. 咽痛

35%～60%患者可回忆起发病前1～5周有咽炎或扁桃体炎等上呼吸道感染症状。多数患者在咽痛时未选择就医，或风湿热患者出现咽痛未接受预防风湿热的抗生素治疗，如此时使用青霉素或适当的抗生素，风湿热的风险可降低约80%。

2. 发热

大部分患者有不规则的低热或中度发热，但亦有呈弛张热或持续低热者。脉率加快，大量出汗，往往与体温不成比例。少数患者发热轻微而未被注意。

3. 关节炎

总体来说，大约75%首次发作的风湿热会出现关节炎。这种可能性随着患者年龄的增长而增加。通常在链球菌感染后1个月内发作，因而抗链球菌抗体滴度常可增高。典型的关节炎是游走性多关节炎，常对称累及膝、踝、肩、腕、肘、髋等大关节；可表现为关节痛，也可以呈现局部红、肿、热、痛等典型关节炎症表现。多关节多见，如果在病程早期使用非甾体抗炎药，在中高发病率地区（特别是南亚和大洋洲）越来越多地出现单关节炎病例。在大多数情况下，整个关节炎发作在几天到1周内开始消退，2～6周内消失。关节功能完全恢复，不遗留关节强直和畸形。在非常罕见的情况下，风湿性关节炎会发生关节周围纤维化，即所谓的Jaccoud关节病。典型多关节游走性近年少见。关节炎局部炎症的程度与有无心脏炎或心瓣膜病变无明显关系。

4. 心脏炎

在风湿热的首次发作中，30%～60%的患者发生心脏炎。这种情况在儿童更为常见。心脏炎为临床最重要的表现，可表现为心动过速、心脏扩大、心音改变、心脏杂音、心律失常及心电图异常或心力衰竭。心内膜炎在病理上极为常见。常累及左心房、左心室的内膜和瓣膜，二尖瓣最常受累，主动脉瓣次之，三尖瓣和肺动脉瓣极少累及。凡有心肌炎者，几乎均有心内膜受累的表现。心包炎出现于风湿热活动期，与心肌炎同时存在，是严重心脏炎的表现之一。临床表现为心前区疼痛，可闻及心包摩擦音，持续数天至2～3周，继以心包积液，液量一般不多。X线检查示心影增大呈烧瓶状。心电图示胸前各导联ST段抬高。超声心动图示左室后壁的心外膜后有液性暗区存在。渗出物吸收后浆膜有粘连和增厚，但不影响心功能。临床上不遗留明显病症，极少发展成为缩窄性心包炎。值得注意的是，大多数风湿性心肌炎患者可无明显的心脏症状，可能仅通过听诊或超声心动图诊断，当出现慢性瓣膜病变时，无明确的风湿热病史。

5. 舞蹈症

发生在多达25%的5～12岁儿童风湿热病例中，但在成人中非常罕见。女孩多见。多在链球菌感染后1～6个月发病。系风湿热炎症侵犯中枢神经系统，包括基底核、大脑皮质、小脑及纹状体等所致，起病缓慢。像关节炎一样，恢复后不会造成永久性损伤，但偶尔会持续2～3年。临床表现如下：精神异常，起病时常有情绪不稳定，易激动，理解力和记忆力减退；不自主动作，面部表现为挤眉弄眼，摇头转颈，咧嘴伸舌；肢体表现为伸直和屈曲、内收和外展、旋前和旋后等无节律的交替动作，上肢较下肢明显。精神紧张及疲乏时加重，睡眠时消失；肌力减退及共济失调，肌张力降低，四肢腱反射减弱或消失。重症者坐立不稳，步态蹒跚，吞咽及咀嚼困难，生活不能自理。舞蹈症可单独出现，亦可伴有心脏炎等风湿热的其他表现，但不与关节炎同时出现。孤立舞蹈症患者可能缺乏先前链球菌感染的实验室证据。

6. 皮肤表现

渗出型可为荨麻疹、斑丘疹、多形红斑、结节性红斑及环形红斑，以环形红斑较多见，具有诊断意义。常见于四肢内侧和躯干，为淡红色环状红晕，初出现时较小，以后迅速向周围扩大，边缘轻度隆起，环内皮肤颜色正常。有时融合成花环状。红斑时隐时现，可在几分钟内发展和消失，不痒不硬，压之褪色，病变可间歇性持续数周至数月。在儿童风湿热的首次发作中，约10%出现环形红斑。像舞蹈症一样，皮肤表现在成年人中非常罕见。增殖型即皮下小结。结节如豌豆大小，数目不等，较硬，触之不痛。常位于关节伸侧及骨质隆起或肌腱附着处，与皮肤无粘连。皮下结节不常见，多伴有严重的心脏炎，是风湿活动的表现之一。

7. 其他表现

除上述典型表现外，可出现多汗、瘀斑。偶可致腹膜炎，引起腹痛，可能为肠系膜血管炎所致，有时误诊为阑尾炎或急腹症。有肾损害时，尿中可出现红细胞。肺炎、胸膜炎、脑炎近年已少见。

三、辅助检查

风湿热的诊断不能通过单一的实验室检查来确定。主要从两方面协助诊断：①确立先前的链球菌感染；②风湿热炎症活动的证据。

1. 链球菌感染证据

（1）咽拭子培养　咽拭子样本可进行快速抗原检测和培养。如果抗原快速检测结果为阴性，则对疑似风湿热患者进行咽拭子培养。A组链球菌培养阳性率在20%～25%。

（2）血清A组链球菌抗体测定　A组链球菌能分泌多种具有抗原性的物质，使机体产生相应抗体。这些抗体的增加说明患者最近曾有A组链球菌感染。通常在链球菌感染后2～3周内抗体明显增加，2个月后逐渐下降，可维持6个月左右。抗体效价测试包括抗链球菌溶血素“O”（ASO）、抗链球菌DNA酶B（ADB）和抗链球菌透明质酸酶（AH）。ASO大于500U为增高。ASO的动态随访，持续变化意义更大。急性和恢复期血清有助于证实最近链球菌感染。

2. 风湿热炎症活动的证据

（1）血常规　白细胞计数轻度至中度增高，中性粒细胞增多，核左移；常有轻度红细胞计数和血红蛋白含量降低，呈正细胞正色素性贫血。

（2）非特异性血清成分改变　血沉和C反应蛋白水平升高；蛋白电泳可见白蛋白降低，α_2 和 γ 球蛋白常升高。

（3）免疫学指标检测　循环免疫复合物检测阳性；血清总补体和补体C3降低；免疫球蛋白增高。上列各项检查联合应用时，其诊断意义较大。若抗体和非特异性血清成分测定均为阳性，提示疾病处于活动期；若两者均阴性，可排除活动期风湿热。抗体升高而非特异性血清成分测定阴性者，表示在恢复期。

四、诊断

由于风湿热临床表现多样化，且尚无特定的诊断试验，因此正确的诊断尤为重要。最新版为2015年美国心脏协会（American Heart Association，AHA）发布的修订的Jones诊断标准（表8-1）。

表 8-1 美国心脏协会 2015 年修订的 Jones 诊断标准

分类	详细内容
存在前期A组链球菌感染	初次急性风湿热：2个主要标准，或1个主要+2个次要标准。 复发急性风湿热：2个主要，或1个主要+2个次要，或3个次要标准
主要标准	舞蹈症；环形红斑；皮下小结；心脏炎①（临床或超声诊断）。 低风险人群②：临床和/或亚临床关节炎；多关节炎。 中高度风险人群：临床和/或亚临床关节炎；单或多关节炎；多关节痛③
次要标准	PR间期延长经年龄校正（除非心脏炎作为主要标准）。 低风险人群[a]：多关节痛；发热（≥38.5℃）；ESR≥60mm/h和/或CRP≥3mg/dL。 中高度风险人群：单关节痛；发热（≥38℃）；ESR≥30mm/h和/或CRP≥3mg/dL

注：①亚临床心脏炎，超声心动图诊断的瓣膜炎；②低风险人群，急性风湿热的年发生率≤2/10万学龄期儿童或所有年龄风湿性心脏病年患病率≤1/1000；③多关节痛，只有在排除其他原因后，多关节痛是中高度风险人群的主要表现，在同一个患者中，关节痛不能同时在主要标准和次要标准中计分。

ESR——血沉，因血沉会随着病情变化，因此取病程中的最高值；CRP——C反应蛋白，必须高于实验室正常范围上限。

五、鉴别诊断

1. 需要与其他关节炎相鉴别

（1）类风湿关节炎 为多发性、对称性小关节炎。特征是晨僵和关节肿胀，后期出现关节畸形。临床上心脏损害较少。X线显示关节面破坏，关节间隙变窄，邻近骨组织有骨质疏松。血清类风湿因子阳性和/或抗环瓜氨酸肽抗体阳性。

（2）脓毒血症引起的迁徙性关节炎 有原发感染的症状，血液或骨髓培养呈阳性，且关节内渗出液为化脓性，可找到病原菌。

（3）结核性风湿病（Poncet病） 体内非关节部位有确切或隐匿的结核感染病灶，有关节炎表现，但一般情况良好。X线无骨质破坏。结核菌素试验和结核T-SPOT（T细胞斑点试验）强阳性或者阳性。

（4）莱姆关节炎（Lyme病） 是由蜱媒螺旋体传播的一种地方性流行病。通常在蜱叮咬后3～21天出现症状。临床表现为发热、慢性游走性皮肤红斑、反复发作性不对称性关节炎，多发生于大关节，可有心脏损害，多影响传导系统，心电图示不同程度的房室传导阻滞，亦可出现神经症状如舞蹈症、脑膜脑炎、脊髓炎、面神经瘫痪等。实验室检查循环免疫复合物阳性，血沉增快。血清特异性抗伯氏疏螺旋体抗体测定可资鉴别。

2. 亚急性感染性心内膜炎

多见于原有心瓣膜病变者。有进行性贫血、脾大、瘀点、瘀斑、杵状指等，可有脑、肾或肺等不同部位的栓塞症状。反复血培养阳性。超声心动图可发现瓣膜赘生物。

3. 病毒性心肌炎

发病前或发病时常有呼吸道或肠道病毒感染，主要受累部位在心肌，偶可累及心包，极少侵犯心内膜。发热时间较短，可有关节痛但无关节炎，心尖区第一心音降低，可闻及二级收缩期杂音，心律失常多见；无环形红斑、皮下结节等。实验室检查示白细胞减少或正常，血沉、ASO、C反应蛋白均正常。补体结合试验及中和抗体阳性。心肌活检可分离出病毒。

4. 链球菌感染综合征（链球菌感染后状态）

在急性链球菌感染的同时或感染后2～3周出现低热、乏力、关节酸痛、血沉增快、ASO阳性，心电图可有一过性期前收缩或轻度ST-T改变，但无心脏扩大和明显杂音。经抗生素治疗感染控制后，症状迅速消失。

六、治疗

1. 消除链球菌感染灶

风湿热一旦确诊，即应给予一个疗程的青霉素治疗，以清除A组链球菌，即使咽培养阴性，亦应给足疗程。一般应用普鲁卡因青霉素40万～80万单位，每天1次，肌内注射，共10～14天；或苄星青霉素120万单位，肌内注射1次。口服阿莫西林［35～40mg/(kg·d)，连续10天］、在已知对青霉素轻微过敏的患者中，头孢菌素可能是最佳选择。青霉素治疗后出现血管水肿、低血压或过敏史的患者应使用大环内酯类抗生素。

2. 抗风湿治疗及延缓风湿性心脏病进展

（1）关节表现　通常在大剂量阿司匹林（每天80～100mg/kg，分3次或4次服用）治疗后1～3天内消失。治疗1～4周，但最长可达12周。除阿司匹林外，非甾体抗炎药是否有效，目前尚缺乏足够的数据。临床研究表明，糖皮质激素与阿司匹林在疗效方面并无明显差别，虽可以更快速地控制血沉，但撤药后血沉的反弹也高于阿司匹林，且有较多的副作用。发热可使用对乙酰氨基酚或阿司匹林。

（2）当急性风湿热患者出现心脏受累表现时，糖皮质激素虽无研究证据，但仍在临床经验性使用。成人每天60～80mg，儿童每天2mg/kg，分3～4次口服。直至炎症控制，血沉恢复正常之后逐渐减量，以每天5～10mg维持；总疗程需2～3个月。10%～30%的患者有严重的二尖瓣反流，10%有心力衰竭，严重二尖瓣反流伴肺水肿可使用静脉血管扩张剂，如硝普钠。急性风湿热的抗感染治疗一直被认为是最有希望降低风湿性心脏病进展风险的措施，但目前仍缺乏足够的证据。8项随机对照试验（RCT）研究（$n=996$）比较了糖皮质激素、阿司匹林、安慰剂或不干预对心脏进展的区别。结论显示，糖皮质激素并没有降低瓣膜病的1年发病率（相对危险度0.87，95% CI 0.66～1.15）。即使在严重心脏炎亚组中，仍得出了相似的结果。但是由于数据的局限性，该项研究的结论仅供参考。

（3）舞蹈症　一般在链球菌感染后几周到几个月才会发生，有些患者可能没有风湿热的任何其他症状。大多数患者在1～6个月可自发缓解。多巴胺拮抗剂（如氟哌啶醇、匹莫齐特和氯丙嗪）有助于改善症状，但尚缺乏对照研究。抗癫痫药物卡马西平和丙戊酸钠也可用于缓解症状，因副作用相对少，可能优于多巴胺拮抗剂。由于舞蹈症具有自限性，轻度孤立性舞蹈症通常不需要治疗。

第二节 类风湿关节炎

类风湿关节炎（rheumatoid arthritis，RA）是一种以侵蚀性关节炎为主要表现的全身性自身免疫病。本病表现为以双手、腕、膝、距小腿和足关节等小关节受累为主的对称性、持续性多关节炎。此外，患者尚可有发热、贫血、皮下结节及淋巴结肿大等关节外表现。血清中可出现类风湿因子（rheumatoid factor，RF）及抗环瓜氨酸多肽（anticyclic citrullinated peptides，CCP）抗体等多种自身抗体。病理表现为关节滑膜的慢性炎症、血管翳形成。未经正确治疗的 RA 可迁延不愈，出现关节的软骨和骨破坏，最终可导致关节畸形和功能丧失。

一、病因

一般认为，类风湿关节炎的发病，是具有遗传倾向的个体通过接触到特定的环境危险因素后产生。这些遗传因素和环境危险因素相互作用导致内在的免疫系统的紊乱，从而在大部分病例中产生了自身抗体，例如类风湿因子和抗瓜氨酸抗体，进而产生了前炎症因子，最终导致一系列炎症性关节炎改变。

在过去的几十年中，流行病学研究鉴定了大量类风湿关节炎的潜在环境危险因子，如 EB 病毒（EBV）、细小病毒 B19 及结核分枝杆菌、人乳头瘤病毒（HPV）等。而近年来在欧洲白种人后裔的遗传学研究的突破，使得我们对该病发病的遗传学结构有了更深入的理解。

这些不断对类风湿关节炎的认识，使得我们意识到该病并非一种单纯的疾病，而是一系列不同表型混合的综合征。对于不同的亚型，最好的区分方式是将对瓜氨酸肽反应的不同分为抗体阳性和抗体阴性两组。这两组疾病不仅在临床上表现、治疗反应，而且在易患危险因素和遗传背景上均有不同。

二、临床表现

关节病变是 RA 最常见和最主要的临床症状表现。亦可表现为血管炎，侵犯周身各脏器组织，形成系统性疾病。

RA 的起病方式有不同的分类方法。按起病的急缓分为隐匿型（约占 50%）、亚急型（占 35%～40%）、突发型（占 10%～25%）三类。按发病部位分为多关节型、少关节型、单关节型及关节外型。最常以缓慢而隐匿方式起病，在出现明显关节症状前有数周的低热、乏力、全身不适、体重下降等症状，以后逐渐出现典型关节症状。少数则有较急剧的起病，在数天内出现多个关节症状。

RA 的病程一般分为以下 3 种类型。①进展型（progressive disease）：占患者总数的 65%～70%，急性或慢性起病，没有明显的自发缓解期，适当治疗后病情可暂时好转，但停药后或遇有外界诱发因素时可导致复发。②间歇性病程（intermittent course）：占患者总数的 15%～20%。起病较缓和，通常少数关节受累，可自行缓解，整个病程中病情缓解期往往长于活动期。③长期临床缓解（long clinical remissions）：占患者总数的10%左右，较少见，多呈急性起病，并伴有显著关节痛及炎症。

1. 关节表现

（1）疼痛与压痛　关节疼痛和压痛往往是最早的关节症状。最常出现的部位为双手近端指间关节（PIP）、掌指关节（MCP）、腕关节，其次是足趾、膝、距小腿、肘、肩等关节，胸锁关节、颈椎、颞颌关节等也可受累。多呈对称性、持续性。

（2）关节肿胀　多因关节腔积液、滑膜增生及关节周围组织水肿所致。以双手近端指间关节、掌指关节、腕关节最常受累，尤其手指近端指间关节多呈梭形肿胀膨大。膝关节肿胀，有浮髌现象。其他关节也可发生。

（3）晨僵　是指病变关节在静止不动后出现关节发紧、僵硬、活动不灵或受限，尤以清晨起来时最明显。其持续时间长短可作为衡量本病活动程度的指标之一。95%以上的RA患者有晨僵。其他病因的关节炎也可出现晨僵，但不如本病明显。

（4）关节畸形　多见于较晚期患者。因滑膜炎的血管翳破坏了软骨和软骨下的骨质，造成关节纤维强直或骨性强直。又因关节周围的肌腱、韧带受损使关节不能保持在正常位置，出现关节的半脱位，如手指可出现尺侧偏斜、天鹅颈样畸形等。关节周围肌肉的萎缩、痉挛则使畸形更为严重。

（5）关节功能障碍　关节肿痛和畸形造成了关节的活动障碍。美国风湿病学会将因本病而影响生活能力的程度分为4级，即关节功能分级。

Ⅰ级：能照常进行日常生活和各项工作。

Ⅱ级：可进行一般的日常生活和某些职业工作，但其他项目的活动受限。

Ⅲ级：可进行一般的日常生活，但参与某种职业工作或其他项目活动受限。

Ⅳ级：日常生活的自理和参加工作的能力均受限。

2. 关节外表现

关节外表现是类风湿关节炎临床表现的重要组成部分，反映出RA是一个系统性疾病，而不仅局限于关节。

（1）类风湿结节　是本病较特异的皮肤表现。确诊RA的患者15%～25%有类风湿结节，这些患者的RF常为阳性。多位于关节伸面、关节隆突及受压部位的皮下，如前臂伸面、肘鹰嘴突附近、枕部、跟腱等处，可单发或多发，质地较硬，通常无压痛。类风湿皮下结节的出现多见于RA高度活动期，并常提示有全身表现。

（2）类风湿血管炎　发生率约为25%，可累及大、中、小血管，导致多种临床表现。皮肤是小血管炎最常累及的部位，查体能观察到的有指甲下或指端出现的小血管炎，少数引起局部组织的缺血性坏死，严重者可见单发或多发的指端坏疽。在眼部造成巩膜炎，严重者因巩膜软化而影响视力。

（3）胸膜和肺　10%～30%的类风湿关节炎患者可出现这些损害，常见的胸膜和肺损害包括胸膜炎、间质性肺炎、肺间质纤维化、肺类风湿结节、肺血管炎和肺动脉高压。其中，肺间质纤维化和胸膜炎最为常见。

（4）心脏　心包炎是最常见心脏受累的表现。通过超声心动图检查约30%出现少量心包积液，多见于关节炎活动和RF阳性的患者，一般不引起临床症状。其他可见心瓣膜受累、心肌损害等。20%的患者有不同程度的冠状动脉受累。

(5) 胃肠道　患者可有上腹不适、胃痛、恶心、纳差，甚至黑粪，但均与服用抗风湿药物，尤其是非甾体抗炎药有关。很少由 RA 本身引起。

(6) 肾　本病的血管炎很少累及肾。若出现尿的异常则要考虑因抗风湿药物引起的肾损害。也可因长期的类风湿关节炎而并发淀粉样变。

(7) 神经系统　患者可伴发感觉型周围神经病、混合型周围神经病、多发性单神经炎、颈脊髓神经病、嵌压性周围神经病及硬膜外结节引起的脊髓受压等。脊髓受压多由 RA 累及颈椎导致，表现为渐起的双手感觉异常和力量减弱，腱反射多亢进，病理反射阳性。周围神经多因滑膜炎受压导致，如正中神经在腕关节处受压而出现腕管综合征。多发性单神经炎则因小血管炎的缺血性病变造成。

(8) 血液系统　本病可出现小细胞低色素性贫血，贫血因病变本身所致或因服用非甾体抗炎药而造成胃肠道长期少量出血所致。血小板增多常见，程度与关节炎和关节外表现相关。淋巴结肿大常见于活动性 RA，在腋窝、滑车上均可触及肿大淋巴结。Felty 综合征是指类风湿关节炎者伴有脾大、中性粒细胞减少，有的甚至有贫血和血小板减少。

(9) 干燥综合征　30%～40%本病患者出现此综合征。口干、眼干的症状多不明显，必须通过各项检验方证实有干燥性角结膜炎和口干燥征。

三、辅助检查

1. 血常规

有轻至中度贫血；活动期患者血小板增高；白细胞及分类多正常。

2. 细胞沉降率

是 RA 中最常用于监测炎症或病情活动的指标。本身无特异性，且受多种因素的影响，在临床上应综合分析。

3. C 反应蛋白

是炎症过程中在细胞因子刺激下由肝产生的急性期蛋白，它能说明本病的活动性，是目前评价 RA 活动性最有效的实验室指标之一。

4. 自身抗体

(1) 类风湿因子（rheumatoid factor，RF）　是抗人或动物 IgG Fc 片段上抗原决定簇的特异性抗体，可分为 IgM、IgG、IgA 等型。在常规临床工作中测得的为 IgM 型 RF，它见于约 70%的患者血清。通常，RF 阳性患者病情较重，高滴度 RF 是预后不良指标之一。但 RF 也出现在系统性红斑狼疮、原发性干燥综合征、系统性硬化、亚急性细菌性心内膜炎、慢性肺结核、高球蛋白血症等其他疾病，甚至在 5%的正常人也可以出现低滴度 RF。因此，RF 阳性者必须结合临床表现，才能诊断本病。

(2) 抗环瓜氨酸多肽抗体（anti-CCP antibody）　瓜氨酸是 RA 血清抗聚角蛋白微丝蛋白相关抗体识别的主要组成型抗原决定簇成分，抗 CCP 抗体为人工合成抗体。最初研究显示，RA 中 CCP 抗体的特异性高达 90%以上，至少 60%～70%的 RA 患者存在该抗体。与 RF 联合检测可提高 RA 诊断的特异性。抗 CCP 抗体阳性患者放射学破坏的程度较抗体阴性者严重，是预后不良因素之一。其他 ACPA 抗体还包括抗角蛋白抗体

（AKA）、抗核周因子（APF）。近几年的研究发现，抗突变型瓜氨酸在波形蛋白（MCV）、PAD4 抗体等也与 RA 相关。

5. 免疫复合物和补体

70%患者血清中出现各种类型的免疫复合物，尤其是活动期和 RF 阳性患者。在急性期和活动期，患者血清补体均有升高，只有在少数血管炎患者出现低补体血症。

6. 关节滑液

正常人的关节腔内的滑液不超过 3.5mL。在关节有炎症时滑液增多，滑液中的白细胞数量明显增多，达 2000～75000 个/L，且中性粒细胞占优势。其黏度差，含糖量低于血糖。

7. 影像学检查

目前常用的方法包括 X 线平片、CT、MRI、B 型超声和核素扫描。

X 线平片是最普及的方法，对本病的诊断、关节病变的分期、监测病变的演变均很重要，其中以手指及腕关节的 X 线片最有价值，但对早期病变不能明确显示。X 线片中可以见到关节周围软组织的肿胀阴影，关节端的骨质疏松（Ⅰ期）；关节间隙因软骨破坏而变得狭窄（Ⅱ期）；关节面出现虫凿样破坏性改变（Ⅲ期）；晚期则出现关节半脱位和关节破坏后的纤维性和骨性强直（Ⅳ期）。

CT 检查目前也比较普及，优点是相对廉价、图像清晰，主要用于发现骨质病变，对软组织及滑膜效果不佳。MRI 是目前最有效的影像学方法，对早期病变敏感，尤其是观察关节腔内的变化非常有效，但其费用较高、耗时较长、扫描关节数目有限等因素阻碍了其广泛应用。B 超检查相对廉价，经适当培训后的风湿病医师进行操作，可用于常规临床工作，在确定和量化滑膜炎方面价值明确，但超声检测的滑膜炎程度对将来出现骨侵袭的预测价值有待进一步研究。

四、诊断

本病晚期受累关节已严重破坏并畸形，结合发病情况、临床表现和 X 线显示，诊断并不困难，但在早期，单关节受累，则诊断较困难，必须仔细鉴别。

五、鉴别诊断

在 RA 的诊断中，应注意与骨关节炎、痛风性关节炎、血清阴性脊柱关节病（uSpA）、系统性红斑狼疮（SLE）、干燥综合征（SS）及硬皮病等其他结缔组织病所致的关节炎鉴别。

1. 骨关节炎

该病在中老年人多发，主要累及膝、髋等负重关节。活动时关节痛加重，可有关节肿胀和积液。部分患者的远端指间关节出现特征性赫伯登结节，而在近端指关节可出现布夏尔结节。骨关节炎患者很少出现对称性近端指间关节、腕关节受累，无类风湿结节，晨僵时间短或无晨僵。此外，骨关节炎患者的 ESR 多为轻度增快，而 RF 阴性。X 线显示关节边缘增生或骨赘形成，晚期可由于软骨破坏出现关节间隙狭窄。

2. 痛风性关节炎

该病多见于中年男性，常表现为关节炎反复急性发作。好发部位为第一跖趾关节或跗关节，也可侵犯膝、距小腿、肘、腕及手关节。该病患者血清自身抗体阴性，而血尿酸水平大多增高。慢性重症者可在关节周围和耳郭等部位出现痛风石。

3. 银屑病关节炎

该病以手指或足趾远端关节受累更为常见，发病前或病程中出现银屑病的皮肤或指甲病变，可有关节畸形，但对称性指间关节炎较少，RF 阴性。

4. 强直性脊柱炎

该病以青年男性多发，主要侵犯骶髂关节及脊柱，部分患者可出现以膝、距小腿、髋关节为主的非对称性下肢大关节肿痛。该病常伴有肌腱端炎，HLA-B27 阳性而 RF 阴性。骶髂关节炎及脊柱的 X 线改变对诊断有重要意义。

5. 其他疾病所致关节炎

SS 和 SLE 等其他风湿病均可有关节受累。但是这些疾病多有相应的临床表现和特征性自身抗体，一般无骨侵蚀。不典型的 RA 还需要与感染性关节炎、反应性关节炎和风湿热等鉴别。

六、治疗

1. 治疗原则

RA 的治疗目的包括：①缓解疼痛；②减轻炎症；③保护关节结构；④维持功能；⑤控制受累的神经系统。

2. 一般治疗

强调患者教育及整体和规范治疗的理念。适当的休息、理疗、体疗、外用药、正确的关节活动和肌肉锻炼等对于缓解症状、改善关节功能具有重要作用。

3. 药物治疗

治疗 RA 的常用药物包括非甾体消炎药（NSAIDs）、改善病情的抗风湿药（DMARDs）、生物制剂、糖皮质激素和植物药。

（1）非甾体抗炎药　非甾体抗炎药（NSAIDs）是在类风湿关节炎中最常使用并且可能最为有效的辅助治疗，可以起到止痛和抗炎的双重作用。这类药物主要通过抑制环氧化酶活性，减少前列腺素、前列环素、血栓素的产生而具有抗炎、止痛、退热及减轻关节肿胀的作用，是临床最常用的 RA 治疗药物。近年来的研究发现，环氧化酶有两种同功异构体，即环氧化酶-1（COX-1）和环氧化酶-2（COX-2）。选择性 COX-2 抑制药（如昔布类）与非选择性的传统 NSAIDs 相比，能明显减少严重胃肠道不良反应。

目前常用的非甾体消炎药很多，大致可分为以下几种。

① 水杨酸类。最常用的是乙酰水杨酸，即阿司匹林，它的疗效肯定，但不良反应也十分明显。阿司匹林的制剂目前多为肠溶片，用于治疗时要密切注意其不良反应。

② 芳基烷酸类。是一大类药物，通常分为芳基乙酸和芳基丙酸两类，已上市的常见品种有布洛芬、芬必得、萘普生等。芬必得是布洛芬的缓释剂，该类药物不良反应较少，

患者易于接受。

③ 吲哚乙酸类。有吲哚美辛、舒林酸等。此类药物抗炎效果突出，解热镇痛作用与阿司匹林相类似。本类药中，以吲哚美辛抗炎作用最强，舒林酸的肾毒性最小，老年人及肾功能不良者应列为首选。

④ 灭酸类。有甲灭酸、氯灭酸、双氯灭酸和氟灭酸等。临床上多用氟灭酸。

⑤ 苯乙酸类。主要是双氯芬酸钠，抗炎、镇痛和解热作用都很强。它不仅有口服制剂，还有可以在局部应用的乳胶剂以及缓释剂，可以减轻胃肠道不良反应。

⑥ 昔康类。有炎痛昔康等，因其不良反应很大，近来已很少使用。

⑦ 吡唑酮类。有保泰松、羟布宗等。本药因毒性大已不用。

⑧ 昔布类。有塞来昔布、帕瑞昔布等。此类药物为选择性 COX-2 抑制药，可以明显降低胃肠道的不良反应。

（2）改善病情的抗风湿药物（DMARDs）　该类药物较 NSAIDs 发挥作用慢，临床症状的明显改善大约需 1～6 个月，故又称慢作用抗风湿药（SAARDs）。这些药物不具备明显的止痛和抗炎作用，但可延缓或控制病情的进展。对于 RA 患者应强调早期应用 DMARDs。病情较重、有多关节受累、伴有关节外表现或早期出现关节破坏等预后不良因素者应考虑 DMARDs 的联合应用。

尽管针对 RA 的最佳治疗方案仍在探讨和争论中，但经典的治疗 RA 的方案很多，如下台阶治疗、上台阶治疗。对于早期 RA 患者，临床医生更倾向于上台阶治疗，因为使用下台阶治疗容易产生过度医疗的现象。但也有研究显示，对于早期 RA 患者应用下台阶方案可以更快更好地控制病情。所以在临床应用中必须在仔细评估患者病情活动度以及坚持个体化用药方案的原则才能选择最适合的治疗方案。

（3）糖皮质激素　全身使用糖皮质激素（简称激素）治疗可有效控制 RA 患者的症状，提倡使用小剂量（7.5mg/d）泼尼松作为控制症状的辅助治疗。而且，近期证据提示小剂量激素治疗可延缓骨质侵蚀的进展。某些患者可能需要每月予大剂量激素冲击治疗，当与一种 DMARD 联合应用时将增加其疗效。

激素可用于以下几种情况：伴有血管炎等关节外表现的重症 RA；不能耐受 NSAIDs 的 RA 患者作“桥梁”治疗；其他治疗方法效果不佳的 RA 患者；伴局部激素治疗指征（如关节腔内注射）。

激素治疗 RA 的原则是小剂量、短疗程。使用激素必须同时应用 DMARDs。在激素治疗过程中，应补充钙剂和维生素 D 以防止骨质疏松。关节腔注射激素有利于减轻关节炎症状，但过频的关节腔穿刺可能增加感染风险，并可发生类固醇晶体性关节炎。

（4）生物制剂　可治疗 RA 的生物制剂主要包括肿瘤坏死因子（TNF）-α 拮抗药、白介素 1（IL-1）和白介素 6（IL-6）拮抗药、抗 CD20 单抗以及 T 细胞共刺激信号抑制药等。

4. 血浆置换或免疫吸附及其他治疗

除前述治疗方法外，对于少数经规范用药疗效欠佳，血清中有高滴度自身抗体、免疫球蛋白明显增高者，可考虑血浆置换或免疫吸附治疗。但临床上应强调严格掌握适应证以及联用 DMARDs 等治疗原则。当 RA 患者病情严重，但传统 DMARDs 和新型抗细胞因子药物治疗又无效时，可以使用此方法。

此外，自体干细胞移植、T 细胞疫苗以及间充质干细胞治疗对 RA 的缓解可能有效，但仅适用于少数难治性患者，须严格掌握适应证。

5. 外科治疗

RA 患者经过积极内科正规治疗，如病情仍不能控制，为缓解疼痛、纠正畸形，改善生活质量，可考虑手术治疗。手术在处理关节严重破坏的患者中有一定的作用。尽管很多关节可以采用关节成形和全关节置换术，但手术最成功的关节是髋、膝和肩。这些手术的目的就是缓解疼痛和减少残疾，但手术并不能根治 RA，故术后仍需药物治疗。常用的手术主要有滑膜切除术、人工关节置换术、关节融合术以及软组织修复术等。

七、预后

RA 患者的预后与病程长短、病情活动度及治疗有关。对有多关节受累、关节外表现较重、血清中有高滴度自身抗体和 HLA-DR1/DR4 阳性，以及早期就有关节侵蚀表现的患者应给予积极治疗。大多数 RA 患者经过规范内科治疗后可达到临床缓解。

第三节　系统性红斑狼疮

系统性红斑狼疮（systemic lupus erythematosus，SLE）是一种累及多系统、多器官的自身免疫性疾病，以青年女性多见，其中育龄妇女占 90%～95%。临床上有典型的蝶形红斑或盘块状红斑皮。

一、病因与发病机制

原因迄今不明，可能是多种因素互相综合作用引起机体免疫调节功能紊乱所致。

1. 遗传因素

其发病有家族聚集倾向，同卵双生子的发病率达 23%～69%。目前认为 HLA-Ⅱ类分子与 SLE 的易感性和自身抗体的形成有关联，也有研究提示 SLE 的易感性是多基因相关的。

2. 性激素

大部分 SLE 患者是育龄妇女，妊娠可诱发本病或使病情加重。经检测 SLE 患者体内雌酮羟基化产物增高。

3. 环境因素

40%SLE 患者对日光过敏，紫外线照射可使皮肤的 DNA 转化为胸腺嘧啶二聚体，角质细胞产生白介素，使抗原性增强。某些药物如苯妥英钠、肼苯达嗪、青霉胺等可引起药物性狼疮，停药后症状可消失。在动物实验中还提示病毒感染、食物的变化可能和本病发生有关。

二、临床表现

起病可为暴发性、急性或隐匿性，先累及一个系统，然后累及多系统，但无固定模式，也可开始多系统同时受累。日光照射、妊娠、药物、感染、食物等可诱发本病。

1. 全身症状

80%患者有发热、全身不适、乏力、食欲缺乏、体重减轻，少数有无痛性淋巴结肿大。

2. 皮肤黏膜表现

80%患者有皮肤损害，皮肤暴露部位可见对称性皮疹，典型的皮疹在面部双颊及鼻梁部位呈蝶形红斑，为不规则水肿性红斑，疾病缓解时可消退，留有棕黑色素沉着，在SLE患者的面部及四肢躯干，也可见到盘状红斑，常呈不规则圆形，边缘稍凸起，红斑上有鳞屑或光滑。部分患者有雷诺现象，可因寒冷、吸烟、情绪改变而诱发。

3. 关节、肌肉表现

80%以上患者均可累及关节，表现为关节痛，不伴有关节畸形，最容易受累的关节为近端指间关节、腕关节、膝关节、踝关节，大多呈对称性、游走性，有压痛、晨僵表现，长期应用肾上腺糖皮质激素治疗者可发生股骨头无菌性坏死。50%患者可有肌痛、肌无力。

4. 肾

半数患者有临床狼疮性肾炎，表现为急、慢性肾炎，肾病综合征，尿毒症，远端肾小管酸中毒。患者可出现不同程度的蛋白尿、血尿、水肿、高血压，最终导致肾衰竭。

5. 心、肺、胸膜

10%患者可发生心肌炎、30%患者有心包炎，并产生相应临床症状，同时伴有肾功能不全者易引起心力衰竭。

6. 消化系统

表现为食欲缺乏、恶心呕吐、腹痛腹泻，少数可发生急腹症，如急性腹膜炎、胃肠道穿孔、出血或梗阻等。

7. 神经精神症状

大脑损害常见癫痫样发作、蛛网膜下腔出血、偏瘫、精神障碍，出现幻想、妄想、过度兴奋或忧郁症，产生自杀倾向和行为。

三、辅助检查

1. 一般检查

血常规可见正细胞正色素性贫血，少数可见溶血性贫血，白细胞和血小板可减少。血沉活动期可有不同程度增快，缓解期血沉多恢复正常。尿常规检查可有蛋白、镜下血尿及管型。血生化检查血浆清蛋白降低，α_2 球蛋白和T球蛋白增高，纤维蛋白原、冷球蛋白均可增高。有狼疮肾者可有不同程度肾功能损害。

2. 免疫学检查

(1) 抗核抗体　对SLE的敏感性为95%，特异性仅为65%，抗核抗体检测是SLE的最佳筛选实验。

(2) 抗双链DNA抗体　特异性高达95%，敏感性为70%。

(3) 抗Sm抗体　特异性高达99%，但敏感性仅25%，抗双链DNA抗体和抗Sm抗体均是SLE的特异性抗体，前者用于判断狼疮活动性。抗Sm抗体是SLE的特异性最高抗体。

(4) 抗SSA (Ro) 及抗SSB (La) 抗体、抗RNP抗体、抗Rib-P　阳性率分别为30%、10%、40%、15%，除抗Rib-P外特异性低。

3. 狼疮带试验（LBT）

应用直接免疫荧光法即在表皮及连接处可见一局限性免疫球蛋白和补体等沉积的黄绿色荧光带，荧光带可呈团块状、颗粒状或细线状，在SLE正常皮肤可呈点彩状，阳性率为50%～70%，皮损部位LBT阳性率可高达90%，是诊断SLE较特异的试验方法。某些皮肤病、有病变的皮肤部位也可阳性，应注意鉴别。

4. 狼疮细胞

可在骨髓和外周血中找到。活动性狼疮患者40%～70%可阳性，诊断狼疮的特异性较高，现多为ANA谱所取代。

5. 肾病理改变

肾脏病理对狼疮肾炎的诊断、治疗和估计预后均有意义。

四、诊断

本病病情复杂，发作与缓解交替出现，故早期诊断较难，若发现以下情况，对SLE的诊断有一定帮助。

(1) 见于中、青年女性。

(2) 对紫外线敏感，日晒后常使病情加重。

(3) 不规则发热。

(4) 关节痛及肌痛。

(5) 特征性皮损表现有鼻梁和面颊部水肿性蝶形红斑，指、趾尖和甲周红斑或瘀斑。偶有丘疹、风团、水疱、网状青斑和多形红斑等。

(6) 口腔黏膜红斑、糜烂、溃疡。

(7) 多脏器受累（肾、心血管、肺、消化系统、神经系统等）。

(8) 实验室检查　可见全血常规减少，血沉增快，血清清蛋白减少，γ球蛋白和免疫球蛋白增高。LE细胞阳性，抗核抗体、抗ds-DNA抗体、抗Sm抗体阳性。总补体和C3降低。尿常规有蛋白、红白细胞、管型。LBT试验阳性。

美国风湿病协会对SLE的诊断标准可供参考：①面颊部位红斑；②盘状狼疮；③光敏现象；④口腔黏膜溃疡；⑤关节炎；⑥尿蛋白（24小时＞0.5g）或尿细胞管型；⑦胸膜炎或心包炎；⑧抽搐或精神病；⑨溶血性贫血、白细胞减少、淋巴细胞减少或血小板减少；⑩抗ds-DNA抗体或抗Sm抗体或LE细胞阳性或梅毒血清反应阳性，抗ANA阳性。

符合以上 4 项或 4 项以上者可诊断。

五、鉴别诊断

（1）盘状红斑狼疮（DLE）是皮肤慢性炎症性红斑，以皮肤炎症性损害为主，多无脏器损害，正常皮肤 LBT 阴性，抗 ds-DNA 抗体阴性。

（2）风湿热 有近期链球菌感染史，有游走性、多发性关节疼痛，ANA 阴性，抗溶血性链球菌素“O”阳性。此外，患者若表现以关节痛和关节炎症为主时，应注意与类风湿性关节炎、风湿性关节炎相鉴别。

六、治疗

1. 一般治疗

SLE 活动期患者应卧床休息，慢性期病情平稳时应适当锻炼或参加轻工作。避免日晒及使用诱发本病的药物，有感染或其他并发症时应积极治疗。

2. 药物治疗

（1）非甾体消炎药 如阿司匹林、吲哚美辛、布洛芬等可减轻发热、关节酸痛等症状，肾炎者慎用。

（2）抗疟药 氯喹能抑制 DNA 与抗 DNA 抗体的结合，具有抗光敏和控制 SLE 皮疹的作用，主治红斑狼疮的皮肤损害。氯喹衍生物如临床常用羟基氯喹排泄慢，若体内蓄积可影响视网膜，需要定期做眼底检查。

（3）肾上腺糖皮质激素 是治疗 SLE 的主要药物，适用于急性暴发性狼疮、明显的脏器损害、溶血性贫血等。常用泼尼松，根据病情药物剂量可加减，待病情控制后逐步减量，多数患者需长期服用维持量。该激素副作用大，需严密观察。

（4）免疫抑制药 适用于重型或易复发而因严重副作用不能用激素控制者，常用环磷酰胺、硫唑嘌呤、长春新碱。上述药物可引起骨髓抑制、脱发、出血性膀胱炎、肝病等不良反应。

（5）中草药 某些中药治疗可获得一定效果，如雷公藤制剂对狼疮肾炎有较好效果。

第四节 多发性肌炎和皮肌炎

特发性炎症性肌病（idiopathic inflammatory myopathies，IIM）是一组横纹肌慢性非化脓性炎症性疾病。主要包括多发性肌炎（polymyositis，PM）和皮肌炎（dermatomyositis，DM）、免疫介导坏死性肌病（immune-mediated necrotizing myopathy，IMNM）和包涵体肌炎（inclusion body myositis，IBM）。PM 临床特征是对称性四肢近端肌、颈肌、咽部肌肉无力，肌肉压痛和血清肌酶升高，DM 还有特征性皮肤表现。PM 和 DM 可累及肺、心、关节、血管等其他脏器或组织。可合并自身免疫性疾病或肿瘤。病情严重者出现肺间质病变、肺部感染、呼吸肌无力，致呼吸衰竭而危及生命。

本病较少见。女性发病多于男性，女性与男性之比约为 2∶1。据欧美国家报道，在 16 岁以下儿童中患病率为 1.9/100 万，发病年龄以 5～14 岁为主，平均年龄 6.8 岁，可发生于婴儿；在成人，发病年龄以 40～60 岁为主，平均发病年龄男性比女性大。

一、病因与发病机制

尚不清楚病因和发病机制，免疫异常、遗传、血管病变及病毒感染等均可能与发病有关。目前认为在具有免疫遗传素质个体中由于各种环境因素的相互作用，最终导致疾病的发生。

1. 免疫学异常

①PM/DM 患者体内存在循环自身抗体，包括“肌炎特异性自身抗体”（MSAs）及肌炎相关性自身抗体（MAAs）；②约 70％患者血清中可测出免疫复合物；③DM 和 PM 存在不同的免疫机制，有发现在 DM 非坏死性肌纤维中 B 细胞占优势，而 T 细胞（$CD3^+$ 细胞）减少，在 PM 肌肉内发现大量 T 淋巴细胞浸润。这些发现提示体液免疫机制参与 DM 发病。

2. 病毒感染

病毒，特别是小核糖核酸病毒被认为可能是肌炎发病的原因。在肌炎患者肌纤维中找到病毒的 DNA 或 RNA，并找到病毒基因表达的蛋白。一些肌炎患者发病发现与柯萨奇 A 组病毒感染有关，在儿童 PM/DM 患者已发现其发病与先前的柯萨奇 B 组病毒感染有明显关系。

3. 遗传因素

研究证实 HLA-DR 与 PM 高度相关；HLADRB1 * 0301 和 DQA1 * 0501 已被确认是白种人成人型和少年型 IIM 的危险因素。

4. 其他

恶性肿瘤、肌肉过度劳累、精神压力及某些药物（抗疟药、秋水仙碱、D-青霉胺、降脂药、齐多夫定）等亦可成为肌炎发病的诱因。

二、临床表现

本病多数呈缓慢起病，少数呈急性或亚急性。皮肤和肌肉受累是本病的两组主要症状。皮损往往先于肌炎数周甚至数年发生。在 DM 有人将皮损发生后 2 年尚无肌炎出现者称之为无肌炎性皮肌炎。PM/DM 起病时可伴全身不适、发热、头痛、关节痛等，约 10％成人患者可有雷诺现象。

1. 皮肤症状

以 DM 较为突出，本病的皮肤损害多种多样，有的具有一定特异性和诊断意义。皮肤病变与肌肉累及程度常不平行，典型的皮疹是向阳疹、披肩疹和胸前 V 字皮疹。在面部特别是上眼睑发生紫红色斑，以眼睑为中心出现眶周部不等程度水肿性紫红色斑片，逐渐弥漫向前额、颧颊、耳前、颈背和上胸部 V 字区等部扩展，头皮和耳后部亦可累及。另一典型皮疹是 Gottron 征：四肢肘、膝，尤其掌指关节和指间关节伸面出现紫红色丘疹、斑疹，表皮萎缩，有毛细血管扩张、色素减退和细小鳞屑，偶见溃破。在甲根皱襞可见僵直毛细血管扩张和瘀点、甲小皮增厚等。有些病例亦可出现弥漫性或局限性暗红色斑或丘疹。

在慢性病例中有时尚可出现多发角化性丘疹、斑点状色素沉着、毛细血管扩张、轻度皮肤萎缩和色素脱失等。偶尔在异色病样皮疹基础上出现火红色甚至棕红色皮疹，损害广泛，尤以头面部为著，像酒醉样外观，并可见大量扩张的毛细血管，称之为“恶性红斑”，常提示伴发恶性肿瘤。

此外，有时可见皮下钙化结节或沉积的钙质排出形成溃疡。有些非典型病例在一侧或两侧上眼睑或鼻根部出现紫红色斑，或头皮部出现弥漫性红斑、脱发，或表现为荨麻疹样、多形红斑样、网状青斑、大疱性损害等。部分病例对日光过敏。

有报道约 8%的病例只有皮疹，经长期随访亦未见肌肉病变，属于无肌病性皮肌炎。

2. 肌肉症状

任何部位肌肉皆可受侵犯，但以四肢肌肉首遭累及，肢体近端肌肉又比远侧肌肉更易受损，肩胛带和骨盆带肌肉亦较早波及，上臂和股部肌群次之，其他部位肌群更次之，病变常呈对称性。通常患者感乏力，随后有肌肉疼痛、按痛和运动痛，进而由于肌力下降，呈现各种运动功能障碍和特殊姿态。由于肌肉病变的多少、轻重、部位的差异等，症状可有所不同，一般通常有抬臂、头部运动或下蹲后站起困难，步态拙劣，由于肌力急剧衰减，可呈现特殊姿态，重者全身瘫痪。当咽、食管上部和腭部肌肉受累时可出现声音嘶哑和吞咽困难；膈肌和肋间肌累及时可发生气急和呼吸困难；心肌受累可产生心力衰竭等。病变肌肉可正常或呈柔韧感，纤维性变而发硬或坚实，可促使关节挛缩影响功能。

3. 其他症状

（1）肺部受累　包括呼吸肌无力、吸入性肺炎、间质性肺炎、肺梗死和肺出血等。其中间质性肺炎的发生率最高。抗 Jo-1 抗体阳性患者比阴性患者更容易合并间质性肺炎。

间质性肺炎：高分辨率 CT（HRCT）可表现为毛玻璃样变、线状影、斑片影、支气管充气征、肺实质微结节、蜂窝样改变等，其病理分型可为细胞性间质性肺炎、弥漫性肺泡损伤、纤维化及机化性肺炎。按起病缓急可分为急性/亚急性间质性肺炎和慢性间质性肺炎两个亚类。急性/亚急性间质性肺疾病的定义为在确诊 1 个月内出现呼吸困难和低氧血症，并进行性加重，或需插管治疗。其他归为慢性间质性肺炎。间质性肺炎预后差，死亡率高。

（2）心脏受累　心血管并发症主要包括充血性心力衰竭、左室舒张功能障碍、冠状动脉病变、变异型心绞痛及心包炎等。心血管并发症的亚临床表现报道较多，主要为心脏传导异常和心律失常。

（3）合并肿瘤　有报道称 PM/DM 患者较一般人群发生肿瘤的概率高 6.5～12.6 倍。DM 并发的肿瘤有卵巢癌、肺癌、胰腺癌、大肠癌及非霍奇金淋巴瘤；PM 常见的肿瘤有非霍奇金淋巴瘤、肺癌及膀胱癌。女性患者卵巢癌及乳腺癌、男性患者肺癌及前列腺癌的发生率都较一般人群高。亚洲患者包括中国人鼻咽癌的发生率高。

（4）并发感染　PM/DM 患者容易感染的原因是机体免疫功能的紊乱和长期大剂量免疫抑制剂的使用。常见病原包括真菌、细菌和病毒，其中真菌（主要是白念珠菌和卡氏肺孢子菌）占 50%。

（5）消化道病变　钡餐检查示食管蠕动差，通过缓慢，食管扩张，梨状窝钡剂滞留等。

（6）关节病变　关节病变多为非侵蚀性多关节炎，一般关节不变形。

（7）抗合成酶综合征　抗 Jo-1 抗体阳性的 PM 和 DM 患者，临床上常表现为肌炎、间质性肺炎、关节炎、雷诺现象和技工手。

4. 无肌炎性皮肌炎

患者无肌炎的临床和亚临床表现，肌酶不升高，肌电图无肌源性损害发现，有 Gottron 征或合并其他皮肌炎的典型皮炎表现，皮肤活检示毛细血管密度降低，沿真皮-表皮交界处有膜攻击复合体（membrane attack complex，MAC）沉积，MAC 周围伴大量角化细胞。无肌炎性皮肌炎容易合并快速进展性间质性肺炎，预后较差。

三、辅助检查

血常规通常无显著变化，有时有轻度贫血和白细胞增多，血沉中等度增加。血清蛋白总量不变或降低，白、球蛋白比值下降，白蛋白减少，α_2 球蛋白和 γ 球蛋白增高。

1. 免疫学检测

（1）直接抗肌肉各种成分的抗体　指针对肌细胞细胞核、细胞质成分的自身抗体。分为两类：肌炎特异性自身抗体（MSAs）及肌炎相关性自身抗体（MAAs）。MSAs 可与特定的临床亚型相关，有助于预测并发症，辅助肌炎的诊断、预后判断及选择正确的治疗策略。目前在肌炎患者血清中发现的 MSAs 及其与临床的关系如下：

① 抗氨基酰 tRNA 合成酶（ARS）抗体。抗 ARS 抗体阳性的肌炎患者通常诊断为抗合成酶综合征（anti-synthetase syndrome，ASS）。此类患者具有一组特殊的症候群：间质性肺疾病（ILD）、雷诺现象、技工手、非侵蚀性关节炎、发热或可伴有皮疹。目前一共发现 8 种抗 ARS 抗体：抗 Jo-1 抗体、抗 PL-7 抗体、抗 PL-12 抗体、抗 EJ 抗体、抗 OJ 抗体、抗 KS 抗体、抗 Zo 抗体和抗 Ha 抗体。其中最常见的是抗 Jo-1 抗体，它可出现在 9%～24%的 IIMs 患者中。

② 抗 Mi-2 抗体。抗 Mi-2 抗体是一种皮肌炎特异性抗体，该抗体在成年型皮肌炎中的阳性率为 11%～59%，在幼年型皮肌炎（juvenile dermatomyositis，JDM）中的阳性率为 4%～10%。据报道，抗 Mi-2 抗体还与向阳疹、Gottron 丘疹、颈部“V 字征”、披肩征、角质过度增生和光敏性疾病相关。抗 Mi-2 抗体阳性者的治疗反应和预后相对较好。

③ 抗黑色素瘤分化相关皮疹（MDA5）抗体。抗 MDA5 抗体是皮肌炎特异性抗体，最常见于临床无肌病性皮肌炎患者。抗 MDA5 抗体与皮肤溃烂、可触痛的手掌丘疹等皮肤表型特征显著相关，抗 MDA5 抗体对肌炎相关的快速进展型 ILD 有较高的诊断价值，该抗体阳性的肌炎患者肺部疾病结局较差。

④ 抗转录中介因子 1（TIF1）抗体。该抗体阳性者的皮肤广泛受累，一些患者表现出手掌角化过度性丘疹、银屑病样病变及由色素减退和毛细血管扩张所致的红白斑块。抗 TIF1 抗体最常见于肿瘤相关皮肌炎。

⑤ 抗小泛素样修饰物激活酶（SAE）抗体。大部分阳性者首先会出现皮肤病变，随后可发展为严重吞咽困难。

⑥ 抗信号肽识别粒子（SRP）抗体。抗 SRP 抗体主要见于 IMNM。据报道，抗 SRP 阳性者更易出现严重的肢体肌无力、颈部无力、吞咽困难、呼吸功能不全和肌肉萎缩。抗 SRP 抗体阳性者对药物的治疗反应较差。抗 SRP 抗体阳性者的肌酸激酶（CK）水平会显著增高，且 CK 水平与抗 SRP 抗体血清水平存在关联。临床上可通过检测抗 SRP 抗体水平以判断肌肉的改善情况，可将抗 SRP 抗体作为评估疾病活动度的指标。

⑦ 抗 3-羟基-3-甲基戊二酰辅酶 A 还原酶（HMGCR）抗体。主要见于 IMNM。抗 HMGCR 抗体的产生与他汀类药物的使用相关。主要临床特征是肌无力和吞咽困难，临床上应对该抗体阳性者进行肿瘤筛查和长期的免疫抑制治疗。

⑧ 抗核基质蛋白-2（NXP-2）抗体。多见于严重的幼年型皮肌炎，和钙化、多关节炎、肠道血管炎临床表现有关。近年来在成人皮肌炎中发现和恶性肿瘤有关，而且少数患者抗 NXP-2 和抗 TIF1 抗体合并存在。

（2）抗核抗体和抗细胞质抗体　约 10%患者红斑狼疮细胞阳性，1/5～1/3 病例抗核抗体阳性，主要为小斑点型。

2. 血清肌酶测定

血清 CK、醛缩酶、谷草转氨酶（AST）、谷丙转氨酶（ALT）、乳酸脱氢酶（LDH）测定值增高，特别是 95%肌炎在其病程中出现 CK 增高。血清酶的增高与本病肌肉病变的消长平行，可反映疾病的活动性，一般在肌力改善前 3～4 周降低，临床复发前 5～6 周升高。

3. 肌电图改变

90%的 PM/DM 显示肌源性改变，病变肌肉呈肌源性萎缩相，常见失神经纤维性颤动，呈现不规则的放电波形。

4. 影像学改变

肌肉 MRI 可敏感地显示肌肉炎症水肿改变，可大范围评估肌肉受累范围、分布和程度，弥补了肌电图和肌肉活检只能显示局部肌肉状况的不足。

四、诊断

诊断标准：①肢带肌、颈前肌对称无力，病程持续数周到数月，有/无吞咽困难、呼吸肌受累；②肌肉活检显示肌纤维坏死、炎细胞浸润、束周肌萎缩；③血清 CK 或和 LDH 升高；④肌电图显示肌源性损害；⑤皮肤改变。满足①～④四项标准，确诊为 PM；符合①～④中的三项标准，可能为 PM。满足①～⑤确诊为 DM。

五、鉴别诊断

本病需与下列疾病相鉴别。

1. 系统性红斑狼疮（SLE）

SLE 皮损以颧颊部水肿性蝶形红斑，指（趾）关节伸面暗红斑和甲周及末节指（趾）屈面红斑为特征；而 DM 则以眶周为中心的水肿性紫红斑、Gottron 征为特征；SLE 多系统病变以肾累及为主，而 PM 和 DM 以骨骼肌肉累及为主。SLE 患者体内可以检测到抗 dsDNA、抗 Sm 抗体，PM 和 DM 则发现抗 Jo-1 抗体阳性。

2. 系统性硬皮病

系统性硬皮病以雷诺现象、颜面和四肢末端肿胀、硬化以后萎缩为特征；而DM则以肌肉无力、疼痛及以眶周为中心的水肿性紫红斑、Gottron征等特征性皮疹为主。肌肉病变在系统性硬皮病即使发生也出现在晚期。

3. 风湿性多肌痛

通常发生在50岁以上，以颈肩胛带和骨盆带肌弥漫性疼痛、晨僵明显和突出，伴全身乏力、关节痛、发热等非特异性症状；血沉明显升高；血清CK值正常，肌电图正常或轻度肌病性变化，但磁共振检查可以发现肩周肌肉周围有少量液体渗出和炎症改变。

4. 嗜酸性肌炎（eosinophilic myositis）

其特征为亚急性发作性肌痛和近端肌群无力，血清肌酶升高，肌电图示肌病变化，肌肉活检示肌炎伴嗜酸性粒细胞炎性浸润等，本病实为嗜酸性粒细胞增多症病谱中的一个亚型。

5. 其他引起肌酶升高的疾病

如感染和包括药物在内的中毒性肌病、甲状腺功能减退性肌病、神经系统性肌病、代谢性肌病及遗传性肌营养不良病，还要和IMNM及包涵体肌炎相鉴别。可以通过临床表现、肌炎特异性抗体、肌肉活检和遗传基因测定等进行鉴别。

六、治疗

1. 一般治疗

急性期宜绝对卧床休息，给以高热量、高蛋白饮食。避免感染。病情活动期适当进行肢体被动运动，每天2次，以防肌肉萎缩；待症状控制后，血清肌酶明显下降或接近正常，逐步开展锻炼。可采用按摩、推拿、水疗和透热疗法等以防止肌肉萎缩和挛缩。对功能丧失患者进行康复训练。

2. 药物治疗

糖皮质激素是本病的首选药物。用量多少决定于病情的严重程度。成人一般起始用量，以泼尼松为例，需60～120mg/d，或1～1.5mg/(kg·d)；儿童用量通常较成人用量高。当临床症状改善和血清肌酶下降接近正常时，激素用量可递减。激素的维持量（5～15mg/d）常需数月甚至数年。

激素治疗效果不理想或出现并发症时加用免疫抑制剂。最常用的免疫抑制剂为硫唑嘌呤［口服，1～2mg/(kg·d)，分次服用］。抗疟药物（氯喹250mg/d、羟基氯喹200～400mg/d）对皮肤改变有一定疗效，需定期监测视野。

3. 合并间质性肺炎的治疗

（1）MDA5抗体相关的快速进展性间质性肺炎　间质性肺炎的病理类型为非特异性间质性肺炎（nonspecific interstitialpneumonia，NSIP）或机化性肺炎（organizing pneumonia，OP），为预后极差的一种类型，病死率可高达50%～80%。激素推荐剂量为1.5～2mg/(kg·d)。可加用大剂量激素冲击治疗，但仍缺乏循证医学依据证明其确切疗效。可加用环磷酰胺，每月1次，每次500～1000mg/m^2，静脉注射；3～6个月后减量维持，每 3 个月 1 次，每次 500～1000mg/m^2，静脉注射，总量不超过 10g，也可用硫唑嘌呤口服维持。在应用初期，两者均需每周观察血常规和肝功能情况，以后每 1～3 个月随访 1 次。可采用大剂量丙种球蛋白冲击疗法，方法为每天 400mg/kg，连续 3～5 天，静脉滴注。环孢素 2.5～5mg/(kg · d) 也可用，但需监测其血药浓度、血压和肝肾功能。有小样本研究显示早期（确定诊断 15 日内）联合应用环孢素（4mg/kg）可使呼吸衰竭相关疾病病死率从 57%降至 11%，但缺乏治疗的长期安全性研究，需进一步大样本长期研究论证。合并感染的治疗，尤其是对侵袭性真菌感染的经验性治疗，能改善预后，降低死亡率。

（2）慢性间质性肺炎　间质性肺炎的病理类型为普通型间质性肺炎（usual interstitial pneumonia，UIP）或淋巴细胞性间质性肺炎（lymphocytic interstitial pneumonia，LIP），激素治疗反应不佳。UIP 可考虑用免疫抑制剂，如环磷酰胺、硫唑嘌呤、他克莫司等均被证明是有效药物。抗纤维化药物如吡非尼酮既能消炎又有抗纤维化作用。LIP 的治疗目前没有循证医学数据。

第五节　白塞病

白塞病（Behcet disease，BD）是一种以复发性口腔溃疡为最常见首发症状，逐渐伴发外阴溃疡、结节性红斑等皮肤黏膜病变为基本临床特征，可能选择性发生眼炎、胃肠道溃疡、主动脉瓣反流、静脉血栓、动脉瘤、动脉狭窄、关节炎、神经系统损害或血细胞减少症等 1～2 个寡器官损害的变异性血管炎。因其在韩国、日本、中国、土耳其、伊朗等地发病率较高，故又称“丝绸之路病”。

一、病因与发病机制

病因不明，目前认为 BD 是一种高度异质性疾病，与感染、遗传、环境、免疫因素等密切相关。

1. 感染因素

既往研究认为 BD 可能与单纯疱疹病毒、慢病毒、丙型肝炎病毒、巨细胞病毒、EB 病毒及溶血性链球菌、分枝杆菌、幽门螺杆菌等感染有关。我国一组病例发现 BD 患者潜伏性结核达 25.4%，明显高于健康对照组，并与黏膜溃疡严重程度相关，活动性结核约占 2%，说明结核分枝杆菌感染在 BD 黏膜溃疡中发挥重要作用。

2. 遗传因素

BD 有家族聚集现象，但存在区域差别。家族性发病多见于朝鲜、以色列、土耳其和阿拉伯国家。发病率较高的国家（按 10 万人口计算）为土耳其（80～370）、伊朗（16.7）、中国（2～14）、日本（13.5），而欧美较少。HIA-B5 与本病有一定相关，其阳性率在亚洲高达 61%～88%，尤其与眼部损害相关。

3. 环境因素

日本西山茂夫曾报道，患者病变组织如血管内皮细胞、巨噬细胞、腓肠肌神经及眼房水、血清和中性粒细胞内多种元素如有机氯、磷和铜离子含量较高，认为可能与使用农药和含铜的杀虫剂等相关。我国曾报道48例本病，采用质谱分析技术测定其血清中铜元素明显高于正常人，且与病情活动有显著相关性。

4. 免疫异常

血清中可检测到低滴度的抗口腔黏膜抗体、抗血管内皮细胞抗体、抗中性粒细胞胞质抗体、抗角蛋白抗体及抗心磷脂抗体；约半数患者血清中免疫复合物增高；病变血管壁中C3沉积。患者病变组织中以淋巴细胞、中性粒细胞浸润为主，主要为$CD4^+$ T细胞。患者的中性粒细胞可自发分泌TNF-α，可促使病变部位中性粒细胞的聚集和功能亢进，并促进自然杀伤细胞和Th1细胞增殖和活化；患者的$CD4^+$ T细胞对分枝杆菌的HSP65000和人HSP60000的336～351多肽段有明显反应性。

总之，本病的发病机制可推测为环境及某些致病微生物等因素在特定遗传素质的人群中引起中性粒细胞功能亢进相关的自身炎症和继发性免疫功能紊乱，进而导致血管内皮细胞损伤和功能异常相关的组织器官损害。

二、临床表现

患病高发年龄为25～45岁，50岁以后起病少见。

1. 一般症状

大多数病例症状较轻微，或偶感乏力不适、头痛头晕、食欲缺乏、体重减轻和发热等。

2. 口腔溃疡

常为首发症状，约占96.72%。溃疡可为单发或多发，圆形或椭圆形，溃疡之间的黏膜基本正常，严重者满口溃疡，散在分布于舌尖及边缘、齿龈、下唇或上唇内侧缘和颊黏膜，个别巨大溃疡位于咽喉部。口腔溃疡数天内可自愈，重者溃疡较大而深，围绕以清晰红晕，基底污灰色，2～4周或更长时间才愈合，除个别较深溃疡者一般不留有瘢痕。

3. 生殖器溃疡

发生率在70%左右。男性多见于阴囊、阴茎和龟头；女性多见于大、小阴唇和肛周，疼痛剧烈，个别女性出现宫颈广泛大片溃疡，表现为分泌物增多，甚至出血，无明显疼痛。女性生殖器溃疡损害程度较重，预后常留瘢痕。

4. 皮肤损害

约占BD患者49.5%，表现形式多样，最典型、常见者为假性毛囊炎、结节性红斑和多形性红斑，伴随着疾病病程发作与缓解。假性毛囊炎发生率约为53.6%，以男性多见，多位于头面部、前胸和四肢；其基底较大，顶端脓头较小，周围有较宽的红晕，数量较多，孤立存在而不融合。位于面部、躯干和背部的假性毛囊炎常被误认为寻常痤疮。BD面部中心口周“三角区域”内，可见多个毛囊炎样皮肤损害，形成具有较高诊断价值的特殊面容。将此种面容称为“白塞病面容”。

针刺反应：用 20 号无菌针头在前臂屈面中部斜行刺入约 0.5cm 沿纵向稍做捻转后退出，24～48 小时后局部出现直径＞2mm 的毛囊炎样小红点或脓疱样改变为阳性。静脉穿刺或皮肤创伤后出现的类似皮损具有同等诊断价值。病情活动时皮肤针刺反应阳性率高，缓解时反应程度弱且阳性率低，病情稳定后可以转为阴性。

5. 眼部损害

常出现于 BD 发病后 5～6 年，男女比例 2.43：1。极少数患者可以眼部病变为首发表现，眼睛发红多为结膜炎，预后良好；畏光、流泪和刺痛多为中葡萄膜炎。BD 眼部损害的特征为复发性葡萄膜炎和视网膜血管炎，发生率占 BD 的 13.74%，可表现为突然视力下降或失明。全葡萄膜炎常见，其次为前葡萄膜炎、后葡萄膜炎或玻璃体浑浊、积血或后脱离，眼底出血、黄斑变性、视网膜分支静脉阻塞、视网膜脱离，常伴发白内障、青光眼等。统计我国 BD 临床数据发现，双眼受累达 74.17%。BD 葡萄膜炎同时合并肠溃疡或心血管损害罕见，可以合并关节及神经损害，未见合并血液系统受累。

6. 关节损害

关节痛占 BD 的 14.85%，而关节炎则仅占 5.29%。表现为非破坏性、复发性、下肢单关节或寡关节炎，最常累及膝、踝和髋关节，其次是腕和肘关节。部分患者可出现骶髂关节炎，易误诊为强直性脊柱炎。BD 关节炎极少出现关节破坏或畸形。

7. 心脏损害

占 BD 的 2.91%。男女比例为 9.67：1。最常见损害为主动脉瓣反流，可伴有主动脉瓣脱垂、二尖瓣反流、三尖瓣反流、心脏增大等症状。也可表现为肉芽肿性心内膜炎、心绞痛、心肌梗死、心包积液、肺动脉高压或心腔内血栓形成等。常合并有动脉瘤，也可发生眼部及关节损害。

8. 血管损害

占 BD 的 5.10%，男女比例 3.38：1。全身各部位动、静脉均可累及，病变可限于一处，也可同时或先后在多处血管发生。动脉血管基本病变为动脉内膜炎和血栓形成，可引起闭塞性缺血性症状或发展成动脉扩张、动脉瘤和假性动脉瘤等。动脉瘤一旦破裂大出血，病死率甚高。动脉病变罕见与其他系统损害同时出现。另外，静脉病变也是常见损害之一，基本病变是血栓性静脉炎和静脉血栓形成。表现为下肢或上肢浅表性游走性血栓性静脉炎，或上、下腔静脉血栓形成。血管损害可合并眼部、神经系统、血管损害及肠溃疡。

9. 消化道损害

占 BD 的 13.10%，临床症状可表现为腹痛、腹泻、便秘、突发便血或肠溃疡穿孔等。大约 70%的 BD 患者可无消化道临床症状，而内镜下发现消化道溃疡。BD 典型的消化道溃疡表现为回盲部单发或多发边界清晰的圆形或类圆形深浅并存溃疡。常见于回盲部，累及结肠和小肠少见，极少累及直肠。

10. 神经系统损害

为 BD 重症表现，发生率占 BD 的 2.73%。常见于早年发病的男性患者。有较高的致残率和致死率。病变呈进行性发展。主要分为实质型（累及脑干和基底节的缺血灶）、非实质型（颅内静脉血栓、动脉栓塞剂动脉瘤）和精神型。临床表现可为头痛、共济失调、癫痫、偏瘫、情感突然转换、四肢麻木无力和感觉障碍，认知功能一般良好等。神经系统损害可合并出现血管、眼部损害和肠道溃疡、血液累及及关节炎。

11. 血液系统损害

占 BD 的 2.27%，女性多见，男女比例为 1∶2.13。BD 可影响血液系统引起血细胞异常，可表现为白细胞、血红蛋白、血小板中 1～3 系下降。其中以骨髓增生异常综合征（myelodysplastic syndrome，MDS）最常见。关于 BD 与 MDS 之间原发、继发或同时发生的关系目前无统一说法。BD 合并 MDS 的患者女性多见，年龄大，常伴发热、肠溃疡及 8 号染色体三体异常，眼部损害罕见。对于 BD 合并有肠溃疡、MDS 及 8 号染色体三体异常的患者其临床上具有独特的流行病学、临床表现、治疗预后及发病机制，故认为其可能是一种独特的临床亚型。

12. 肺损害

少见，以肺内血管病变为主，可同时存在其他部位静脉或动脉病变，也可在其他部位的静脉血栓形成后，栓子脱落而累及肺部。

13. 肾损害

极少见，可以表现为轻微 IgA 肾病或间歇性蛋白尿或显微镜下血尿等。

14. 附睾炎

一侧或两侧附睾累及者占 4.5%～6.0%。一般是急性发病，疼痛剧烈和局部红肿，1～2 周后缓解，但易再发。

三、辅助检查

以下辅助检查可供评估病情。

1. 眼底镜检查

经眼科医师在裂隙灯下行眼睛检查明确诊断葡萄膜炎和/或视网膜血管炎。

2. 胃肠镜

内镜可以明确消化道溃疡，回盲部溃疡对本病诊断意义重大。

3. 头颅 MRI

头颅 MRI 和 MRA 明确存在中枢神经系统病变。

4. 心脏 B 超、外周血管 B 超、血管 MRI

影像学检查（心脏超声、外周血管超声、血管 MRA 等）明确存在动、静脉血栓形成，动脉闭塞，动脉瘤，动、静脉炎。

四、诊断

BD 主要是根据临床症状及临床检测进行综合诊断。口腔溃疡常为急性发作或最早期的症状，其他部位损害往往陆续出现，表现比较完全时较易确诊，但若不注意损害特点及以后的反复发作病程，易误诊为其他疾病。

目前临床通常采用2013年制定的白塞病国际分类标准（ICBD）：口腔溃疡、生殖器溃疡和眼部病变（前葡萄膜炎、后葡萄膜炎或视网膜血管炎）各记为2分，皮肤病变（假性毛囊炎、皮肤溃疡、结节性红斑）、中枢神经系统受累及血管病变（动脉血栓形成、大静脉血栓、静脉炎或浅静脉炎）各记为1分。出现针刺反应阳性时记为1分。总分≥4分诊断为BD。

分型诊断：复旦大学附属华东医院率先提出BD分型诊治的理念。BD根据临床表现的不同可以分为皮肤黏膜BD、眼BD、神经BD、肠BD、心脏BD、血管BD、血液BD、关节BD共8个临床亚型，其中，皮肤黏膜BD为基本表型，神经BD、血管BD和关节BD少数情况下可以与其他表型重叠，随着疾病病程进展，各型之间可能会有更多重叠。

五、鉴别诊断

特别需注意与以下疾病鉴别：

（1）副肿瘤天疱疮　多以皮肤、黏膜损害为首发表现，表现为口腔广泛溃疡伴糜烂、结膜炎、外生殖器糜烂，易误诊为BD。需积极检查原发肿瘤。

（2）赖特综合征（Reiter's syndrome）　可有眼结膜及葡萄膜炎、关节炎、皮肤黏膜病变，但眼症状更为突出，生殖器广泛炎症、糜烂或溃疡，皮疹以砺壳样银屑病和皮肤角化病为主要表现，系统损害少见，HLA-B27阳性，常有淋病或非淋菌性尿道炎病史。

（3）克罗恩病（Crohn's disease，CD）　100%累及消化道，非特异性炎性肉芽肿。BD可累及多个脏器；胃肠累及率约14%。CD可有葡萄膜炎、皮肤红斑、黏膜溃疡及关节疼痛等，但常无外阴溃疡。肠BD的特征是回盲区单发性溃疡、单节段受累和圆形溃疡；CD则为纵向溃疡，常并发肠梗阻和瘘管。

六、治疗

治疗目的在于控制症状，防止重要脏器损害。根据BD分型诊断、个体化治疗，效果显著。

1. 一般治疗

急性活动期，应卧床休息，伴感染者可行相应的抗感染治疗。发作间歇期应注意预防复发，如控制口咽部感染、避免进食刺激性食物、注意个人卫生等。

2. 局部治疗

口腔溃疡可使用糖皮质激素联合庆大霉素加入甘露醇稀释后漱口。生殖器溃疡清洗后加用抗生素软膏；结膜炎、角膜炎或葡萄膜炎可应用糖皮质激素眼膏或滴眼液，必要时应用散瞳剂以防止炎症后粘连，重症眼炎者可在球结膜下注射糖皮质激素。

3. 全身治疗

（1）沙利度胺　用于治疗严重的口腔、生殖器溃疡。国外推荐剂量较大（100～300mg/d），国内一般使用25～75mg/d，推荐睡前服用，联合其他药物，可控制病情。稳定期采用12.5～50mg/d维持，安全有效。妊娠妇女禁用，有生育要求者，病情控制后停药3个月以上方可考虑妊娠。

（2）秋水仙碱　可抑制中性粒细胞趋化，对关节病变、结节红斑、口腔和生殖器溃疡、眼葡萄膜炎均有治疗作用。应注意肝肾损害、粒细胞减少等不良反应，1mg/d 使用时如出现副作用，可适当调整剂量至 0.5mg/d。

（3）硫酸羟氯喹　可用于治疗结节红斑、多形性红斑等皮肤病变。首次剂量为200mg，2 次/d，临床症状控制稳定时，剂量可减至 200mg/d 维持。

（4）白芍总苷　具有一定的抗炎和免疫调节作用，能改善 BD 口腔溃疡等症状，并能对抗沙利度胺的便秘副作用，0.6g/次，2～3 次/d，对于便秘、舌苔黄腻患者，可加至 0.9g/次，3 次/d。其最常见不良反应为腹泻，减少剂量或停药后缓解。

（5）柳氮磺吡啶　具有多重抗炎和免疫调节作用，可用于肠道 BD 或关节炎者。成人 1.0g/次，2 次/d，可以从小剂量 0.5g/次、2 次/d 开始，逐渐增加剂量，以利于胃肠耐受。

（6）吗替麦考酚酯　可逆性抑制淋巴细胞增殖，可用于肠道 BD 患者，应注意胃肠道反应，一般 0.5g/次，3 次/d。

（7）环孢素　对眼 BD 效果较好。应用时注意监测血压和肝肾功能，避免不良反应。根据中国人 BD 特点，推荐剂量较小，50～75mg/次，2 次/d。

（8）糖皮质激素　对控制重症 BD 急性症状有效。严重眼炎、中枢神经系统病变、严重血管炎患者可考虑静脉应用大剂量甲泼尼龙与免疫抑制剂联合治疗。临床难治性皮肤黏膜 BD 或合并有内脏器官损害患者，可用甲泼尼龙片初始剂量 12～48mg/次，1 次/d，具体用量可根据病情确定。肠道溃疡、动脉瘤、葡萄膜炎等，泼尼松 30～60mg/次，1 次/d。

（9）环磷酰胺　冲击治疗可用于葡萄膜炎、肠溃疡、动脉瘤或中枢神经损害，病程早期有效。对于神经 BD 患者，糖皮质激素联合每月环磷酰胺治疗可以有效诱导缓解并延长寿命。接受环磷酰胺的患者每 1～2 周监测血细胞计数可以有效预防血细胞减少。

（10）生物制剂　TNF-α 拮抗剂如英夫利西单抗等可用于发生系统损害的 BD 治疗。经英夫利西单抗 3～5mg/kg，规范治疗 4 次后，多数肠道溃疡愈合，眼 BD 患者眼底炎症吸收则较慢。

（11）枸橼酸托法替布　是首个 JAK 通路抑制剂，在治疗葡萄膜炎方面疗效突出。来自复旦大学附属华东医院的临床数据显示，托法替布 5mg/次，2 次/d，4～8 周起效，可减轻 BD 葡萄膜炎及减少复发。

BD 的临床表现不同，各类型选择治疗药物应有所侧重。患者不同时期疾病严重程度有变化，应及时调整药物或剂量。治疗方案应该根据病情进行个体化、精准化、分型治疗及中西医结合治疗。

第九章

感染科疾病

第一节　水痘和带状疱疹

水痘-带状疱疹病毒（varicella-zoster virus，VZV）感染可引起临床上两种表现不同的疾病：水痘和带状疱疹。初次感染 VZV 表现为水痘，是小儿常见的急性呼吸道传染病，患儿皮肤黏膜分批出现斑疹、丘疹、疱疹及结痂，全身症状轻微。水痘痊愈后，VZV 病毒可潜伏在感觉神经节内，中老年期激活后引起带状疱疹，其特征是沿身体单侧感觉神经分布的相应皮肤节段出现成簇的斑疹和疱疹，常伴较严重的疼痛。

一、病原学

VZV 为 DNA 病毒，属疱疹病毒科 α 疱疹病毒亚科。病毒呈球形，直径 180～200nm。核心为线形双链 DNA（125kh），由 162 个壳粒组成的立体对称 20 面体核衣壳包裹，外层为针状脂蛋白囊膜。

VZV 为单一血清型。病毒基因组由长片段（L）和短片段（s）组成，编码多种结构和非结构蛋白。人是已知的该病毒唯一自然宿主，病毒只能在人胚成纤维细胞和上皮细胞中增殖，并产生局灶性细胞病变，其特征性改变为核内嗜酸性包涵体及多核巨细胞形成。VZV 在体外抵抗力弱，不耐酸和热，室温下 60 分钟、pH 小于 6.2 或大于 7.8 条件下即可灭活，对乙醚敏感。但在疱疹液中 65℃可长期存活。

二、流行病学

水痘多呈散发性，冬春季节可有小流行，5～9 岁儿童占发病总数的 50%。带状疱疹多见于成人，90%病例为 50 岁以上或有慢性疾病及免疫缺陷者。

1. 传染源

患者是唯一传染源。病毒存在于患者疱疹液、血液及鼻咽分泌物中，出疹前 48 小时至疱疹完全结痂均有传染性。水痘传染性极强，带状疱疹患者传染性相对较小。

2. 传播途径

主要通过空气飞沫传播，直接接触水痘疱疹液或其污染的用具也可传播。处于潜伏期的供血者可通过输血传播，孕妇分娩前 6 天患水痘可感染胎儿。

3. 易感人群

人类对 VZV 普遍易感，VZV-IgG 抗体阳性率在 3～7 岁儿童近 50%、40～50 岁为 100%。水痘发病主要在儿童，20 岁以后发病者<2%。病后免疫力持久，一般不再发生水痘，但体内高效价抗体不能清除潜伏的病毒或阻止 VZV 激活，故患水痘后仍可发生带状疱疹。随着年龄增长，带状疱疹发病率也随之增长。免疫低下或缺陷者，如肿瘤化疗患者、艾滋病患者带状疱疹发生率为 35%～50%。

三、发病机制与病理

1. 发病机制

病毒经上呼吸道、口腔、结膜侵入人体，病毒颗粒在扁桃体或其他局部淋巴组织的 T 细胞中复制。被感染的 T 细胞随后将病毒转运至皮肤组织、内脏器官及神经系统，形成病毒血症，引起皮肤及全身组织器官病变。发病后 2～5 天特异性抗体出现，病毒血症消失，症状随之好转。水痘的皮肤病变为棘细胞层细胞水肿变性，细胞液化后形成单房性水疱，内含大量病毒，随后由于疱疹内炎症细胞和组织残片增多，疱内液体变浊，病毒数量减少，最后结痂，下层表皮细胞再生。因病变表浅，愈合后不留瘢痕。病灶周边和基底部血管扩张，单核细胞及多核巨细胞浸润形成红晕，浸润的多核巨细胞核内有嗜酸性病毒包涵体。由于特异性抗体存在，受染细胞表面靶抗原消失，逃避致敏 T 细胞免疫识别，病毒可隐伏于脊髓后根神经节或脑神经的感觉神经节内，在机体受到某些刺激，如发热、疲劳、创伤等，或免疫力降低情况下，潜伏状态的病毒被激活而复制，病毒沿感觉神经向远端传播至所支配的皮区增殖引起带状疱疹。

2. 病理

机体免疫缺陷者发生播散性水痘时，病理检查发现食管、肺、肝、心、肠、胰、肾上腺和肾脏有局灶性坏死和细胞核内含嗜酸性包涵体的多核巨细胞。并发脑炎者有脑水肿、点状出血、脑血管有淋巴细胞套状浸润，神经细胞有变性坏死。并发肺炎者，肺部呈广泛间质性炎症、散在灶性坏死实变区，肺泡有出血及纤维蛋白性渗出物，并可见含包涵体的多核巨细胞。

四、临床表现

1. 典型水痘

潜伏期 10～21 天，多为 14～17 天。前驱期可无症状或仅有轻微症状，也可有低或中等度发热及头痛、全身不适、乏力、食欲减退、咽痛、咳嗽等，发热第 1～2 天即迅速出疹。水痘皮疹具特征性，其特点可概括为：向心分布，分批出现，斑丘疱（疹）痂“四代”同堂。初为红斑疹，数小时后变为深红色丘疹，再经数小时发展为疱疹。位置表浅，形似露珠水滴，椭圆形，3～5mm 大小，壁薄易破，周围有红晕。疱液初透明，数小时后变为混浊，若继发化脓性感染则成脓疱，水痘皮疹有瘙痒感，常使患者烦躁不安。1～2 天后疱疹从中心开始干枯结痂，周围皮肤红晕消失，再经数日痂皮脱落，一般不留瘢痕，若继发感染则脱痂时间延长，甚至可能留有瘢痕。皮疹呈向心分布，先出现于躯干和四肢近端，躯干皮疹最多，次为头面部，四肢远端较少，手掌、足底更少。部分患者鼻、咽、口腔、结膜和外阴等处黏膜可发疹，黏膜疹易破，形成溃疡，常有疼痛。水痘皮疹分批出现，每批历时 1～6 天，皮疹数目为数个至数百个不等，皮疹数目愈多，则全身症状亦愈重。一般水痘皮疹经过斑疹、丘疹、疱疹、结痂各阶段，但最后一批皮疹可在斑丘疹期停止发展而隐退，发疹 2～3 天后，同一部位常可见斑、丘、疱疹和结痂同时存在。

水痘为自限性疾病，约 10 天自愈，儿童患者全身症状及皮疹均较轻，成人及婴儿病情较重，皮疹多而密集，病程可长达数周，易并发水痘肺炎。免疫功能低下者易形成播散性水痘，病情重，高热及全身中毒症状重，皮疹多而密集，易融合成大疱型或呈出血性，继发感染者呈坏疽型，若多脏器受病毒侵犯，病死率极高。妊娠早期感染水痘可能引起胎儿畸形，孕期水痘较非妊娠妇女重，若发生水痘后数天分娩亦可发生新生儿水痘。此外，重症水痘可发生水痘肺炎、水痘脑炎、水痘肝炎、间质性心肌炎及肾炎等。

2. 带状疱疹

发疹前 2～5 天局部皮肤常有瘙痒、感觉过敏、针刺感或灼痛，触摸皮肤时疼痛尤为明显，局部淋巴结可有肿痛，部分患者有低热和全身不适。皮疹先为红斑，数小时发展为丘疹、水疱，数个或更多成集簇状，数簇连接成片，水疱成批发生，簇间皮肤正常。带状疱疹沿周围神经相应皮区分布，多限于身体一侧，皮损很少超过躯干中线，5～8 天后水疱内容浑浊或部分破溃、糜烂、渗液，最后干燥结痂。第二周痂皮脱落，遗留渐进性淡红色斑或色素沉着，一般不留瘢痕，病程 2～4 周。

带状疱疹可发生于任何感觉神经分布区，但以脊神经胸段最常见。三叉神经第一支亦常受侵犯，可能会发生眼带状疱疹，常累及角膜及虹膜睫状体，若发生角膜瘢痕，可导致失明。当累及三叉神经其他支或面神经时，可出现口腔内小囊泡等不典型表现。偶可侵入第Ⅴ、Ⅷ、Ⅸ和Ⅹ对脑神经而出现面瘫、听力丧失、眩晕、咽部皮疹或咽喉麻痹等。外耳道疱疹、味觉丧失及面瘫三联症称为 Ramsey-Hunt 综合征。黏膜带状疱疹可侵犯眼、口腔、阴道和膀胱黏膜。免疫缺陷时，病毒可侵袭脊髓而出现肢体瘫痪、膀胱功能障碍、排泄困难，偶可引起脑炎和脑脉管炎。皮损轻重随个体而异，有的仅在某一感觉区内出现疼痛而不发疹；有的只有斑疹而无疱疹；有的局部疱疹融合而形成大疱，或出血性疱疹；有的出现水疱基底组织坏死，形成紫黑结痂；50 岁以上患者 15%～75%可见带状疱疹后神经痛（PHN），持续 1 年以上。大量研究表明，急性期皮疹越严重或皮疹愈合的时间越长，越有可能发生 PHN。皮疹的受累面积越大，发生 PHN 的风险越大。重者可发生播散性带状疱疹，局部皮疹后 1～2 周全身出现水痘样皮疹，伴高热、毒血症明显，甚至病毒播散至全身脏器，发生带状疱疹肺炎和脑膜脑炎，病死率高，此类患者多有免疫功能缺陷或免疫抑制。

3. 并发症

（1）VZV 脑炎　65%发生在出疹后的第 3～8 天，发生率为 1‰～2‰。临床表现为发热，剧烈头痛及呕吐，颈部抵抗，脑膜刺激征阳性，深反射亢进等急性脑膜脑炎表现。部分患者渐进性加重，出现兴奋、昏睡、共济失调、惊厥等，根据神经受损部位不同而出现相应表现。部分可出现格林-巴利综合征和 Reye 综合征。脑脊液常规检查淋巴细胞及蛋白质含量升高，糖和氯化物正常。脑炎程度与水痘轻重似无相关性。多数患者7～10天体温恢复正常，1～2月神经功能逐渐恢复。10%患者有神经系统后遗症，病死率约为5%。

(2) 进行性播散性水痘　进行性播散性水痘又称重型水痘。见于免疫抑制或缺陷者。表现为高热、全身皮疹多而密集，出疹期长，疱疹可融合成大疱或呈出血性疹，常为离心分布，四肢多，出疹1周后仍可持续高热，约1/3病例出现多脏器损害，如水痘性肺炎、肝炎、脑炎等。病死率为7%。

(3) 水痘肺炎　水痘肺炎是水痘最严重的并发症。发生率4%，多见于成人（占20%）。表现为咳嗽、呼吸困难和发热，常出现发绀、咯血、胸痛。胸部X线片示两肺点片状阴影，主要分布于支气管周围，也可出现胸腔积液和肺门淋巴结肿大。随着皮疹的恢复，肺炎减轻，但肺功能恢复需数周时间。

五、辅助检查

1. 血常规

大多正常，偶见白细胞轻度增高。

2. 病原学检查

(1) 疱疹刮片　刮取新鲜疱疹基底组织涂片，瑞氏染色见多核巨细胞，苏木素-伊红染色可常见细胞核内包涵体。

(2) 病毒分离　将疱疹液直接接种入人胚成纤维细胞，分离出病毒再作鉴定，仅用于非典型病例。

(3) 病毒DNA检测　用聚合酶链反应（PCR）检测患者呼吸道上皮细胞和外周血白细胞中VZV-DNA，比病毒分离简便。

3. 免疫学检测

补体结合抗体高滴度或双份血清抗体滴度升高4倍以上可确诊为近期感染。患者出疹后1～4天即可检出补体结合抗体，2～6周达到高峰，6～12个月后逐渐下降。血清学抗体检查有可能发生与单纯疱疹病毒抗体的交叉反应。取疱疹基底刮片或疱疹液，病毒膜抗原荧光抗体检查（FAMA试验）简捷有效。

六、诊断与鉴别诊断

水痘与带状疱疹依临床表现，尤其皮疹形态、分布，典型病例不难诊断，非典型病例需靠实验室检测作出病原学诊断。

水痘需与丘疹样荨麻疹鉴别，后者多见于婴幼儿，系皮肤过敏性疾病，皮疹多见于四肢，可分批出现为红色丘疹，顶端有小水疱，壁较坚实，痒感显著，周围无红晕，不结痂。带状疱疹出疹前应注意与胸膜炎、胆囊炎、肋软骨炎、流行性肌痛等鉴别。

七、治疗

一般治疗和对症治疗为主，可加用抗病毒药，注意防治并发症。

1. 一般治疗与对症治疗

水痘急性期应卧床休息，注意水分和营养补充，避免因抓伤而继发细菌感染。皮肤瘙痒可用含 0.25%冰片的炉甘石洗剂或 5%碳酸氢钠溶液局部涂擦，疱疹破裂可涂甲紫或抗生素软膏防继发感染。维生素 B_2 500～1 000mg 肌内注射，每天 1 次，连用 3 天可促进皮疹干燥结痂。全身紫外线照射治疗，有止痒、防继发感染，加速疱疹干涸、结痂、脱落的效果。发现水痘播散应重视综合措施，积极支持治疗甚为重要。

带状疱疹局部治疗可用 5%碘去氧脲嘧啶溶液溶于 50%二甲基亚砜制成的溶液外涂，或阿昔洛韦溶液外敷，每天数次，同时可适当用镇静剂（如地西泮等）、镇痛剂（如阿米替林）止痛，阿司匹林因与 Reye 综合征相关，应尽量避免应用。高频电疗法对消炎止痛、缓解症状、缩短病程疗效较佳。氦-氖激光照射在疼痛区域或与皮疹相关的脊髓后根、神经节上，具有显著的镇痛作用。

2. 抗病毒治疗

年龄大于 50 岁的带状疱疹患者，有免疫缺陷或应用免疫抑制剂的水痘和带状疱疹患者，侵犯三叉神经第一支有可能播散至眼的带状疱疹以及新生儿水痘或播散性水痘肺炎、脑炎等严重患者应及早（发病 24 小时内）使用抗病毒药。首选阿昔洛韦（无环鸟苷 acyclovir，ACV)，每次 200mg（800mg 带状疱疹），每天 5 次口服；或 10～12.5mg/kg 静脉滴注，每 8 小时一次，疗程 7 天。免疫抑制患者需静脉给药。其他核苷类似物如泛昔洛韦（FAV)、伐昔洛韦（VCV）作用与阿昔洛韦相同，且半衰期长，副作用少。伐昔洛韦是阿昔洛韦的前体药物，只能口服给药，生物利用度是阿昔洛韦的 3～5 倍，并且药代动力学比阿昔洛韦更好，给药方法简单：300mg，每天 2 次，连用 7 天。泛昔洛韦是喷昔洛韦前体，也是口服给药，250mg 每天 3 次，疗程 7 天。现已证实口服泛昔洛韦、伐昔洛韦治疗皮肤带状疱疹比阿昔洛韦更为便捷，用药次数少，能明显减少带状疱疹急性疼痛的持续时间。但阿昔洛韦因其价格优势，仍是目前带状疱疹抗病毒治疗的一线首选用药，特别是对于经济落后的国家或地区。病情极严重者，早期加用 α-干扰素 100 万 U，皮下注射，能较快抑制皮疹发展，加速病情恢复。对于阿昔洛韦耐药者，可给膦甲酸钠 120～200mg/(kg·d)，分 3 次静脉注射。抗病毒治疗有助于减少带状疱疹患者急性神经炎症的发生，加速皮损修复；对免疫缺陷患者及早使用抗病毒药物可以防止病毒扩散。但抗病毒治疗能否减少皮肤带状疱疹后神经痛的发生率及缩短神经痛时间，目前尚无定论。

3. 防治并发症

皮肤继发感染时可加用抗菌药物，因脑炎出现脑水肿、颅内高压者应脱水治疗。肾上腺皮质激素对水痘病程有不利影响，可导致病毒播散，一般不宜应用。但病程后期水痘已结痂，若并发重症肺炎或脑炎，中毒症状重，病情危重者可酌情使用。关于皮质激素治疗带状疱疹后神经痛仍有争议。一些研究表明抗病毒治疗联合激素可提高患者生活质量，目前带状疱疹后神经痛治疗很困难，重在预防。除口服药物外，还可试用神经阻滞疗法。眼部带状疱疹，除应用抗病毒治疗外，亦可用阿昔洛韦眼药水滴眼，并用阿托品扩瞳，以防虹膜粘连。

八、预防

1. 管理传染源

一般水痘患者应在家隔离治疗至疱疹全部结痂或出疹后 7 天。带状疱疹患者不必隔离，但应避免与易感儿及孕妇接触。

2. 切断传播途径

应重视通风换气，避免与急性期患者接触。消毒患者呼吸道分泌物和污染用品。托儿机构宜用紫外线消毒或用非臭氧型空气净化机净化空气。

3. 保护易感者

（1）被动免疫　用水痘带状疱疹免疫球蛋白（VZIG）5mL肌内注射，最好在接触后72小时内使用。主要用于有细胞免疫缺陷者、免疫抑制剂治疗者、患有严重疾病者（如白血病、淋巴瘤及其他恶性肿瘤等）或易感染孕妇及体弱者，亦可用于控制、预防医院内水痘暴发流行。

（2）主动免疫　近年国外试用减毒活疫苗，对自然感染的预防效果为68%～100%，并可持续10年以上。对于12月龄以上易感人群都推荐使用，建议所有儿童12～15月时进行第一次接种，4～6岁追加第二次。未曾感染的成人也应接种，孕妇应避免使用。

第二节　手足口病

手足口病（hand foot and mouth disease，HFMD）是由肠道病毒引起的急性传染病，主要通过消化道、呼吸道和密切接触等途径传播，人群普遍易感，多见于学龄前儿童，尤以5岁以下儿童发病率最高。

一年四季均可发病，以夏、秋季节最多。临床表现以手、足、口腔等部位的斑丘疹、疱疹为特征，多数症状轻，病程自限，1周左右自愈；但部分EV71感染者可出现无菌性脑膜炎、神经性肺水肿、心肌炎、循环障碍等危重并发症，是死亡的主要原因。目前缺乏有效治疗药物，以对症治疗为主。本病传染性强，易引起暴发或流行，我国将其列为丙类传染病管理。

一、病原学

能引起手足口病的肠道病毒有许多种，其中以肠道病毒71型（enterovirus71，EV71）和柯萨奇病毒A组16型（coxsackievirus，CVA16）感染最为重要和常见，近年以EV71为主要流行病毒，引起并发症较多。

二、流行病学

1. 传染源

本病的传染源是患者和隐性感染者。患者为流行期间主要传染源，以发病后1周内传染性最强，其传染性可持续至症状和体征消失后数周。隐性感染者是散发期间的主要传染源。

2. 传播途径

手足口病主要通过密切接触方式传播，病毒主要经口或呼吸道进入体内引起感染。急性期患者的口腔分泌物、皮肤疱疹液中亦含大量病毒，以及肠道均排出病毒，接触这些分泌物、排泄物或由其污染的手及生活用品而传播本病。托幼机构因密切接触可引起暴发流行，其中被污染的手是最重要的传播媒介。目前尚未证明是否可经水和食品传播本病。

3. 易感人群

人群对引起手足口病的肠道病毒普遍易感，感染后可获得长期而牢固的特异性免疫。但肠道病毒种类和型别较多，病毒感染后诱导的特异性免疫缺乏交叉保护力，因此，机体可受到反复感染或多种肠道病毒混合感染。手足口病可发生于任何年龄组，但主要为10岁以下儿童，其中3岁以下儿童发病率最高。青少年和成人多为隐性感染，婴幼儿因缺少特异性免疫力而多为显性感染。EV71病毒隐性感染与显性感染之比约为100：1。柯萨奇病毒感染普通型手足口病为多，而EV71病毒感染引起病情危重者多，易引起中枢神经系统并发症或神经性肺水肿。

手足口病在全球范围流行，热带地区全年发病，散发和暴发均无明显季节性；温带和亚热带地区四季均可发病，但有显著的夏秋季高峰。发病以儿童为多，托幼机构可出现聚集性暴发流行。

三、临床表现

手足口病潜伏期多为2～10天，平均3～5天。

1. 轻症病例

急性起病，以手、足和臀部皮肤出现疱疹和口腔散在溃疡为特征。多有咽部或口痛，影响进食，婴儿可表现拒食。口腔黏膜出现散在粟粒样疱疹，或灰黄色溃疡，周围有炎性红晕。多见于舌面、硬腭、颊黏膜或口唇。手、足、臀部皮疹为斑丘疹或疱疹，无疼痛感或瘙痒感。斑丘疹在5天左右由红变暗，逐渐消退；疱疹呈圆形凸起，大小不等，内有浑浊液体，5～10天内结成硬皮逐渐消失，不留瘢痕。部分仅表现为皮疹或疱疹性咽峡炎，病程自限，多在1周内痊愈，预后良好。

2. 重症病例

起病后病情进展迅速，在发病1～5天出现脑膜炎、脑炎、脑脊髓炎、神经性肺水肿、循环障碍等，病情危重，病死率高，存活病例可留有后遗症。

（1）神经系统表现　神经系统表现出现在皮疹后2～4天，表现为精神差、嗜睡、易惊、头痛、呕吐、谵妄甚至昏迷，或出现肢体抖动、肌阵挛、眼球震颤、共济失调、眼球运动障碍等脑干脑炎表现。肢体无力或急性弛缓性麻痹、惊厥，可有脑膜刺激征，腱反射减弱或消失，病理征阳性。有颅内高压或脑疝则表现为剧烈头痛、脉搏缓慢、血压升高、前囟隆起、呼吸节律不规则或停止，球结膜水肿、瞳孔大小不等、对光反应迟钝或消失。

（2）呼吸系统表现　呼吸浅促或节律改变、呼吸困难，口唇发绀，咳嗽，咳白色、粉红色或血性泡沫样痰，肺部可闻及湿啰音或痰鸣音。

（3）循环系统表现　面色苍白、皮肤出现花纹、四肢发凉，指（趾）发绀，出冷汗，毛细血管再充盈时间延长。心率增快或减慢，脉搏浅快或减弱甚至消失，血压升高或下降。

四、辅助检查

1. 血常规

轻症病例一般无明显改变，或白细胞计数正常或轻度升高。病情危重者白细胞计数明显升高（>15×10^9 个/L）或显著降低（<2×10^9 个/L），恢复期逐渐下降至正常。

2. 血生化检查

部分病例可有轻度丙氨酸氨基转移酶（ALT）、天冬氨酸氨基转移酶（AST）、肌酸激酶同工酶（CK-MB）升高，升高程度与疾病严重程度成正比，与预后密切相关。病情危重者可有肌钙蛋白（cTnI）、血糖升高。C 反应蛋白（CRP）一般不升高。乳酸水平升高。并发多脏器功能损害者可出现血氨、血肌酐、尿素氮等升高。

3. 血气分析

出现肺水肿时，动脉血氧分压降低、血氧饱和度下降、二氧化碳分压升高、酸中毒。

4. 脑脊液检查

中枢神经系统受累时，脑脊液外观清亮，压力增高，白细胞计数增多，多以单核细胞为主，蛋白正常或轻度增多，糖和氯化物正常。

5. 病原学检查

（1）病毒分离培养　用组织培养方法分离肠道病毒是目前病原学诊断的金标准，取咽拭子、气道分泌物、疱疹液、脑脊液、粪便等标本行病毒分离培养，其中以粪便标本阳性率最高，但需要细胞培养设备和技术。EV71 病毒感染细胞谱广，非洲绿猴肾细胞（vero 细胞）、人结肠癌细胞（caco-2）、人肺腺癌细胞（A594）、人横纹肌瘤细胞、Hela 细胞、人神经母细胞瘤细胞等细胞系均可用于培养分离并鉴定其细胞毒性。

（2）分子诊断技术　用 PCR 技术检测肠道病毒特异性核酸序列并可鉴定其基因型或亚型，是目前常用的诊断方法之一。用 RT-PCR 技术检测肠道病毒 *VP*1 基因序列，可以定性或定量鉴定肠道病毒种类、血清型或亚型，亦可利用多重 PCR 技术在一次反应体系中同时检测多种肠道病毒。PCR 技术具有快速、灵敏、特异性好的优点。

6. 血清学检查

（1）中和抗体检测　中和抗体检测用型特异性方法检测血清、脑脊液中肠道病毒的中和抗体是最常用的方法，可鉴定是何种病毒血清型，尤其是急性期和恢复期血清。间隔约 2 周，CoxA16、EV71 等肠道病毒中和抗体有 4 倍以上的升高，具有诊断意义。此方法也可用于流行病学调查。

（2）酶联免疫吸附试验（ELISA）　用 ELISA 方法检测血清中肠道病毒的 IgM，在感染 1 周后即可检出，持续数周，具有早期诊断意义。

7. 影像学检查

在疾病早期 X 线检查通常无异常，在中晚期出现双肺大片浸润影及胸腔积液，进一步发展为双侧对称性非心源性肺水肿。并发神经源性肺水肿时 CT 表现为弥漫而无规律的斑片状、团絮状或片状密度增高影。发生中枢神经系统症状时磁共振成像（MRI）可有异常改变，以脑干、脊髓灰质损害为主。

8. 其他检查

脑电图可表现为弥漫性慢波，少数可出现棘（尖）慢波。心电图无特异性改变。少数病例可见窦性心动过速或过缓、Q-T 间期延长、ST-T 改变。

五、诊断

根据幼儿手、足、臀部皮疹及口腔疱疹或溃疡等临床表现应考虑本病，病原学检查发现 EV71、CVA16 及其他柯萨奇病毒或 ECHO 病毒可确诊，流行病学资料有助于诊断和鉴别。

1. 临床诊断病例

（1）在流行季节发病，常见于学龄前儿童，婴幼儿多见。

（2）手、足、臀部和口腔典型皮疹，伴有或无发热。皮疹不典型时临床诊断困难，需结合病原学或血清学检查作出判断。

2. 确诊病例

临床诊断病例具有下列特征之一者即可确诊：①肠道病毒（EV71、CVA16 等）特异性核酸检测阳性；②分离出肠道病毒并鉴定为 EV71、CVA16 或其他肠道病毒；③急性期与恢复期血清肠道病毒特异性中和抗体滴度 4 倍以上升高。

3. 临床分类

根据临床表现可分为以下几种。

（1）普通病例　手、足、口、臀部皮疹，伴或无发热。

（2）重症病例

① 重型。出现神经系统受累表现，如精神差、嗜睡、易惊、谵妄；头痛、呕吐；肌阵挛、眼球震颤、共济失调、眼球运动障碍；无力或急性弛缓性麻痹；惊厥，脑膜刺激征，腱反射减弱或消失。

② 危重型。出现下列情况之一者即为危重型：频繁抽搐、昏迷、脑疝；呼吸困难、发绀、血性泡沫痰、肺部啰音等；休克等循环功能不全表现。

六、鉴别诊断

1. 其他儿童发疹性疾病

手足口病普通病例需要与丘疹性荨麻疹、水痘、不典型麻疹、幼儿急疹、带状疱疹，以及风疹等鉴别。可根据流行病学特点、皮疹形态、部位、出疹时间、有无淋巴结肿大，以及伴随症状等进行鉴别，以皮疹形态及部位最为重要。最终依据病原学和血清学检测进行鉴别。

2. 其他病毒所致脑炎或脑膜炎

由其他病毒引起的脑炎或脑膜炎如 HSV、CMV、EBV 及呼吸道病毒等需要鉴别，临床表现与手足口病合并中枢神经系统损害的重症病例表现相似，对皮疹不典型者，应根据流行病学史尽快留取标本进行肠道病毒（尤其是 EV71）的病毒学检查，结合病原学或血清学检查作出诊断。

3. 脊髓灰质炎

重症手足口病合并急性弛缓性瘫痪时需与脊髓灰质炎鉴别。后者主要表现为双峰热，病程第 2 周退热前或退热过程中出现弛缓性瘫痪，病情多在热退后到达顶点，无皮疹。

4. 肺炎

重症手足口病可发生神经源性肺水肿，应与肺炎鉴别。肺炎主要表现为发热、咳嗽、呼吸急促等呼吸道症状，一般无皮疹，无粉红色或血性泡沫痰；胸片加重或减轻均呈逐渐演变，可见肺实变病灶、肺不张及胸腔积液等。

5. 暴发性心肌炎

以循环障碍为主要表现的手足口病重症病例需与暴发性心肌炎相鉴别。暴发性心肌炎无皮疹，有严重心律失常、心源性休克、阿斯综合征发作表现。心肌酶谱多有明显升高，胸片或心脏彩超示心脏扩大，心功能异常恢复较慢。最终须依据病原学和血清学检测进行鉴别。

七、治疗

本病目前尚无特效药物治疗方法，以对症、支持治疗为主。按丙类传染病要求进行报告。

1. 普通病例

（1）隔离消毒　注意隔离 2 周，避免交叉感染。轻症患儿可居家隔离，直至症状消退和皮疹结痂。症状较重或有重症倾向者应住院治疗。患儿玩具、餐具及用过的物品和排泄物应彻底消毒。

（2）对症治疗　适当休息，清淡饮食，做好口腔和皮肤护理。有发热、消化道或呼吸道症状时采用中西医结合治疗。

2. 重症病例

（1）神经系统受累治疗

① 降低控制颅内高压。限制入量，积极给予甘露醇降颅压治疗，每次 0.5～1.0g/kg，每 4～8 小时 1 次，20～30 分钟快速静脉注射，根据病情调整给药间隔时间及剂量。必要时加用呋塞米。

② 酌情应用糖皮质激素治疗。甲基泼尼松龙 1～2mg/(kg·d)；氢化可的松 3～5mg/(kg·d)；地塞米松 0.2～0.5mg/(kg·d)，病情稳定后，尽早减量或停用。个别病例进展快、病情凶险可考虑加大剂量，如在 2～3 天内给予甲基泼尼松龙 10～20mg/(kg·d)（单次最大剂量不超过 1g）或地塞米松 0.5～1.0mg/(kg·d)。

③ 酌情应用静脉注射免疫球蛋白。总量 2g/kg，分 2～5 天给予。

④ 其他对症治疗。降温、镇静、止惊。

⑤ 严密观察病情变化，密切监护。

（2）呼吸、循环衰竭治疗

① 保持呼吸道通畅，吸氧。

② 确保两条静脉通道通畅，监测呼吸、心率、血压和血氧饱和度。

③ 呼吸功能障碍时，及时气管插管，使用正压机械通气。

④ 在维持血压稳定的情况下，限制液体入量（可根据中心静脉压、心功能、有创动脉压监测调整液量）。

⑤ 头肩抬高 15°～30°，保持中立位；留置胃管、导尿管。

⑥ 药物应用：根据血压、循环的变化酌情用血管活性药物和利尿剂。

⑦ 保护重要脏器功能，维持内环境的稳定。

⑧ 监测血糖变化，严重高血糖时可应用胰岛素。

⑨ 抑制胃酸分泌：可应用胃黏膜保护剂及抑酸剂等。

⑩ 继发感染时给予抗生素治疗。

（3）恢复期治疗

① 促进各脏器功能恢复。

② 功能康复治疗。

③ 中西医结合治疗。

手足口病普通型病程自限，预后良好。合并有中枢神经系统和（或）心肺衰竭并发症的重型和危重型患儿预后较差。柯萨奇病毒感染引起的手足口病多为普通型，EV71 病毒感染引起的手足口病重型和危重型病例发生率较高。危重型脑炎、心肺功能衰竭、肺出血是主要死亡原因之一。

八、预防

1. 控制传染源

加强监测，做好疫情报告。及时发现患者，并积极采取隔离预防措施，防止疾病蔓延扩散。流行期间托幼机构和学校做好晨间体检，发现疑似患者及时隔离治疗。医院加强预诊，设立专门诊室，严防交叉感染。

2. 切断传播途径

做好环境卫生、食品卫生和个人卫生。强调饭前便后洗手，预防病从口入。流行期间不去拥挤公共场所，减少被感染机会。被污染的日用品及食具等应消毒，粪便及分泌物用3%含氯石灰（漂白粉）液浸泡，衣物置阳光下暴晒，室内保持通风换气。

3. 提高免疫力

注意婴幼儿的营养、休息，防止因过度疲劳而降低机体抵抗力。目前尚无可用的疫苗，但近期我国 3 个科研机构已研制出 *EV71* 病毒基因 C4 型灭活病毒疫苗，Ⅲ期临床试验显示其保护性高达 90%以上。

第三节　白喉

白喉（diphtheria）是由白喉杆菌（bacillus diphtheria）引起的急性呼吸道传染病，主要通过患者或带菌者的呼吸道飞沫传播，还可通过食品、玩具、生活物品间接传播。白喉的特征性临床表现为鼻、咽、喉黏膜充血与肿胀，并形成灰白色假膜。一年四季均可发病，但秋冬季节高发，主要患者群为幼儿。

一、病原学

白喉棒状杆菌简称白喉杆菌，为革兰染色阳性需氧菌。细菌呈杆状，稍弯曲，菌体两端因含异染颗粒而钝圆，可呈Y、V或L形。在0.033%亚锑酸钾培养基上生长能使锑盐还原，菌落呈灰黑色，可与其他类杆菌相鉴别。

白喉杆菌可分为重型、中间型、轻型和Belfanti型4种生物型，各个生物型均可引起白喉流行，但轻型毒性较弱，引起的病情较轻。

白喉杆菌产生的外毒素，又称白喉毒素，是致病的主要因素。白喉毒素分子由A、B两个片段经二硫键连接而成，A片段是毒性功能区，但无直接毒性，能使肽链延长因子-2失活；B片段能与细胞受体结合，并嵌入细胞膜脂质双层形成通道，使A片段进入细胞内发挥毒性作用。白喉毒素能抑制细胞蛋白质的合成和杀伤敏感细胞，毒性强，豚鼠最小致死剂量为0.1μg，在人类其致死量约为0.1μg/kg。该毒素不稳定，以0.3%～0.5%甲醛处理成为类毒素，可用于预防接种或制备抗毒素血清。

白喉杆菌对寒冷和干燥有较强抵抗力，在干燥的假膜中可生存3个月，在衣物、被单、玩具上可生存数天至数周。对常用的消毒剂和紫外线敏感，煮沸1分钟或加热至58℃ 10分钟都可灭活。

二、流行病学

1. 传染源

传染源为白喉患者和带菌者，潜伏期末即有传染性，患者和带菌者自呼吸道分泌物向外排菌。无典型症状、轻症及健康带菌者作为传染源在流行病学上有重要意义。

2. 传播途径

白喉主要经呼吸道飞沫传播，也可通过被污染的玩具等物品传播，少数可经破损皮肤感染。

3. 易感人群

人群普遍易感，预防接种和隐性感染后可获得免疫，患者可产生针对外毒素的持久免疫力。新生儿可经胎盘或哺乳获得保护性抗体，在出生3个月后抗体水平开始下降，在1岁左右抗体消失。

三、临床表现

1. 潜伏期及流行病学

白喉潜伏期为1～7天，大多为2～4天。

2. 典型症状

大多数患者病情进展缓慢。根据发病部位，白喉分为咽白喉、喉白喉、鼻白喉和皮肤白喉，其中咽白喉最常见，约占80%，喉白喉次之，约占20%。

咽白喉根据假膜大小和病情轻重又分为以下型别。

（1）轻型　仅有轻微发热和咽痛，假膜局限于扁桃体，可不明显或呈点状、小片状，或无假膜但白喉杆菌培养阳性。

（2）普通型　起病缓慢，主要表现为中毒发热、咽痛、咽部充血、食欲减退、恶心、呕吐等，扁桃体肿大，24小时后即可有灰白色假膜，假膜逐渐扩大，边缘清楚，不易剥离。

（3）重型　高热超过 39℃，全身中毒症状明显。扁桃体和咽部水肿，口臭，假膜灰黄、厚，可蔓延至腭弓、腭垂及咽喉壁，甚至整个口腔。颈部因水肿似“牛颈”。常并发心肌炎和周围神经炎。

（4）极重型　体温可高达 40℃，病情进展迅速，有腐败口臭，假膜乌黑色，范围广泛，并有局部坏死。扁桃体和咽部出现影响呼吸和吞咽的高度肿胀，颈部水肿呈重度“牛颈”。可并发中毒性休克，甚至死亡。

原发性的喉白喉和鼻白喉均较少见，多由咽白喉扩散而引发。咽白喉特征性表现为“犬吠样”咳嗽，假膜可延至气管、支气管。鼻白喉多见于婴儿，表现为鼻塞、浆液血性鼻涕、鼻前庭可有假膜。皮肤白喉多见于热带地区，常见于皮肤创伤部位。

四、辅助检查

（1）血常规　白细胞升高，中性粒细胞升高，有中毒颗粒。

（2）咽拭子涂片及培养。

（3）亚锑酸钾快速诊断法　用 2%亚锑酸钾溶液涂抹于患者假膜上，10～20 分钟后假膜变为黑色或深灰色则为阳性，不变色则为阴性。阳性率 92%。

五、诊断

1. 流行病学史

与白喉患者有接触史，或生活环境在白喉流行区。

2. 病例定义

（1）疑似病例　具有鼻白喉、咽白喉和其他部位白喉典型临床症状的人员。

（2）临床诊断病例　疑似病例咽拭子样本涂片经检查可见革兰阳性棒状杆菌。

（3）确诊病例　疑似病例白喉杆菌分离培养阳性或患者恢复期血清特异性抗体比急性期呈 4 倍及以上增长。

六、鉴别诊断

应将咽白喉与樊尚咽峡炎、急性扁桃体炎及鹅口疮进行鉴别诊断；将咽白喉与急性喉炎、气管异物相鉴别；将鼻白喉与慢性鼻炎和鼻腔异物进行鉴别诊断。

七、治疗

1. 一般治疗

严格卧床 2～6 周，注意口腔护理，进食高热量流食，维持水电解质平衡。

2. 病原治疗

早期使用抗毒素（DTA）是本病的特异性治疗方法，同时用抗菌药物可抑制白喉杆菌生长，缩短病程和带菌时间，抗菌药物首选青霉素 G。

3. 对症治疗

对并发心肌炎和中毒症状重症患者，可用肾上腺皮质激素；对并发呼吸阻塞患者，应保持其气道通畅。

八、预防

1. 控制传染源

一经发现患者，立即将其进行呼吸道隔离，至咽拭子培养 2 次阴性方可解除隔离。对密切接触者检疫 7 天，对带菌者使用抗菌药物治疗并隔离 7 天。

2. 切断传播途径

疫区应使用甲酚皂溶液（来苏水）彻底消毒，对患者的分泌物及使用过的物品、衣物可使用来苏水或煮沸进行消毒。

3. 人群免疫

新生儿在出生后 3 个月接种百白破（pertussis-diphtheria-tetanus，PDT）；7 岁以上易感人群或流行区的易感者，接种吸附精制白喉类毒素（diphtheria toxoid，DT）；对密切接触的易感者可肌内注射精制抗毒素（有效期 2～3 周），1 个月后进行类毒素全程免疫。

第四节　流行性感冒

流行性感冒简称流感，是一种由流感病毒引起的急性呼吸道传染病，具有高度传染性，传播速度快，可在人群中引起流行，主要通过飞沫传播。临床主要表现为急起高热、明显的头痛、乏力、全身肌肉酸痛等中毒症状，而呼吸道症状轻微。

一、病原学

（1）流感病毒属正黏液科病毒，是一种有包膜的 RNA 病毒。其核心是由 8 个核糖蛋白和单链 RNA 形成的核糖核蛋白，病毒外包膜含有糖蛋白突起，糖蛋白突起由血凝素和神经氨酸酶两种微粒组成。

（2）病毒结构从内到外可分为 3 部分：RNA 和核蛋白、膜蛋白（基质蛋白、M1 蛋白）、类脂质包膜（有血凝素和神经氨酸酶、M2 蛋白）。

（3）核蛋白具有型特异性，通常根据其抗原性不同分型（甲、乙、丙型）。

（4）血凝素和神经氨酸酶两种表面抗原易发生变异，是流感划分亚型的主要依据。

（5）流感病毒依核蛋白不同分类

① 甲型流感病毒：可以感染许多动物，包括禽鸟、猪、马、海豹和鲸等——自然宿主。

② 乙型流感病毒：能否感染人以外的其他动物未取得一致的看法，有报告称可以感染海豹。

③ 丙型流感病毒：已被证实可以感染猪。

（6）根据血凝素（H）和神经氨酸酶（N）抗原性的差异，同型病毒又分为若干亚型，表示为 HnNn。甲型与乙型流感病毒的血凝素和神经氨酸酶常发生变异，与流感流行有关，丙型流感病毒一般不发生变异。

① 血凝素：使病毒黏附于感染上皮细胞表面的蛋白或以唾液酸为终端的糖脂，使病毒吸附到细胞表面。依据血凝素抗原特性分为 15 个 H 亚型（$H_1 \sim H_{15}$）。

② 神经氨酸酶：使病毒和细胞表面的糖分子裂解释放唾液酸末端，使病毒复制完成后脱离细胞表面。依据神经氨酸酶抗原特性分为 9 个 N 亚型（$N_1 \sim N_9$）。

（7）相关概念　抗原漂移：在亚型内部经常发生小变异（量变）。抗原转变：大的抗原变异出现的亚型（质变）。

二、流行病学

1. 传染源

主要是患者和隐性感染者。甲型流感可能还有动物传染源。自潜伏期即有传染性，发病 3 日内传染性最强。

2. 传播途径

主要经空气飞沫传播，也可经接触毛巾、食具、玩具等日常物品传播。

3. 人群易感性

普遍易感。5～20 岁年龄段发病率较高。病后有一定免疫力。三型流感病毒及不同亚型流感病毒之间均无交叉免疫，同一亚型的变种间有一定的交叉免疫力，但免疫力维持时间不长，由于流感病毒不断变异，故人一生中可多次患流感。

4. 流行特征

甲型流感除散发外，尚易发生暴发、流行、大流行，甚至世界性大流行。小流行每 2～3 年一次，大流行每 10～15 年一次。流行常突然发生，迅速蔓延，流行期短。乙型流感呈暴发或小流行。丙型流感多为散发。一年四季均可流行，以冬、春季较多。患者以小儿与青年多见。

三、临床表现

潜伏期通常为 1～3 天（数小时～4 天）。

1. 典型流感

又称单纯流感。全身中毒症状重，呼吸道症状相对轻微。临床主要表现为急起畏寒发热，体温可达 39～40℃，头痛、眼痛、全身肌肉酸痛、显著乏力、食欲减退、胸骨后灼烧感等。体格检查可见结膜充血、咽喉红肿、肺部听诊可及干啰音。病程 4～7 天，但咳嗽和乏力可持续数周。

2. 轻型流感

轻型患者呈中轻度发热，体温在 39℃以下，全身与呼吸道症状都较轻，病程短，2～3 天内自愈。

3. 肺炎型流感

又称原发性流感病毒肺炎。轻型起病如典型流感，1～2 天后咳嗽加剧，有淡灰色黏痰，无明显呼吸困难，肺有干、湿啰音。重型起病同典型流感，1～2 天后病情急剧加重，高热不退、全身衰竭、剧烈咳嗽、血性痰液，呼吸急促、发绀。双肺满布湿啰音。

4. 其他类型

（1）胃肠型　伴呕吐、腹泻等消化道症状。

（2）脑膜炎型　表现为意识障碍、脑膜刺激征等神经系统症状。

（3）心肌炎型　病变累及心肌。

（4）心包炎型　病变累及心包。

（5）肌炎型　以横纹肌溶解为主要表现，仅见于儿童。

5. 并发症

（1）呼吸系统并发症　主要为继发性细菌感染。继发感染的致病菌主要有流感嗜血杆菌和肺炎链球菌，老年患者中金黄色葡萄球菌感染也较常见。

（2）肺外并发症　瑞氏综合征是由脏器脂肪浸润所引起的以脑水肿和肝功能障碍为特征的一组综合征。一般只发生于儿童。体格检查常发现肝大，无黄疸，脑脊液检查正常，其发病原因被认为与服用阿司匹林有关。

四、辅助检查

1. 血常规

白细胞总数大多减少，中性粒细胞显著减少，淋巴细胞相对增加，大单核细胞也可增加，在发病最初数日即出现，往往持续 10～15 天。合并细菌性感染时，白细胞和中性粒细胞增多。

2. 病毒分离

将起病 3 天内患者的含漱液或上呼吸道分泌物接种于鸡胚或组织培养进行病毒分离。

3. 血清学检查

分别对急性期及两周后血清进行补体结合试验或血凝抑制试验，前后抗体滴度上升≥4 倍，则为阳性。

4. 免疫荧光法检测抗原

起病 3 天内鼻黏膜压片染色找包涵体，荧光抗体检测抗原可呈阳性。

五、诊断

1. 流行病学资料

冬春季节在同一地区，1～2 天内即有大量上呼吸道感染患者发生，或某地区有流行，均应作为依据。

2. 临床表现

起病急骤，有发热、头痛、全身酸痛、乏力等全身中毒症状，而呼吸道表现较轻。结合体格检查及 X 线照片进行诊断。

3. 实验室检查

（1）白细胞计数正常或减少，分类正常或相对淋巴细胞增多。如有显著白细胞增多，常说明继发细菌性感染。

(2) 鼻黏膜印片检查，可在上皮细胞内查见包涵体，做荧光抗体染色阳性率达 90%以上。

(3) 血清学检查，取病后 3 天内和 2～4 周后双份血清做补体结合试验或血凝抑制试验，效价递升 4 倍或以上者，可以确诊。

(4) 另外，可将起病 3 日内咽部含漱液或棉拭子，接种于鸡胚进行病毒分离。

六、鉴别诊断

(1) 其他病毒性呼吸道感染可由鼻病毒、腺病毒、呼吸道合胞病毒、副流感病毒、冠状病毒等引起。可根据临床特点与流行病学资料进行初步鉴别。

(2) 肺炎支原体肺炎起病较缓。咯少量黏痰或血丝痰，病情和缓，预后良好。冷凝集试验及 MG 型链球菌凝集试验效价升高。

(3) 其他钩端螺旋体病、急性细菌性扁桃体炎、链球菌性咽炎，以及某些疾病（如肺炎球菌性肺炎、流脑、疟疾、伤寒与麻疹等）的初期。

七、治疗

1. 一般治疗

按呼吸道疾病隔离患者 1 周或直至主要症状消失。卧床休息，多饮水，给予流食或半流质饮食，进食后以温盐水或温开水漱口，保持鼻咽口腔清洁卫生。

2. 对症治疗

有高热烦躁者可予解热镇静剂，酌情选用 APC、安乃近、苯巴比妥等。高热显著、呕吐剧烈者应予适当补液。

3. 磺胺与抗生素治疗

应积极防治继发性细菌感染。下列情况可考虑应用磺胺与抗生素：①继发细菌感染；②有风湿病史者；③抵抗力差的幼儿、老人，尤其是慢性心、肺疾病患者。

4. 抗病毒治疗

(1) 神经氨酸酶抑制剂　奥司他韦。

① 神经氨酸酶抑制剂可抑制病毒的复制和致病性。

② 治疗须在症状发现的 48 小时内，每次 75mg，每天 2 次，连服 5 天。

③ 儿童使用奥司他韦需根据体重计算。

⑤ 可有精神症状等副作用

(2) 离子通道 M2 阻滞剂　金刚烷胺、金刚乙胺。

① 甲型流感病毒株有一个称为 M2 的包膜蛋白，具有 pH 值依赖性通道作用，使质子可以进入病毒颗粒，促使病毒 RNA 从 M1 蛋白中分离出来，这样 RNA 才能释放到细胞质和进入细胞核。

② 金刚烷胺和金刚乙胺通过阻断甲型流感病毒的离子通道活动抑制流感病毒株的复制。

③ 早期应用可阻止病情发展、减轻病情、改善预后。

④ 金刚烷胺和金刚乙胺用法和剂量见表 9-1。

表 9-1 金刚烷胺和金刚乙胺用法和剂量

药名	年龄			
	1～9	10～12	13～65	≥65
金刚烷胺	5mg(kg・d) (最高 50mg/d)分 2 次	100mg,每天 2 次	100mg,每天 2 次	≤100mg/d
金刚乙胺	不推荐使用	不推荐使用	100mg,每天 2 次	100mg 或 200mg/d

⑤ 金刚烷胺和金刚乙胺的毒性

a. 中枢神经系统：焦虑、注意力不集中、头晕、失眠；谵妄、抽搐、共济失调。

b. 胃肠道：恶心、呕吐、食欲缺乏、腹痛。

c. 肾功能受损者减剂量。

d. 有癫痫病史者忌用。

⑥ 金刚烷胺和金刚乙胺的耐药性

a. 由编码病毒表面 M2 蛋白基因的点突变所致。

b. 发生率 10%～30%。

c. 耐药性可以传播。

八、预防

1. 控制传染源

病后 1 周或退热后 2 天解除隔离。

2. 切断传播途径

在流行期间应减少大型集体活动。公共场所、居室应注意通风换气，进行空气消毒。可用食醋或过氧乙酸熏蒸。患者用过的食具、衣物、手帕、玩具等应煮沸消毒或阳光暴晒 2 小时。

3. 保护易感人群

(1) 全病毒灭活疫苗　免疫原性较好但副作用大，不可用于 13 岁以下儿童。

(2) 亚单位疫苗　副作用较小，但免疫原性一般。

(3) 裂解疫苗免疫　原性和副作用均比较理想，是目前使用较为普遍的流感疫苗。

(4) 重点接种人群为 65 岁以上老人，严重心肺疾病、慢性肾病、糖尿病、免疫缺陷病患者或接受激素及免疫抑制剂治疗者以及医疗卫生机构工作者。

(5) 不宜接种疫苗的人员　对鸡蛋或疫苗中其他成分过敏者；吉兰-巴雷综合征患者；孕期 3 个月内的孕妇；急性感染性疾病患者；严重过敏体质者。

第五节　肺结核

肺结核是结核分枝杆菌（简称结核杆菌或结核菌）引起的慢性肺部传染病，占各器官结核病总数的 80%～90%，其中痰中排菌者称为传染性肺结核。这是一个非常古老而迄今仍然威胁人类健康的重要疾病和重大公共卫生问题。

近年来，由于高效抗结核药物的问世和合理应用，结核病已得到明显控制。但在农村和条件较差的地区仍是严重危害人民健康的主要疾病之一。

一、病原学

结核分枝杆菌在分类学上属于放线菌目、分枝杆菌科、分枝杆菌属，分人型、牛型、非洲型和鼠型四型。对人类致病的主要是人型结核分枝杆菌，牛型菌很少，非洲分枝杆菌见于赤道非洲，是一种过渡类型，西非国家分离菌珠倾向于牛型分枝杆菌，而东非国家分离菌更类似于人型分枝杆菌。田鼠分枝杆菌对人无致病力。结核分枝杆菌细长而稍弯，约为 $0.4\mu m \times 4.0\mu m$，两端微钝，不能运动，无荚膜、鞭毛或芽孢；严格需氧，不易染色，但经品红加热染色后不能被酸性乙醇脱色，故称抗酸杆菌。结核菌对不利环境和某些理化因子有抵抗力。在阴湿处能生存 5 个月以上，干燥痰标本内可存活 6～8 个月，－8～－6℃下能存活 4～5 个月。烈日暴晒 2～7 小时，紫外线消毒 30 分钟，煮沸 5 分钟，70%乙醇接触 2 分钟可被杀死。

二、流行病学

1. 传染源

传染性肺结核杆菌是结核传播的主要来源。带菌牛乳曾是重要传染源，现已很少见。但我国牧区仍需重视牛乳的卫生消毒和管理。

2. 传播途径

主要为患者与健康人之间的飞沫传播。排菌量越多，接触时间越长，危害越大；直径 $1 \sim 5\mu m$ 的飞沫最易在肺泡沉积，情绪激昂的讲话、用力咳嗽，特别是打喷嚏所产生的飞沫直径小，影响大。患者随地吐痰，痰液干燥后结核菌随尘埃飞扬，也可造成感染。经消化道、胎盘、皮肤伤口感染均属罕见。

3. 易感人群

生活贫困、居住拥挤、营养不良等是结核病高发的原因。婴幼儿、青春后期和成人早期尤其是该年龄期的女性及老年人结核发病率较高，可能与免疫功能不全或改变有关。某些疾病如糖尿病、硅沉着病、胃大部分切除后、百日咳等易诱发结核病；免疫抑制者尤其好发结核病。

三、临床表现

1. 症状

（1）结核中毒症状　低热、盗汗、乏力、消瘦；女性可出现月经不调或闭经；小儿表现为不活泼（性格改变）、发育迟缓。

（2）咳嗽、吐痰　一般为轻咳，白色黏液，量不多；空洞形成使痰量增加，继发感染者痰呈脓性。

（3）咯血　1/3～2/3 的患者可发生咯血。发生机制：痰中带血为血管通透性增加；中等咯血为小血管破裂；大咯血为大血管或血管瘤溃破；突然大咯血发生窒息应立即进行抢救。

（4）胸痛　常有患侧钝痛或沉重感；若波及胸膜则为固定刺痛，与呼吸有关。

（5）呼吸困难　早期：结核毒素兴奋呼吸中枢。晚期：因呼吸功能不全、积液、气胸等引起。

2. 体征

早期、轻症患者可无明显体征；病变范围较大或干酪性肺炎时，患侧呼吸运动下降，叩诊浊音，听诊管状呼吸音和湿啰音。继发肺结核好发于上叶尖后段，于肩胛间区闻及细湿啰音，对诊断有极大价值。空洞性病变位置浅表而引流通畅时，有支气管呼吸音或伴湿啰音；巨大空洞可出现带金属调的空瓮音，现已很少见。慢性纤维空洞型肺结核体征有患侧胸廓塌陷，气管和纵隔向患侧移位，叩诊浊音，听诊呼吸音降低或闻及湿啰音，以及肺气肿征。支气管结核有局限性哮喘鸣音，特别是呼气和咳嗽末。

3. 特殊宿主肺结核

（1）无反应性结核　①见于极度免疫抑制患者。②是一种严重的单核-吞噬细胞系统结核病，又称结核败血症。③肝、脾、淋巴、骨髓、肺、肾有严重干酪样坏死，有大量或成簇结核菌，而缺乏类上皮细胞和巨细胞反应。

（2）糖尿病合并结核　X线检查以渗出、干酪病变为主，可呈大片状，易形成空洞，好发于肺门及中下肺。

（3）艾滋病合并结核　病变多在中、下肺叶；常合并肺外结核；结核菌素试验（PPD）阴性。

（4）原有慢性肺部疾病合并结核　①易被掩盖。②按原发病治疗无缓解。③应进行CT及痰检查以免漏诊。

（5）变态反应性结核　临床表现类似风湿热，故有学者称其为结核性风湿症。如表现为低热、多发关节痛（炎），皮肤损害表现为结节性红斑等。水杨酸制剂治疗无效。

四、辅助检查

1. 痰结核菌检查

痰中找到结核分枝杆菌是确诊肺结核的主要依据。涂片抗酸染色镜检快速简便，痰菌量较多者易呈阳性。培养法则更精确，尚可做药敏试验与菌型鉴定。近年来开展基因诊断，用聚合酶链反应（PCR）法检测结核分枝杆菌更加简便、敏感和快速，并可鉴定菌型，但有时会出现假阳性或假阴性结果。

2. 影像学检查

（1）X线检查　诊断肺结核的重要方法。了解病变的部位、范围，并大致估计结核病灶的性质，对于肺结核的诊断和疗效判断都有重要价值。肺结核常见的X线表现包括：①纤维钙化的硬结病灶（如斑点、条索、结节状影等）；②浸润病灶（如云雾状、密度较淡，边缘模糊阴影）；③干酪样病灶（大片状密度较高、浓度不一阴影）；④空洞（有环形边界的透光区病变）。

（2）胸部CT检查　有助于微小或隐蔽区病灶的诊断（如早期粟粒样阴影的显示优于平片）。

3. 结核菌素试验

（1）概念

① 旧结核菌素（OT）。用培养成熟的结核菌，加温杀灭过滤后，将滤液蒸发到原液的1/10。

② 结核菌素试验（PPD）。结核菌纯蛋白衍生物以硫酸铵沉淀提取结核蛋白，相对较纯，不产生非特异反应，已基本取代OT。

（2）试验方法

① OT浓度有三种：a. 1∶10 000，1U（0.1mL）；b. 1∶2 000，5U（0.1mL）；c. 1∶100，100U（0.1mL）。1∶2 000人群普查时用。

② PPD：通常用5U（0.1mL），在左前臂内侧上中1/3交界处做皮内注射，经48～72小时测量皮肤硬结直径。

③ 判断　a. 48～72小时看结果；b. 硬结直径≥5mm为阳性（5～9mm为+，弱阳性；10～19mm为++，中度阳性；>20mm或局部有水疱、坏死者为+++，强阳性）；<5mm为阴性。

（3）意义

① 小儿：<3岁阳性，视为新近感染，活动性肺结核。

② 成人：强阳性，体内有活动病灶。

③ 排除结核：OT浓度1∶100阴性，大多可排除结核。

（4）OT阴性的意义　①结核感染4～8周内。②应用激素。③重症肺结核和各种危重症。④营养不良、麻疹、百日咳患者可暂时阴性。细胞免疫缺陷患者，如淋巴细胞疾病、白血病等。

4. 其他检查

（1）血常规检查　一般无特殊表现；严重者可有继发性贫血、白细胞降低或类白血病样反应。

（2）红细胞沉降率测定　对结核诊断无特异性，可作为判断活动的一个指标。

（3）纤维支气管镜检查　常应用于支气管结核和淋巴结支气管瘘的诊断。对于肺内结核病灶，可以采集分泌物或冲洗液标本做病原体检查，也可以经支气管肺内活检获取标本检查。

五、诊断

1. 一般诊断

①结核接触史。②有肺结核的表现（结核中毒症状与呼吸道症状）。③痰中找到结核菌（最为重要）。④X线检查有病灶或空洞。

2. 分型

（1）Ⅰ型　原发性肺结核，初次感染而在肺内发生的病变；以淋巴结受累和血行播散倾向明显为特点；常见类型有原发综合征（包括肺门原发病灶、肺门淋巴结炎、连接两者的淋巴管炎）和支气管淋巴结核。

（2）Ⅱ型　血行播散型肺结核急性多见于儿童，大量结核分枝杆菌同时或短期内侵入血液；临床有严重毒性症状；X线检查可见双肺均匀粟粒样阴影。亚急性或慢性多见于成人；少量结核分枝杆菌分批侵入血液循环，毒性症状较急性轻，病情发展缓慢；X线检查可见粟粒样病灶大小不等，新旧不一，分布不匀。

（3）Ⅲ型　继发型肺结核，有以下情况。①浸润型肺结核：如病灶多在锁骨上下，片状或云雾状阴影。②干酪性肺炎：如病灶大片干酪样坏死，呈叶、段实变时。③结核球：干酪坏死部分消散，周围形成纤维包膜；或空洞内干酪样坏死凝固成球状病灶。④慢性纤维空洞型肺结核特点：空洞开放、闭合型；未愈型，呈慢性经过，单个或多个厚壁空洞，支气管播散病灶，广泛纤维化等。

（4）Ⅳ型　结核性胸膜炎。

3. 病变范围及部位

按左、右侧分上、中、下肺野记述，右侧病变记于横线上，左侧记于横线下，无病变者以（—）表示，有空洞者在相应肺野部位加“0”号。

六、鉴别诊断

1. 肺癌

①多发生在40岁以上男性，并长期有吸烟史。②常无结核中毒症状，而有刺激性咳嗽等。③X线、痰查菌、脱落细胞检查有助于诊断。④抗结核治疗无效。

2. 肺炎

（1）支原体肺炎　2～3周内可自行消散。

（2）过敏性肺炎　血常规示嗜酸性粒细胞增高。

（3）细菌性肺炎　起病急，患者表现为寒战、高热、口唇疱疹，咳铁锈色痰，抗生素治疗有效等。

3. 肺脓肿

①急性发病史。②多有称杵状指（趾）。③X线检查：空洞、液平，周围无播散病灶。④痰检查（-）。

七、治疗

治疗原则：①及时、合理化疗；②保证休息和营养；③预防并发症。

1. 抗结核化疗

化疗对控制结核起决定性作用。合理的化疗可杀灭病灶内结核菌，促进病变愈合。

（1）化疗原则及适应证　坚持早期、联用、适量、规律、全程使用敏感药物的原则。活动性肺结核均为化疗适应证，如临床有结核中毒症状、痰菌阳性、X线检查示病灶有浸润渗出或空洞、病变处于进展期或好转期。

（2）化疗方法

①“标准”化疗与短程化疗。过去常规使用异烟肼、链霉素和对氨基水杨酸钠，每天给药，疗程为12～18个月，称为“标准”化疗。但因疗程过长，患者不能坚持完成，使疗效受到影响。目前采用利福平加异烟肼两种抗生素与其他药物合用，疗程6～9个月，称为短程化疗，因其优点有痰转阴快、疗程短、便于管理、疗效与标准化疗相同，现推荐

为标准化疗方案。

②间歇用药及分阶段用药。有规律地每周用药 3 次，能达到与每天用药相同的效果。开始化疗 2 个月内，每天用药强化治疗（强化阶段），以后每周 3 次间歇用药（巩固阶段）。间歇用药阶段仍联合用药异烟肼、利福平、乙胺丁醇等药物，剂量可适当增加，而链霉素、对氨基水杨酸钠等不良反应较多，每次用药剂量不宜增加。

（3）常用化疗药物

① 异烟肼（INH，简写为 H）。具有杀菌力强、可以口服、不良反应少、价格低等优点。口服后吸收快，易渗入组织，能渗入胸腔积液及干酪样病灶中，较易通过血脑屏障，杀灭细胞内外代谢活跃或静止期的结核菌。常规用量很少发生不良反应，偶尔发生周围神经炎、肝功能异常等。

② 利福平（RFP，简写为 R）。对细胞内外代谢旺盛和偶尔繁殖的结核菌均有杀灭作用。可渗入胸膜腔，透过血脑屏障，与其他抗结核药之间无交叉耐药性，一般不良反应小，偶有轻度胃肠刺激和暂时性肝功能损害。

③ 链霉素（SM，简写为 S）。对细胞外生长旺盛的结核分枝杆菌有杀灭作用，对细胞内的结核分枝杆菌作用小。主要不良反应为第Ⅷ对脑神经损害，表现为眩晕、耳鸣、耳聋等。肾功能严重受损者不宜使用。

④ 乙胺丁醇（EMB，简写为 E）。为抑菌药，与其他抗结核药物联用时，可延缓细菌对其他药物产生耐药性。不良反应少，偶有胃肠不适及神经毒性反应。

⑤ 吡嗪酰胺（PZA，简写为 Z）。能杀灭吞噬细胞内、酸性环境中的结核菌。不良反应与药物剂量有关，偶有肝功能损害、高尿酸血症、关节痛、胃肠不适等不良反应。

⑥ 对氨基水杨酸钠（PAS，简写为 P）。为抑菌药，用量较大，疗效较小，常与异烟肼、链霉素合用，不良反应以胃肠刺激多见，偶见发热、皮疹、肝功能损害等。

（4）化疗方案　视病情轻重、有无痰菌和细菌耐药情况及经济情况、药源供应等选择适当化疗方案。方案表示方法：用药物英文缩写字母和相关数字表示，如 2RHZ/4RH 表示前 2 个月用利福平（R）、异烟肼（H）、吡嗪酰胺（Z），后 4 个月用利福平和异烟肼，每天 1 次。如药名右下方有数字者，则表示每周给药次数。

① 初治方案：分强化期和巩固期两阶段。a. 每天用药：2RHZ/4RH，重症强化期加用 S 或 E［2HRZE（S）/4HR］，此为目前标准化疗方案。b. 间歇用药；2H3R3Z3E/4H3R3 方案。

② 复治方案：也分强化期和巩固期两阶段。a. 初期治疗不规律患者：每天用药采用 2HRZSE/6HR，结束后痰仍未转阴，可延长 2 个月。②初期治疗规律失败患者：隔天或每周 3 次用药，采用 2H3R3Z3S3E3/6H3R3E3 方案。

2. 对症治疗

（1）一般治疗

① 结核毒性症状。在有效抗结核治疗 1～2 周后多可消失，不需特殊处理。

② 盗汗。必要时睡前服颠茄酊 0.3～0.6mL，中药用浮小麦。

（2）糖皮质激素　重症结核在有效的抗结核基础上加用糖皮质激素。

3. 咯血的处理

（1）小量咯血　安静休息，必要时给予小剂量镇静剂、止咳剂。

（2）中、大量咯血　卧床休息，慎用强镇咳药以免抑制咳嗽反射；止血药首选脑垂体后叶素、升压素，其他止血药如抗血纤溶芳酸（PAMBA）、六氨基己酸（EACA）等。

（3）大咯血止血处方（选用）　5%葡萄糖注射液（GS）20mL或0.9%氯化钠注射液（NS）20mL＋脑垂体后叶素5～10U静脉滴注（10～20分钟内），每天2次，必要时每4～6小时1次；10%GS 500mL＋脑垂体后叶素10U静脉滴注（1～2小时内）；10% GS 500mL＋抗血纤溶芳酸（PAMBA）0.3～0.6g静脉滴注，每天1～3次；10%GS 500mL＋普鲁卡因100～300mg静脉滴注，每天1～2次。大咯血不止者可用支气管镜、支气管动脉造影，发现出血部位后注入吸收性明胶海绵止血；必要时行紧急外科手术治疗（肺叶、段切除）。

（4）窒息的处理　发现胸闷、气憋、唇指发绀、面色苍白、冷汗淋漓、烦躁不安者应考虑合并窒息，应取头低脚高45°俯卧位或倒提拍背，迅速排出积血。

第十章

理化因素所致疾病

第一节　急性有机磷杀虫药中毒

有机磷类农药是目前使用最多的一种农药，我国常用的达数十种，大多为杀虫剂；少数为杀菌剂、杀鼠剂、植物生长调节剂或除草剂；个别品种还被用作战争毒剂。

有机磷杀虫剂具有毒力大、用药量小和杀虫谱广等特点，其杀虫方式有触杀、胃毒、熏杀及内吸等多种方式，对人畜较易引起中毒。目前，农药中毒仍以急性有机磷农药所致最多见。由于该类农药应用广、数量和品种多，又容易获取，常因误服、自服或生产接触过多而中毒。农药中毒90%以上为有机磷类农药中毒。因此，除应首先做好预防中毒外，不断提高其中毒救治水平至关重要。

一、病因和发病机制

1. 病因

(1) 职业性中毒　主要原因是生产设备不够完善或生产管道发生故障，以及制造、包装、运输、保管时防护不严格，杀虫剂可通过皮肤、呼吸道吸收所致。

(2) 使用性中毒　其常见的原因是配药或施药时，药液污染皮肤或湿透衣服由皮肤吸收，以及吸入空气中杀虫药所致。

(3) 生活性中毒　主要由于误服、自服，或摄入被杀虫药污染的水源和食物；也有误用有机磷农药灭蚤、治癣等原因引起中毒者。

2. 发病机制

有机磷杀虫药毒性作用很多，能抑制多种酶，但对人畜的毒性主要是抑制胆碱酯酶所致。进入体内的有机磷毒物，与胆碱酯酶结合成磷酰化胆碱酯酶，失去分解乙酰胆碱的能力，造成乙酰胆碱在体内大量积聚，从而产生中枢神经系统和胆碱能神经兴奋，再由过度兴奋转入抑制。

乙酰胆碱为中枢神经细胞突触间及胆碱能神经的递质。胆碱能神经分4种：交感与副交感神经节前纤维；副交感神经节后纤维；部分交感神经节后纤维，如支配汗腺分泌及横纹肌血管舒张的神经；运动神经。有机磷杀虫药中毒时，上述神经功能紊乱，故出现一系列的症状和体征。

二、临床表现

1. 潜伏期

与有机磷的品种、剂量、入侵途径及人体健康状况等因素有关。经皮肤吸收中毒者潜伏期较长，可在12小时发病，但多在2～6小时始出现症状。口服中毒发病较快，多在10分钟至2小时，服量大或空腹服用时，可在数分钟内发病。呼吸道吸入中毒时潜伏期也短。通常发病越快病情越重。

2. 毒蕈碱样症状

主要由于有机磷农药中毒后蓄积的乙酰胆碱（ACh）作用于腺体和平滑肌M受体所致，汗腺、涎腺、泪腺、鼻黏膜腺和支气管腺体等分泌增多，出现多汗、流涎、口鼻分泌物增多及肺水肿等；由于支气管、胃肠道及膀胱逼尿肌痉挛，出现呼吸困难、恶心、呕吐、腹痛、腹泻及大小便失禁等；因动眼神经末梢ACh堆积引起虹膜括约肌收缩使瞳孔缩小；由于可抑制心血管，出现心动过缓、血压偏低及心律失常。但常被烟碱样作用所掩盖。

3. 烟碱样症状

有机磷农药中毒后蓄积的ACh作用于交感神经节、肾上腺髓质和运动神经引起兴奋，可出现皮肤苍白、血压升高及心动过速，常掩盖毒蕈碱样作用下的心动过缓和血压偏低。运动神经兴奋时，表现肌束震颤、肌肉痉挛，进而由兴奋转为抑制，出现肌无力、肌肉麻痹（包括呼吸肌麻痹）等。

4. 中枢神经系统症状

有机磷农药易通过血脑屏障进入中枢神经系统，引起中毒症状，轻度及早期出现头晕、头痛、倦怠、乏力等，重度可出现烦躁不安、语言不清及不同程度的意识障碍。严重者可发生脑水肿，出现抽搐或惊厥、呼吸循环中枢麻痹等。

5. 中毒程度分级

为了便于观察病情，决定治疗方案，急性有机磷农药中毒可分为轻度、中度、重度三级。

（1）轻度中毒　表现为毒蕈碱样症状及轻度中枢神经系统症状，如头晕、头痛、恶心、呕吐、流涎、多汗、视物模糊等，瞳孔缩小不很明显。全血胆碱酯酶活力在50%～70%。

（2）中度中毒　除有明显的毒蕈碱样症状，尚伴有烟碱样症状，如有肌束颤动、瞳孔中度缩小、呼吸困难、精神恍惚、语言不清。血胆碱酯酶活力降低至正常值的30%～50%。

（3）重度中毒　除具有轻度和中度中毒症状外，瞳孔极度缩小、心率快、呼吸困难、口唇发绀、肺水肿、呼吸衰竭、二便失禁、血压下降、抽搐、昏迷。血中胆碱酯酶活力在30%以下。

为便于掌握上述分度的重点，一般把只有轻度副交感神经兴奋症状和中枢神经症状者列为轻度中毒，有肌肉束颤动即属中度中毒；出现肺水肿、昏迷或呼吸抑制时则属重度中毒。若诊断有困难，可用阿托品做诊断性治疗；阿托品 1mg 加入 50%葡萄糖液 20mL 静脉注射。若是有机磷农药中毒，症状将有所好转；若不是，则出现颜面潮红、口干、口渴等不适感觉。

6. 实验室检查

（1）全血胆碱酯酶活力测定　此为诊断有机磷杀虫药中毒和判断中毒程度、疗效和预后的依据。健康人全血胆碱酯酶活力值为 100%；急性有机磷杀虫药中毒时，胆碱酯酶活力有不同程度的下降。

（2）尿中有机磷杀虫药分解物的测定　此可反映毒物吸收程度，有助于诊断。例如，对硫磷和甲基对硫磷在体内分解后，由肾脏排出硝基酚；敌百虫中毒时，尿中出现三氯乙醇。

三、治疗

有机磷杀虫药中毒的治疗原则为紧急处理、清除毒物、应用解毒药消除乙酰胆碱蓄积和恢复胆碱酯酶活力。轻度中毒者去除污染毒物，监测 24 小时，观察病情有无发展；重度中毒者，症状消失后停药，并至少观察 3～7 天。

1. 紧急处理

重度中毒出现呼吸抑制者迅速进行气管内插管，清除气道内分泌物，保持气道通畅，给氧。呼吸衰竭者，应用机械通气支持。肺水肿时，静脉给予阿托品，不能应用氨茶碱和吗啡。心脏停搏时立即进行体外心脏复苏。脑水肿昏迷时，静脉输注甘露醇和糖皮质激素。

2. 清除毒物

立即将患者撤离有毒环境，脱去染毒衣物，对沾有毒物的皮肤，立即用微温的肥皂水或淡碱水或 1%～5%碳酸氢钠溶液彻底洗涤。眼睛内溅有毒液时，可立即用 2%碳酸氢钠溶液或生理盐水冲洗。

对口服中毒者，立即进行彻底有效的洗胃，这是抢救成功与否的关键环节。以前的提法是服后 6 小时内应洗胃。目前认为，无论中毒时间长短、病情轻重，均应洗胃，即使中毒已达 24 小时仍应进行洗胃，并且要反复清洗，力求达到彻底清洗。因为有机磷进入消化道后，由于保护性反应，加上阿托品的作用，胃排空时间延长，同时在胃黏膜皱襞的毒物是不容易被排空的，如不能及时、反复彻底地洗胃，则毒物将继续不断地被吸收而加重中毒症状。有关文献报道，中毒 20 小时后呼出的气味仍有敌敌畏味，而另一报道称一服毒的患者，已 11 天胃肠道内仍有敌敌畏和大蒜臭味。也有报道治疗已 4 天，症状仍有反复，再次洗胃，仍有敌敌畏的大蒜臭味。

洗胃方法有胃管洗胃、切开洗胃。其中胃管洗胃最常用，并尽量选择较粗的胃管且有多个进出水孔以防堵塞，插入深度以 50cm 左右为宜，太深有可能滑进幽门而起不到洗胃作用。患者最好是左侧卧位，头低位，反复进行，然后变动体位洗胃。洗胃液每次注入量以 300～500mL 为宜，过少延误洗胃时间，过多易使毒物进入小肠，增加毒物吸收。液体温度以 25～30℃为宜，因温度太低会引起寒战，过热则使黏膜血管扩张而加速毒物吸收。洗胃液总量需用 15000～20000mL，以洗胃液澄清透明为度。洗胃液以清水或生理盐水最合适。由于危重型有机磷农药中毒时，摄入量大、时间久，故首次洗胃后应保留洗胃管12～24小时，每隔2～4小时吸出胃内容物后，再用上述洗胃液2000mL反复冲洗。洗胃后给予大量药用炭（活性炭）和硫酸镁（30～60g）导泻，昏迷者不宜用硫酸镁，以硫酸钠为宜。此外，如果服毒前是饱食的，应先行催吐，将胃内容物吐出后再行洗胃，以免食物堵塞胃管而致洗胃失败。对于饱餐服毒或昏迷抽搐或喉头水肿及食管贲门口痉挛水肿或胃管反复堵塞及服毒量大者可行切开洗胃。

3. 特效解毒药的应用

（1）阿托品　可抗蓄积过多的乙酰胆碱，缓解临床症状。对轻度中毒者可单独给阿托品或胆碱酯酶复活剂；重度中毒者应两者并用；中度中毒者可单独使用两者中的一种或合并使用，以适量配合使用效果较佳。剂量：轻者给阿托品1～2mg，皮下或肌内注射，每隔1～2小时重复用药。中度中毒者予以阿托品2～5mg，静脉注射，每15～20分钟重复1次。重度者给阿托品5～10mg，每10～15分钟重复1次，待达到阿托品化以后或症状明显缓解时，可酌情减少药量或延长用药间隔时间，达到阿托品化的临床依据为瞳孔散大，但对光反射存在。患者面色渐潮红，心率稍增快，但低于每分钟140次，口及皮肤趋于干燥，肺水肿减轻，患者对刺激有一定的反应。严防上述临床表现转向过分，否则容易阿托品过量或中毒，待治疗达到阿托品化后，经过减量，尚需予以维持治疗，以免出现中毒表现的反复（小儿阿托品剂量以每次0.03～0.05mg/kg计算）。总之，使用阿托品解救严重有机磷中毒应注意四个原则：早期用药；足量给予；静脉注射；反复用药。若由于阿托品过量而发生中毒，应停用阿托品，给予巴比妥类药物对症处理，必要时可给予阿托品对抗药毛果芸香碱（不宜使用毒扁豆碱和新斯的明，因为这种药可抑制胆碱酯酶）。

（2）长托宁（盐酸戊乙奎醚）　该药不但具有较强的外周和中枢抗胆碱作用，并且对神经肌肉接头也具有作用，因此抗毒作用全面。与阿托品相比，它对胆碱能受体M受体亚型具有选择性（阿托品对M受体亚型无选择性），因而其比阿托品毒副反应少或轻，有效剂量小，应用简便，抗胆碱作用强而全面及持续作用时间长。长托宁为新型有选择性的抗胆碱药，该药主要针对M受体中3个亚型M_1、M_3、M_4，能和乙酰胆碱争夺胆碱受体，其主要作用组织是脑、腺体和平滑肌等，而对心脏或神经元突触前膜M_2受体无明显作用。其优点是对中枢作用强，M样与中枢症状消失快、长效、用药次数少，药物总量少，无心脏等不良反应，毒性低，治愈时间缩短，减少并发症，提高抢救成功率。

轻度首次1～2mg，重复1～2 mg；中度2～4mg，重复1～2mg；重度4～6mg，重复2～3mg；可多次应用，但间隔时间多在30分钟至1小时，

（3）胆碱酯酶复活剂　目前常用的有解磷定、氯解磷定、双复磷和解磷注射液，但此类应尽早使用。中毒4天后由于有机磷和胆碱酯酶结合牢固，不易水解，复活剂的效能明显减弱。剂量应根据轻、中、重3种不同病情调整。

4. 对症治疗

（1）躁动时应注意区别是否因阿托品过量所致，必要时可给予水合氯醛、地西泮等镇静药，但禁用吗啡，以免加重呼吸抑制。

（2）高热时应立即行物理降温并注意阿托品用量，必要时可慎用氯丙嗪降温。

（3）昏迷患者注意保持呼吸道通畅，吸氧，并及早给予抗生素，预防肺部感染。

（4）有心律失常、心力衰竭及休克时，均应采取措施及时纠正。

（5）应适量补液以利于毒物排出，但须防范脑水肿及肺水肿，一旦出现脑水肿征兆时，应控制液量，并及时行脱水治疗。

（6）有水电解质平衡紊乱时，应及时纠正。

（7）对某些重危患者给予糖皮质激素、输血亦常获得满意疗效。

（8）有呼吸循环衰竭时，给予尼可刹米、洛贝林、毛花苷C等，禁用吗啡等麻醉剂。休克时给予升压药。

5. 换血疗法

当胆碱酯酶复能剂无效或酶已老化时，可采用换血疗法。其适应证为：①昏迷已超过1天或更长的患者；②需用大量阿托品而无法减轻的危重患者；③已知对胆碱酯酶复能剂反应差的患者；④已知酶已老化或需迅速提高胆碱酯酶活性的患者。方法：一般以400mL为一换血单元，可先放血后输血，也可边输边放，每换400mL后观察2～4小时，如无效则更换400mL。换血后，血胆碱酯酶活性明显增高，阿托品用量明显减少，绝大多数垂危的患者经换2个单元血后即可获救。换血疗法也可防止反跳。

6. 血液净化疗法

严重有机磷中毒，特别是就诊较晚的病例，经上述治疗后常难奏效，中毒本身及长时间昏迷引起的各种并发症常可致命，借助换血、血液灌流、血浆置换等血液净化技术，从血液中直接迅速去除毒物，可减少毒物对组织器官的损害，输注鲜血可补充胆碱酯酶。因此，被认为是积极的疗法，可降低病死率，有条件时采用。

第二节　急性乙醇中毒

乙醇俗称酒精，是无色、易燃、易挥发的一种液体，具有醇香气味，能够与水及大多数有机溶剂混溶。乙醇是常用的工业原料，常用作医疗溶媒或消毒剂，也是酒类饮料中的主要成分。机体一次摄入过量乙醇或酒类饮料可引起先兴奋后抑制的神经精神症状，严重者甚至出现呼吸抑制及休克，临床上称为急性乙醇中毒或急性酒精中毒。血液中乙醇的致死浓度一般为87～152mmol/L（4000～7000mg/L）。纯乙醇250～500mL为大多数成人的致死量。对乙醇的反应个体差异很大，一般血中浓度达3000mg/L时可发生昏迷。

一、病因

酒是含乙醇的最常见饮品。用谷类或水果发酵制成的酒通常含乙醇浓度较低，常以容量浓度（L/L）计，啤酒为3%～5%，黄酒为12%～15%，葡萄酒为10%～25%；蒸馏形成烈性酒，如白酒、白兰地、威士忌等一般乙醇浓度为40%～60%。大量饮用含乙醇高的烈性酒易引起急性中毒，醉酒为其常见表现。由于人体对乙醇的耐受量差异很大，故可以引起酒醉的乙醇摄入量相差也很大。偶有因吸入大量乙醇蒸气而致中毒者。

二、临床表现

1. 急性中毒临床表现

一次性大量饮酒可引起中枢神经系统抑制等中毒症状，其表现与饮酒量和血乙醇浓度以及个人耐受性相关，临床上将急性中毒反应分为三期。

（1）兴奋期　血乙醇浓度达到 11mmol/L（50mg/dL）时即感头痛、欣快、兴奋；血乙醇浓度达到 16mmol/L（75mg/dL）时，表现为健谈、饶舌、情绪不稳定、自负、易激怒，可有粗鲁行为或攻击行动，也可能沉默、孤僻；浓度达到 22mmol/L（100mg/dL）时，驾车易发生车祸。

（2）共济失调期　血乙醇浓度达到 33mmol/L（150mg/dL）时，肌肉运动不协调，行动笨拙，言语含糊不清，眼球震颤，视物模糊，复视，步态不稳，出现明显共济失调。浓度达到 43mmol/L（200mg/dL）时，出现恶心、呕吐、厌倦。

（3）昏迷期　血乙醇浓度升至 54mmol/L 时，患者进入昏迷期，表现为昏睡、瞳孔散大、体温降低。血乙醇超过 87mmol/L 时，患者陷入深昏迷，心率增快、血压下降，呼吸慢而有鼾音，可由于呼吸、循环衰竭而危及生命。

酒醉醒后可有头痛、头晕、无力、恶心、震颤等症状。上述临床表现见于对酒精尚无耐受性者。如产生耐受性，症状可能较轻。此外，重症患者可并发酸碱平衡失常、心律失常、心肌炎、电解质紊乱、低血糖症、吸入性肺炎、急性呼吸衰竭等。部分患者酒醒后突然出现肌肉肿胀、疼痛，可伴有肌球蛋白尿，甚至出现急性肾衰竭。

2. 戒断综合征

长期酗酒者，突然停止饮酒或减少酒量后，可发生下列 4 种不同类型戒断综合征的反应。

（1）单纯性阶段反应　在减少饮酒后 6～24 小时发病。出现震颤、焦虑不安、兴奋、失眠、心动过速、血压升高、大量出汗、恶心、呕吐。多在 2～5 天内缓解自愈。

（2）酒精性幻觉反应　患者意识清晰，定向力完整。幻觉以幻听为主，也可出现幻视、错觉及视物变形。多为被害妄想，一般持续 3～4 周后缓解。

（3）戒断性惊厥反应　往往与单纯性戒断反应同时发生，也可在其后发生癫痫大发作。多数只发作 1～2 次，每次数分钟。也可数日内多次发作。

（4）震颤谵妄反应　常在停止饮酒后 24～72 小时后，也可在 7～10 小时后，患者出现精神错乱，全身肌肉粗大，震颤或谵妄。谵妄是在意识模糊的情况下出现生动、恐惧的幻视，可有大量出汗、心动过速、血压升高等交感神经兴奋的表现。

3. 体征

（1）呼气有明显酒精味。

（2）表现为兴奋、言语不清、共济失调，或昏睡、昏迷。

（3）严重者可表现为抽搐、瞳孔散大、体温降低、心率增快、血压下降、呼吸减慢或呼吸循环麻痹。

三、辅助检查

（1）血气分析可见轻度代谢性酸中毒［BE＜-3，二氧化碳结合力（CO_2OCP）＜

22mmol/L]。

(2) 血电解质可见低钾(<3.5mmol/L)、低镁(<0.8mmol/L)、低钙(<2.0mmol/L)。

(3) 肝功能异常(氨基转移酶>40U/L),血糖可降低或升高(<3.9mmol/L或>6.1mmol/L)。

(4) 心电图可见心律失常,甚至心肌损害,心肌酶谱可见异常。

(5) 少数患者可见肾功能异常(尿素氮>7.1mmol/L,肌酐>108μmol/L),甚至急性肾衰竭。

(6) 可予血液或呼气乙醇浓度检测证实。

(7) 如疑有外伤,应做相应的影像学检查。

四、诊断

饮酒史结合临床表现,如急性酒精中毒的中枢神经兴奋或抑制症状,呼气有酒精味;戒断综合征的精神症状和癫痫发作;血清或呼气乙醇浓度检测可作出诊断。

轻度中毒和中度中毒早期表现为兴奋、欣快、言语增多、颜面潮红或苍白、步态不稳、轻度动作不协调、判断力障碍、语无伦次、眼球震颤甚至昏睡。

重度中毒可出现深昏迷、呼吸表浅或潮式呼吸,并可因呼吸麻痹或循环衰竭而死亡。重症患者瞳孔常缩小、体温和血压下降、脉搏减慢。

五、治疗

1. 一般治疗

轻症患者无需特殊治疗,兴奋躁动的患者必要时加以约束以防误伤。多饮糖水及酸性饮料,不主张饮咖啡和茶水,因为茶碱的利尿作用虽可加速乙醇排泄,但乙醇转化的乙醛未能分解即排出,影响肾脏功能。乙醇与咖啡因同样有兴奋大脑皮质的作用,酒与咖啡同饮可加重对大脑的刺激,出现神经及血管系统的病变。中毒症状轻者注意保暖,防止误吸或吸入性肺炎,定时翻身,防止压迫性横纹肌溶解、坏死,导致肌红蛋白尿性急性肾衰竭。

2. 药物治疗

10%葡萄糖注射液500~1000mL加入大剂量维生素C,同时给予利尿药以加速乙醇排泄,可给予能量合剂加维生素B_6及烟酸静脉滴注,肌内注射维生素B_1以加速乙醇在体内的氧化。可静脉注射50%的葡萄糖注射液100mL,预防低血糖的发生。昏迷者可用纳洛酮0.4~0.8mg加入葡萄糖注射液静脉注射,或用贝美格50mg加入葡萄糖注射液10~20mL静脉注射,或使用纳美芬治疗。狂躁兴奋者可肌内注射小剂量地西泮注射液(5mg),避免用吗啡、氯丙嗪、苯巴比妥类镇静药。有上消化道出血者,予5%葡萄糖注射液100mL+奥美拉唑40mg,静脉滴注。

3. 透析治疗

当患者血乙醇浓度达到500mg/d左右,出现重度昏迷或呼吸中枢抑制时,应紧急行透析治疗,以加快体内乙醇的排出。透析指征有血乙醇含量>108mmol/L(500mg/dL)

且伴酸中毒或同时服用甲醇或其他可疑药物。

4. 其他治疗

维持重要脏器的功能。

(1) 维持气道通畅，保证氧供，必要时行气管插管，机械通气。

(2) 维持循环功能，注意血压、脉搏，可静脉输入5%葡萄糖盐水溶液。

(3) 监测心律失常和心肌损害。

(4) 保暖，维持正常体温。

(5) 维持水电解质、酸碱平衡，血镁低时补镁。治疗 Wernicke 脑病，可肌内注射维生素 B_1 100mg。

(6) 保护大脑功能，应用纳洛酮 0.4～0.8mg 缓慢静脉注射，有助于缩短昏迷时间，必要时可重复给药。同时应注意昏迷患者此前是否同时服用其他药物。慎用镇静剂，使用镇静剂必须排除颅内疾病。疑有误吸，应予抗生素预防感染。

第三节　急性一氧化碳中毒

在生产和生活中，含碳物质燃烧不完全，可产生一氧化碳。吸入过量一氧化碳可致全身组织缺氧，最终发生脑水肿和中毒性脑病，常产生神经系统严重损伤，甚至造成死亡。

一、病因与发病机制

1. 病因

分职业性中毒如煤气、炼钢、炼焦、烧窑等生产过程中煤气管道漏气；生活性中毒如家庭室内使用煤炉取暖及煤气加热淋浴器通风不良均可造成一氧化碳（CO）中毒。

2. 发病机制

CO 经呼吸道进入血液，与红细胞内血红蛋白结合形成碳氧血红蛋白。由于 CO 与血红蛋白的亲和力比氧大 240 倍，同时碳氧血红蛋白的解离为氧合血红蛋白解离速度的 1/3600，易造成碳氧血红蛋白在体内的蓄积。碳氧血红蛋白不能携氧，从而导致组织和细胞的缺氧。此外，CO 还可抑制细胞色素氧化酶，影响细胞呼吸和氧化过程。CO 中毒时，脑、心对缺氧最敏感，常最先受损。脑内小血管迅速麻痹、扩张。脑内三磷酸腺苷在无氧代谢下迅速耗尽，钠泵运转出现障碍，钠离子蓄积于细胞内而诱发脑水肿。缺氧使血管内皮细胞发生肿胀而造成脑血管循环障碍。血管通透性增加，脑细胞间质水肿。脑血管循环障碍可发生脑血栓形成、脑皮质和基底节局灶性缺血性坏死以及广泛的脱髓鞘病变，致使少数患者发生迟发性脑病。缺氧使脑内酸性代谢产物增多，心肌缺氧使心肌损伤并出现心律失常。

二、临床表现

根据临床症状严重程度及血液中碳氧血红蛋白的含量，将急性 CO 中毒分为轻、中、重三度。

1. 轻度中毒

患者可出现搏动性剧烈头痛、头晕、恶心、呕吐、无力、嗜睡、心悸、耳鸣、意识模糊等。如及时脱离中毒环境，吸入新鲜空气，症状可迅速消失。

2. 中度中毒

除轻度中毒症状加重外，常出现浅昏迷，患者面色潮红、口唇呈樱桃红色、脉快、多汗。如能及时脱离中毒环境，经积极抢救，于数小时后可清醒，一般无明显的并发症。

3. 重度中毒

患者出现深昏迷、抽搐、呼吸困难、呼吸浅而快、面色苍白、四肢湿冷、全身大汗、血压下降。最后可因脑水肿、呼吸循环衰竭而危及生命。并发症发生率高。

4. 迟发性脑病

急性CO中毒患者在清醒后，经过2～60天的“假愈期”，可出现迟发性脑病症状，如幻听、幻视、忧郁、烦躁等精神症状，痴呆、震颤麻痹、肢体瘫痪、失明、失语或继发性癫痫等。

三、辅助检查

1. 血液碳氧血红蛋白测定

是重要的诊断和分度指标，但注意采血后及时送检，否则数小时后碳氧血红蛋白会逐渐消失。结果判定：轻度中毒时为10%～20%，中度中毒时可高于30%，重度中毒时可高于50%。

2. 脑电图检查

可见弥漫性低波幅慢波，与缺氧性脑病进展相平行。

3. 头部CT检查

脑水肿时可见脑部有病理性密度降低区。

四、治疗

1. 立即脱离中毒环境

将患者转移到空气新鲜处，注意保暖，保持呼吸道通畅。

2. 纠正缺氧

吸入氧气可加速碳氧血红蛋白解离，促进一氧化碳排出。轻、中度中毒患者可用面罩或鼻导管高流量吸氧（5～10L/min）；重度中毒患者给予高压氧舱治疗，增加血液中溶解氧，提高动脉血氧分压，迅速纠正组织缺氧。

3. 对症治疗

（1）防治脑水肿　严重中毒后24～48小时是脑水肿发展的高峰，应及时用20%甘露醇静脉滴注，也可应用呋塞米（速尿）、肾上腺皮质激素降低颅压、减轻脑水肿。

（2）控制高热和惊厥　采用物理降温，必要时可用冬眠药物。有频繁抽搐者，首选地西洋（安定）静注。

（3）促进脑细胞代谢　常用药物有三磷酸腺苷、细胞色素C、辅酶A和大剂量维生素C、B族维生素等。

（4）防治并发症及迟发性脑病　昏迷期间保持呼吸道通畅，预防肺炎和压疮。

第四节　中暑

热应激是机体对受到超过自身体温调节能力的过高温度刺激时产生的非特异性反应，持续、严重的热应激可导致中暑。中暑是指在高温高湿环境中，机体因产热或散热失衡，发生体温调节中枢障碍、汗腺功能衰竭和水电解质丢失过量，导致发热、皮肤干燥无汗、电解质紊乱及以中枢神经系统症状为主要表现的急性热损伤疾病。重症中暑可分为热痉挛、热衰竭和热射病，死亡率高达20%～80%，是夏季常见的危重职业病。

一、病因与发病机制

大气温度升高（>32℃）、湿度较大（>60%）、对高热环境不能充分适应及工作时间长、剧烈运动或军事训练，而无充分防暑降温措施时极易发生中暑。发生中暑的原因有：①环境温度过高，人体能从外界环境获取过量的热能；②产热增加，重体力劳动、发热疾病、甲状腺功能亢进症和应用某些药物（如苯丙胺）使产热增加；③散热障碍，如湿度大、肥胖、穿着透气性不良的衣服或无风天气等；④汗腺功能障碍，人体主要通过皮肤汗腺散热，系统性硬化病、广泛皮肤瘢痕或先天性无汗症及抗胆碱能药或滥用毒品均可抑制出汗。

根据外界温度情况，下丘脑体温调节中枢通过控制产热和散热来维持体温的相对稳定。

1. 体温调节

（1）产热　人体产热主要来自体内氧化代谢，运动和寒战亦能产热，其中肌肉产热占90%。气温在28℃左右时，静息状态下人体产热主要来自基础代谢，而剧烈运动时产热增加。

（2）散热　当体温升高时，通过自主神经系统调节皮肤血管扩张，大量出汗促进散热，也会引起水电解质丢失。人体与环境之间通过以下方式进行热交换。①辐射：约占散热量的60%，室温在15～25℃时辐射是人体主要散热方式。②蒸发：约占散热量的25%，在高温环境下蒸发是人体主要的散热方式，湿度>75%时蒸发减少，达到90%～95%时蒸发完全停止。③对流：约占散热量的12%，散热速度取决于皮肤与环境的温度差和空气流速。④传导：约占散热量的3%，水较空气的热传导性强，人体皮肤直接与水接触时散热速度是正常的20～30倍。

2. 高温对人体各系统的影响

中暑损伤主要是由于体温过高（>42℃）对细胞产生的直接损伤作用，引起酶变性、线粒体功能障碍、细胞膜稳定性丧失和有氧代谢途径中断，导致 MODS 或 MOF。

（1）中枢神经系统　高热能引起大脑和脊髓细胞快速死亡，继发脑局灶性出血、水肿、颅内压增高和昏迷；小脑 Purkinje 细胞对高热反应极为敏感，中暑后常发生构音障碍、共济失调和辨距不良。

（2）心血管系统　热射病患者常表现高动力循环状态，外周血管阻力降低，心动过速（>180 次/分）及心排血指数（CI）、CVP 升高；持续高温引起心肌缺血、坏死，诱发心律失常，加重心力衰竭，继而心排血量下降和皮肤血流减少，影响散热，形成恶性循环。

（3）呼吸系统　高热时呼吸频率增快和通气量增加，如持续不缓解会引起呼吸性碱中毒；热射病时可致肺血管内皮损伤发生 ARDS。

（4）水和电解质代谢　热适应后第 2 周，因出汗、排尿丢失及水和电解质补充不足，体内总钾量减少 20%（500mmol）以上；大量出汗常导致水和钠丢失，引起脱水和电解质失衡。

（5）泌尿系统　由于严重脱水、心血管功能障碍和横纹肌溶解等，可发生 AKI。

（6）消化系统　中暑时的直接热损伤和胃肠道血液灌注减少可引起缺血性溃疡，易发生消化道出血；热射病患者发病 2～3 天后，几乎都有不同程度的肝坏死和胆汁淤积。

（7）血液系统　严重中暑患者发病 2～3 天后可出现不同程度的 DIC，DIC 又可进一步促使重要器官（心、肝、肾等）功能障碍或衰竭。

（8）肌肉损伤　劳力性热射病患者由于肌肉局部温度增加、缺氧和代谢性酸中毒等，常发生严重肌肉损伤，引起横纹肌溶解和血清肌酸激酶（CPK）升高。

二、临床表现

1. 先兆中暑（前驱期）

在高温环境中出现大量出汗、口渴、头昏耳鸣、胸闷乏力、心悸及注意力不集中等症状，体温正常或略高。如及时转移到阴凉通风处，降温、补充水和盐分，短时间内即可恢复。

2. 轻症中暑

除先兆中暑表现外，体温升到 38℃以上，伴大汗、面色潮红及皮肤灼热，也可出现面色苍白、皮肤湿冷、心率加快及血压下降等早期周围循环衰竭表现，如及时处理后多在数小时内缓解。

3. 重症中暑

重症中暑的 3 种类型（热痉挛、热衰竭和热射病）在临床上一般以单一形式出现，亦可以多种症状同时出现，但以某一种类型为突出表现。

（1）热痉挛　是一种短暂、间歇发作的肌肉痉挛，可能与钠盐丢失有关；热痉挛常发生于初次进入高温环境工作，或运动量过大时，大量出汗且仅补充水分者。

（2）热衰竭　指热应激后以血容量不足为特征的一组临床综合征。严重热应激情况下，体液、钠丢失过多，水电解质紊乱，表现为发热多汗、疲劳、眩晕头痛、判断力下降及恶心呕吐，有时可出现肌肉痉挛、体位性眩晕和晕厥，但无明显中枢神经系统损害表现。热衰竭如得不到及时诊治，可发展为热射病。

（3）热射病　典型的临床表现为高热、无汗和昏迷。不同的病因引起的临床表现也有所不同，可分为以下类型。①劳力型热射病：见于健康年轻人，在高温高湿环境下进行高强度训练或从事重体力劳动一段时间后，忽感全身不适，发热、头痛、头晕，出现反应迟钝，或突然晕倒、神志不清，伴恶心呕吐、呼吸急促等，继而体温迅速升高达40℃以上，出现谵妄、嗜睡和昏迷；皮肤干热，面色潮红或苍白，开始大汗、冷汗，继而无汗，心动过速、休克等；在热射病基础上伴有严重的横纹肌溶解，AKI、急性肝功能损害及DIC出现得早，在发病后十几小时甚至几小时即可出现，病情恶化快、病死率极高。②经典型热射病：见于年老、体弱和有慢性疾病的患者，一般为逐渐起病；前驱症状不易发现，1～2天后症状加重，出现神志模糊、谵妄昏迷等，或伴二便失禁，体温可高达40～42℃，可有心力衰竭、AKI等表现。

三、辅助检查

1. 实验室检查

（1）血常规和感染指标检查　发病早期因脱水致血液浓缩可出现Hb和HCT升高，血小板在发病初期正常，继而迅速下降，尤以发病后1～3天为甚，严重时低于10×10^{9}个/L。白细胞总数和中性粒细胞升高，升高的程度与中暑的严重程度相关，合并感染者升高更加明显，伴有C反应蛋白（CRP）、降钙素原（PCT）及IL-6等其他感染指标升高。

（2）生化检查　可出现高钾、低钠、低氯、低钙及高磷血症等电解质紊乱；肾功能指标如Scr、BUN及尿酸（UC）均出现不同程度升高；肝功能指标如AST、ALT及LDH早期即显著升高，总胆红素在24～72小时后开始升高，可伴有低蛋白血症；横纹肌溶解时CPK＞1000U/L，最高达30万～40万U/L，一般CPK＞5000U/L表明肌肉损伤严重，CPK＞16000U/L则提示与AKI相关；Mb明显增高，一般血Mb＞1000ng/mL，严重时达70000～80000ng/mL；尿Mb＞500ng/mL，严重时超过50000ng/mL；中暑早期血Mb高于尿Mb，随着肾功能恢复，尿Mb可高于血Mb。

（3）凝血功能检查　凝血功能障碍一般出现在重症中暑发生的第2或第3日；发病早期应每4～6小时复查凝血功能；如有条件可行血栓弹力图（TEG）、凝血和血小板功能分析仪等检查。

（4）动脉血气分析　常提示代谢性酸中毒和呼吸性碱中毒、高乳酸血症及低氧血症等。

（5）尿常规及尿生化检查　尿色呈茶色或酱油色，镜检可见大量颗粒管型和红细胞，尿Mb增高。

（6）粪便检查　合并消化道出血时，粪便隐血试验可阳性。

2. 特殊检查

（1）心电图检查　多表现为快速型心律失常，一般为窦性心动过速、室性期前收缩等；有时也可表现为心动过缓，可伴有ST段及T波异常。

（2）头颅CT和MRI检查　发病初期头颅CT检查多无阳性发现，3～5天后可出现脑实质弥漫性水肿，偶有蛛网膜下腔出血。热射病后期MRI检查表现为基底节、苍白球、双侧内囊、壳核和小脑的缺血、软化灶；部分患者 MRI 检查显示双侧小脑、尾状核、皮质下白质异常和海马区均匀增强，严重者会出现小脑缺血坏死甚至脑萎缩。

四、诊断

有暴露于高温高湿环境进行高强度运动的病史，并出现以下临床表现：严重中枢神经系统功能障碍表现（如昏迷抽搐、精神错乱等）；体温高于 40℃；皮肤温度升高和（或）持续出汗；肝功能显著异常；血小板明显下降，并很快出现 DIC；肌无力、肌痛及茶色尿；CPK＞正常值 5 倍。

核心体温测量方法如下。①直肠测温：将温度计探极插入肛门 15cm 以下深处测定体温。②食管测温：将温度计探极插入喉部 24cm 以下深处测定体温。

五、鉴别诊断

热痉挛伴腹痛者应与各种急腹症相鉴别；热衰竭应与消化道出血或宫外孕引起的休克、低血糖相鉴别；热射病主要与其他引起高热伴昏迷的疾病相鉴别，如脑膜炎、脑型疟疾、急性脑血管病、有机磷中毒、肝性脑病、尿毒症昏迷、糖尿病急症、中毒性肺炎、中毒性细菌性痢疾、抗胆碱能药物中毒、产褥热及其他急性感染等。

六、治疗

早期有效治疗是决定预后的关键。治疗原则：迅速降低核心温度；血液净化；防治 DIC。具体救治措施为“九早一禁”，即早降温、早扩容、早血液净化、早镇静、早气管插管、早纠正凝血功能紊乱、早抗感染、早肠内营养及早免疫调理，在凝血功能紊乱期禁止手术。

1. 降温

快速降温是治疗的首要措施，病死率与体温过高及持续时间密切相关。

（1）现场降温　迅速脱离高温高湿环境，转移至通风阴凉处，将患者平卧并去除全身衣物；用凉水喷洒或用湿毛巾擦拭全身；扇风，加快蒸发、对流散热；持续监测体温等。

（2）送院途中降温　打开救护车内空调或开窗；用凉水擦拭全身；输液，持续监测体温。

（3）病房内降温　室温调节在 20～24℃；快速静脉输液；使用降温毯；冰块置于散热较快的区城（双侧颈部、腹股沟和腋下）；用 4℃生理盐水 200～500mL 进行胃灌洗和（或）直肠灌肠；血液净化；有条件可用血管内降温仪或将患者浸入冷水浴中（水温 15～20℃），必要时联合使用冬眠合剂等。

2. 循环监测与液体复苏

（1）循环监测　连续监测血压、心率、呼吸频率、SpO_2、血气、每小时尿量及尿液颜色等，必要时监测 CVP。

（2）液体复苏　首选晶体液，如生理盐水、葡萄糖溶液或平衡液，输液速度控制在使尿量保持 20～30mL/h 或以上；在尿量充足的情况下，第一个 24 小时输液总量可达 6～10L，动态监测血压、脉搏和尿量，根据监测指标调整输液速度；早期充分补液扩容后，如尿量仍偏少，可给予呋塞米 10～20mg 静脉推注，之后可根据尿量追加剂量；注意监测电解质，及时补钾；补充碳酸氢钠以碱化尿液，使尿 pH＞6.5。

3. 血液净化

具备以下一条可考虑行持续床旁 CRRT，如有以下两条及以上者应立即行 CRRT 治疗。①一般物理降温方法无效且体温持续高于 40℃＞2 小时；②血钾＞6.5mmol/L；③CPK＞5000U/L，或每 12 小时上升速度超过 1 倍；④少尿、无尿，或难以控制的容量超负荷；⑤Scr 每天上升＞44.2μmol/L；⑥难以纠正的电解质和酸碱平衡紊乱；⑦严重感染、脓毒血症，血流动力学不稳定；⑧合并多脏器损伤或出现 MODS。

停用 CRRT 指征：生命体征和病情稳定；CPK＜1000U/L；水电解质和酸碱平衡紊乱得到纠正；尿量＞1500mL/d 或肾功能恢复正常。如其他器官均恢复正常，仅肾功能不能恢复的患者可考虑长期行血液透析或腹膜透析维持治疗。

4. 镇静镇痛治疗

热射病患者会出现躁动、抽搐，应选择作用快、效力强、副作用少的镇静药，如丙泊酚、苯二氮䓬类药物。

5. 气管插管

指征：意识障碍；气道分泌物多，且不能主动排痰；误吸；深度镇静状态；呼吸衰竭，P_{O2}＜60mmHg，且氧合状况有进行性恶化趋势；血流动力学不稳定，对液体复苏及血管活性药物反应欠佳。

6. 纠正凝血功能紊乱

主要包括先补充凝血因子和后续抗凝治疗两个方面。

（1）补充凝血因子和血小板　应尽早补充凝血因子，如新鲜冰冻血浆、凝血酶原复合物、纤维蛋白原等。血小板＜50×10^9 个/L 时即可输注 1 个治疗量的机采血小板，理论上可提高血小板（10～20）$\times10^9$ 个/L，输注后及时复查血小板计数以评价疗效。

（2）抗凝治疗　如 D-二聚体显著升高，在积极补充凝血因子后早期给予抗凝治疗；注意监测凝血相关指标如 PT、APTT、INR、纤维蛋白原及 D-二聚体等。常用抗凝药物为低分子肝素，每天 100～200U/kg 皮下注射，每天 1 次或分为 2 次；也可用普通肝素，每天总量 1.5～3.0mg/kg，持续静脉滴注；如有活动性出血（如颅内出血、消化道大出血等）且出血量较大时，须停用或暂缓抗凝。抗凝疗程应持续到血小板维持在理想水平，D-二聚体等凝血指标全部正常后，继续使用 1 周以上方可停药；停药后须每周监测凝血功能变化，持续 2～3 周；个别患者在停药后 D-二聚体再次升高，需要重新抗凝治疗。

7. 抗感染治疗

早期预防性使用抗生素，如第二代头孢菌素。如有感染表现，应及时留取相关标本行涂片及培养，根据病情选择使用广谱抗生素，必要时加用抗真菌药物。

8. 肠内营养

如患者血流动力学及内环境稳定，且无消化道出血和麻痹性肠梗阻，应尽早给予肠内营养。

9. 抗炎及免疫调节

(1) 乌司他丁　具有显著的抗炎及免疫调节作用，能够减轻全身炎症反应，保护器官功能。用法：推荐剂量为 40 万～80 万 U，静脉滴注，每天 2 次，疗程为 7～10 天。

(2) 糖皮质激素　符合下列之一者考虑应用糖皮质激素：①持续高热≥39℃，同时肺部影像学出现多发或大片实变和（或）阴影，短期内进展迅速；②有明显呼吸窘迫，达到 ARDS 诊断标准。用法：成人推荐剂量为每天地塞米松 7.5mg，或氢化可的松每天 200mg，或甲泼尼龙每天 80～120mg，通常建议分 1 次静脉滴注，可根据病情及个体差异调整。应同时给予制酸剂和胃黏膜保护剂；监测及控制血糖在 8～10mmol/L；预防二重感染。

(3) 胸腺肽和丙种球蛋白　具有调节免疫功能作用，可根据病情应用。用法：胸腺肽 1.6mg，肌内或皮下注射，每天 1 次或隔日 1 次，疗程 7～10 天；丙种球蛋白每天 10～20g，静脉滴注，疗程 7～10 天。

10. 禁止早期手术及非必要有创操作

由于热射病患者早期常合并有凝血功能紊乱，易发生 DIC，进行手术及其他有创操作往往会加重出血，甚至危及生命。因此，除一些必要操作如血液净化置管、中心静脉置管等，应尽可能减少手术操作（如气管切开、筋膜腔切开减压术等）。

主要参考文献

[1] 陈强，李帅，赵晶，等．实用内科疾病诊治精要［M］. 青岛：中国海洋大学出版社，2022.

[2] 张雪娟．全科医师慢病规范化诊疗［M］. 青岛：中国海洋大学出版社，2021.

[3] 陈丽，马瑞，董玉娟，等．临床肾内科疾病诊断与治疗［M］. 青岛：中国海洋大学出版社，2023.

[4] 王伟，卜碧涛，朱遂强．神经内科疾病诊疗指南［M］. 3版．北京：科学出版社，2023.

[5] 汪道文，曾和松．心血管内科疾病诊疗指南［M］. 3版．北京：科学出版社，2024.

[6] 陈娜飞．现代血液内科诊断与治疗［M］. 南昌：江西科学技术出版社，2019.

[7] 田爱国．现代临床心内科疾病诊断与治疗［M］. 南昌：江西科学技术出版社，2023.

[8] 李为民，陈霞．呼吸系统与疾病［M］. 2版．北京：人民卫生出版社，2022.

[9] 陈旻湖．消化内科学高级教程［M］. 北京：中华医学电子音像出版社，2019.

[10] 刘大为．实用重症医学［M］. 2版．北京：人民卫生出版社，2017.

[11] 苑超．肿瘤内科疾病诊治精要［M］. 长春：吉林科学技术出版社，2019.

[12] 马军萍．消化系统疾病内科诊疗学［M］. 昆明：云南科技出版社，2019.

[13] 王贵强．感染科诊疗常规［M］. 2版．北京：中国医药科技出版社，2020.

[14] 赵健．内科疾病诊治与公共卫生管理［M］. 上海：上海交通大学出版社，2023.

[15] 施秉银，童南伟．内分泌系统与疾病［M］. 2版．北京：人民卫生出版社，2021.

[16] 黄佳滨．实用内科疾病诊治实践［M］. 北京：中国纺织出版社，2021.

[17] 于征．现代中西医结合临证精要［M］. 武汉：湖北科学技术出版社，2021.1

[18] 李美娟．现代临床常见病护理学［M］. 昆明：云南科技出版社，2018.

[19] 王吉耀，葛均波，邹和建．实用内科学［M］. 16版．北京：人民卫生出版社，2022.

[20] 陆涛．实用内分泌诊疗学［M］. 昆明：云南科技出版社，2020.

[21] 曾小峰，邹和建．风湿免疫内科学［M］. 3版，北京：人民卫生出版社，2021.

[22] 焦桂梅．常见肿瘤的诊断与治疗［M］. 长春：吉林科学技术出版社，2019.

[23] 尉伟，郭晓萍，杨继林．常见疾病诊疗与临床护理［M］. 广州：世界图书出版广东有限公司，2020.